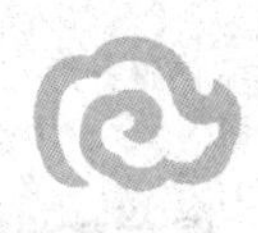

柯琴研究文集

总主编 / 徐俊华 葛惠男

执行总主编 / 欧阳八四

主编 / 浦明之 姚月明 陈江 欧阳八四

主审 / 何焕荣 孙钢

吴门医派代表医家研究文集（下集）

苏州市中医医院

苏州市吴门医派研究院

/ 组编 /

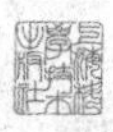

上海科学技术出版社

图书在版编目（CIP）数据

柯琴研究文集 / 浦明之等主编. -- 上海 : 上海科学技术出版社, 2023.4
（吴门医派代表医家研究文集 / 徐俊华, 葛惠男总主编. 下集）
ISBN 978-7-5478-6121-9

Ⅰ. ①柯… Ⅱ. ①浦… Ⅲ. ①中医流派—学术思想—中国—清代—文集 Ⅳ. ①R-092

中国国家版本馆CIP数据核字(2023)第062270号

吴门医派代表医家研究文集(下集)

柯琴研究文集

主编　浦明之　姚月明　陈　江　欧阳八四

上海世纪出版(集团)有限公司
上 海 科 学 技 术 出 版 社　出版、发行
(上海市闵行区号景路159弄A座9F-10F)
邮政编码 201101　www.sstp.cn
上海中华印刷有限公司印刷
开本 787×1092　1/16　印张 19
字数 240千字
2023年4月第1版　2023年4月第1次印刷
ISBN 978-7-5478-6121-9/R·2731
定价：85.00元

内容提要

柯琴,字韵伯,号似峰,浙江慈溪人,生卒年失考。有关柯琴的文献史料记载较少,《清史稿》云:柯琴"博学多闻,能诗古文辞。弃举子业,矢志医学。家贫游吴,栖息于虞山,不以医自鸣,当世亦鲜知者"。《慈溪县志》言其"一志医学,博览精思,会悟通彻",故"同辈皆以大器期之"。

柯琴生活的年代约在清代康熙、雍正之间(1662—1735),后来他寄居吴地的虞山(今江苏常熟)而终老于此,在此写就了传世名著《伤寒来苏集》。柯氏主张六经分证,认为伤寒之外皆杂病,病不脱六经,伤寒之中最多杂病,同样可以按六经论治,故柯氏认为《伤寒论》并不是单单研究伤寒病的,而是"能令百病兼赅于六经"。由此,柯琴对仲景之《伤寒论》以证名篇,重新编次。汇集六经诸论,各以类从,再益以注释,别出心裁地创立经界学说,不落前人窠臼,可谓补偏救弊,切中肯綮,给后人以莫大的启示。

本书辑录了当代学者关于吴门医派代表医家柯琴的研究文献,以生平著述辑要、医学思想研究、临床证治探讨、疾病诊治应用为纲要,共收集相关研究文献67篇,评述柯琴生平及其遗存著作,阐述其"以方类证,方不拘经""六经为百病立法"等伤寒研究的学术思想,探讨其临床诊治及处方遣药特点,以冀全面反映当代学者对柯琴学术思想的研究全貌。

本书可供中医临床工作者、中医文献研究人员、中医院校师生及中医爱好者参考阅读。

丛书编委会

编委会名单

主编

浦明之　姚月明　陈　江　欧阳八四

编委会（按姓氏笔画排序）

冉大伟　刘志为

孙　柳　杨　洋

李文怡　吴娟娟

余　松　张　晖

张彧超　张思杰

张慧芳　欧阳怡然

周　曼　周运海

赵鹏飞　袁晓琳

顾燕兰　彭贵清

主审

何焕荣　孙　钢

倪序

“宁可架上药生尘,但愿世间人无恙。”受儒学的影响,自古以来中国的医生都怀有一种普济苍生、泽被后世的博大胸怀。“进则救世,退则救民”者,是也;“不为良相,宁为良医”者,是也;“大医精诚”者,是也;“作为医师,宜兴悲悯,当先识药,宜先虚怀,勿责厚报”者,是也。

苏州位于长江中下游,古称吴都、吴中、吴下、吴会等,四季分明,气候温和,物产丰饶,宋时就有“苏湖熟,天下足”的美誉,“上有天堂,下有苏杭”的谚语也不胫而走。苏州的中医向称“吴医”,源自清乾嘉年间吴中名医唐大烈所著的《吴医汇讲》,这本被称为现代医学杂志滥觞的著作,汇聚了当时吴中地区 40 余位医家的百余篇文稿,共 11 卷,从此“吴医”始为天下人周知。

所谓“济世之道莫大乎医,去疾之功莫先乎药”,吴中经济欣欣向荣,苏州的中医药也随之得到了快速发展,成为吴文化重要的组成部分。3 000 多年前,“泰伯奔吴”开创了吴地的历史,也开始了吴中医学的萌芽;1 400 多年前,精通医术的苏州僧人奔赴日本传授汉方医学及针灸技术,开始了吴医乃至中医学的对外交流。同时期吴地第一位御医的出现,成为“吴中多御医”的开端;1 000 多年前,吴中现存第一本医学著作的问世,拉开了“吴医多著述”的序幕,而“宋代世医第一家”苏州葛氏世医的出现,由此世家医学成为吴中医学一道亮丽的风景线;800 多年前,历史长河中掠过中医学重要医学流派——吴门医派的倩影,从此开创了吴门医派千年的传承历史;300 多年前,一部《温热论》宣告了温病学说的创立,将吴门医派推向了发展的高峰;100 多年前,西学东渐,中西医纷争,吴门医派发出了历史的呐喊，继续着前行的步伐；10年前，苏州市中医医院的整体搬迁，实现了吴门医派主阵地、主战场的跨越式发展；2019年，机构改革，苏州市卫生健康委员会加挂苏州市中医药管理局牌子，健全了中医药管理体制机制，进一步推动中医药事业的发展。

从以下一组数据不难看出苏州市中医药事业的发展：截至2020年末，全市中医类医疗机构393个，较上年增加86个，增长28.01%，占全市医疗机构总数的10.56%。目前全市共有中医医院9家，中西医结合医院4家，中医类门诊部39个，中医诊所341个，按标准建成中医馆105家、中医阁268家。全市中医类医院实有床位6 641张，较上年增加387张，增长6.19%，占全市医院实有床位总数的10.95%。全市中医药人员数达6 433人，较上年增加780人，增长13.80%，其中中医类别执业（助理）医师5 232人，占全市执业（助理）医师总数14.72%。全市中医类医院总诊疗人次数930.77万，较上年增长5.21%，占全市医院总诊疗人次18.72%；全市中医类医院入院人数24.79万，较上年增长3.91%，占全市医院总入院人数14.97%。

千年传承，百年激荡，十年跨越，吴门医派走过了不平凡的发展之路。“吴中多名医，吴医多著述，温病学说倡自吴医”，凝聚着吴门医派不断探索与创新的灵魂。当今时代，国家将振兴传统文化提高到战略层面，中医药学是中国古代科学的瑰宝，是打开中华文明宝库的钥匙，也将是中华文化伟大复兴的先行者。“要深入发掘中医药宝库中的精华，推进产学研一体化，推进中医药产业化、现代化，让中医药走向世界。”“要遵循中医药发展规律，传承精华，守正创新。”习近平总书记为中医药事业的传承发展指明了方向。

中医药无论是对疾病的预防，对重大疾病的防治，还是对慢性疾病的康复，都有其独特的优势，我国对肆虐全球的新型冠状病毒肺炎全面介入中医药诊疗并取得良好效果就是最生动的实践。如何落实习近平总书记对中医药事业传承发展的指示精神，继承好、利用好、发展好中医药，深入发掘中医药宝库中的精华，在建设健康中国、实现中国梦的伟大征程中谱写新的篇章，是历史赋予每个中医人的使命，也是未来对中医人的期盼。吴门医派作为中医学术流派中影响广泛的一支重要力量，更需要在其中发挥应有的作用。《苏州市传承发展吴门医派特色实施方案》是苏州市人民政府的政策举措，《2020年苏州市中医药工作要点》是苏州市卫生健康委员会和苏州市中医药管理局的具体方案。为此，苏州市中医医院、苏州市吴门医派研究院组织相关专家编写“吴门医派代表医家研究文集”，汇聚当代学者对吴门医派代表医家的研究成果，总结他们的学术思想、临证经验，对发扬光大吴中医学、传承发展吴门医派不无裨益。

苏州市中医药管理局副局长　倪川明

2020年12月

徐序

苏州是吴门医派的发源地,3 000 多年前"泰伯奔吴"创建的勾吴之国,开启了吴地的中医药历史。2 500 多年前"阖闾大城"建成后的风雨洗炼,孕育了吴中物华天宝、人杰地灵的江南福地。"君到姑苏见,人家尽枕河。古宫闲地少,水巷小桥多。"道尽了姑苏的雅致。苏州的魅力,既在于她浩瀚江湖、小桥流水的自然风情,更在于其灵动融合、创新致远的人文精神。

作为吴文化重要组成部分的吴门医派,肇始于元末明初的戴思恭。戴思恭"学纯粹而识臻远",是他将金元四大家之一朱丹溪的医学思想带到了吴地,又因王仲光、盛寅等将朱氏医学"本土化",之后吴地王履、薛己、吴有性、倪维德、缪希雍、张璐、叶桂、薛雪、周扬俊、徐大椿等众多医家先后崛起,真正形成了"吴中多名医,吴医多著述"的吴中医学繁荣景象,终成"吴中医学甲天下"之高度。

吴门医派有着丰富的学术内涵,以葛可久、缪希雍等为代表的吴门杂病流派,以张璐、柯琴等为代表的吴门伤寒学派,以叶桂、吴有性等为代表的吴门温病学派,以薛己、王维德等为代表的吴门外科学派,在中医学的历史长河中闪耀着熠熠光辉。尤其是温病学说,从王履的"温病不得混称伤寒",到吴有性的"戾气致病",直至叶桂的"卫气营血"辨证,300 多年的不断临床实践、理论升华,彰显了吴中医家探索真理、求真创新的务实精神,使温病学说成为中医的经典。时至今日,在防治新型冠状病毒肺炎等重大疫病中,温病学说的理论仍有重要的指导意义。

目前,国家将振兴传统文化提高到战略层面,文化自信是一种力量，而且是“更基本、更深沉、更持久的力量”。中医药的底蕴是文化，作为中国传统文化的重要组成部分，“中医药学是中国古代科学的瑰宝，也是打开中华文明宝库的钥匙”。党的十八大以来，以习近平同志为核心的党中央把中医药工作摆在更加突出的位置，不仅通过了《中华人民共和国中医药法》，还发布了《中医药发展战略规划纲要（2016—2030年）》《关于促进中医药传承创新发展的意见》等多项政策文件。在2019年召开的全国中医药大会期间，习近平总书记对中医药工作作出重要指示，强调“要遵循中医药发展规律，传承精华，守正创新”“推动中医药事业和产业高质量发展”，为继承好、利用好、发展好中医药指明了方向。

在中医药面临天时、地利、人和的发展大背景下，苏州市人民政府围绕“吴门医派”在理论、专病、专药、文化上的特色优势，颁布了《苏州市传承发展吴门医派特色实施方案》。苏州市卫生健康委员会和苏州市中医药管理局制定了《2020年苏州市中医药工作要点》，以健康苏州建设为统领，不断深化中医药改革，传承发展吴门医派特色，发挥中医药防病治病的特色优势，进一步健全中医药服务体系，提升中医药服务能力和质量，推动中医药事业高质量发展。

苏州市中医医院是吴门医派传承与发展的主阵地、主战场，名医辈出，黄一峰、奚凤霖、汪达成、蔡景高、任光荣等先辈作为国家级名中医给我们留下了大量珍贵的遗存，龚正丰、何焕荣等国家名医工作室依旧在为吴门医派人才培养、学科建设呕心沥血，葛惠男、姜宏、许小凤等一批新生代省名中医也正在为吴门医派传承发展辛勤耕耘。多年来，医院始终将传承创新发展吴门医派作为工作的重点，国医大师团队的引进、名医名科计划的推进、吴门医派进修学院的开设、院内师承导师制的建立、传承工作室的建设、中医药博物馆的开放等，守住“中医药发展规律”这个“正”，让岐黄基因薪火相传，在新形势下创吴门医派理论之新、技术之新、方法之新、方药之新。

中医药需要创新，创新是中医药的活力所在，创新的基础是传承。“重视中医药经典医籍研读及挖掘，全面系统继承历代各家学术理论、流派及学说，不断弘扬当代名老中医药专家学术思想和临床诊疗经验，挖掘民间诊疗技术和方药，推进中医药文化传承与发展”，是《“健康中国 2030”规划纲要》给出的推进中医药继承创新的任务。习近平总书记 2020 年 6 月 2 日在专家学者座谈会上的讲话也明确指出“要加强古典医籍精华的梳理和挖掘”。因此，为更好地弘扬吴门医派，苏州市中医医院、苏州市吴门医派研究院组织专家编写“吴门医派代表医家研究文集”丛书，选取薛己、吴有性、喻昌、张璐、叶桂、缪希雍、李中梓、尤怡、薛雪、徐大椿、柯琴十一位代表性医家，撷取当代学者对他们学术的研究成果，汇集成卷，分上、下集出版，意在发皇古义，融会新知，传承吴门医派学术精华，为造福人类健康奉献精彩。

苏州市中医医院
苏州市吴门医派研究院
院长　徐俊华
徐俊华

2020 年 12 月

前言

苏州是吴门医派的发祥地，历史上人文荟萃，名医辈出。从周代至今，有记录的名医千余家，其学术成就独树一帜，形成了颇具特色的吴门医派。吴中医家以儒医、御医、世医居多，有较深的文字功底和编撰能力，善于著述，善于总结前人经验及个人行医心得。特别是那些知识广博的儒医，他们的天文、地理、博物、哲学等其他学科的知识丰富，完善了医学理论，有利于中医学的进一步发展。20世纪80年代，卫生部下达全国中医古籍整理计划，吴医古籍就占全部古籍的十分之一。

苏州是温病学派的发源地，清中叶叶桂《温热论》的问世，更确立了以苏州为中心的温病学派的学术地位，从而形成了“吴中多名医，吴医多著述，温病学说倡自吴医”的三大特点。这是吴医的精华所在，也是“吴中医学甲天下”的由来。吴门医派作为吴地文化中的一枝奇葩，中医药文化优势明显，历史遗存丰富，文化积淀厚实，在中国医学史上有重要地位。

明清两代，吴中名医辈出，著述洋洋，成就了吴中医学的辉煌。其中医名显著者有薛己、倪维德、王安道、缪希雍、吴有性、李中梓、喻昌、张璐、叶桂、薛雪、柯琴、周扬俊、徐大椿、尤怡、王洪绪、陆九芝、曹沧洲等，吴门医派代表性医家大多出自明清两代。

为了传承吴门医家的临床诊疗特色，彰显吴中医学的学术内涵，学以致用，提升当下临证能力，我们选择薛己、吴有性、叶桂、缪希雍等十一位吴门医派代表医家，汇聚当代学者对这些医家的研究成果，编著“吴门医派代表医家研究文集”丛书，分上、下集出版。以下列出这些代表医家的简要生平及学术主张。

从书上集医家：

薛己(1487—1559)，字新甫，号立斋，明代吴郡(今江苏苏州)人，名医薛铠子。薛己性敏颖异，读书过目成诵，尤殚精方书，内、外、妇、幼、本草之学，无所不通。精十三科要旨，皆一理。先精疡科，后以内科得名。宗王冰“壮水之主，以制阳光，益火之源，以消阴翳”之说，喜用八味、六味，直补真阴真阳。薛己一生所著颇丰，医著类有：《内科摘要》《外科发挥》《外科枢要》《外科心法》《外科经验方》《疠疡机要》《女科撮要》《保婴撮要》《口齿类要》《正体类要》《本草约言》等。校注类著作有：陈自明的《妇人大全良方》和《外科精要》、王纶的《明医杂著》、钱乙的《小儿药证直诀》、陈文中的《小儿痘疹方论》、倪维德的《原机启微》、胡元庆的《痈疽神妙灸经》、佚名氏的《保婴金镜录》等。

吴有性(1582—约1652)，字又可，明末清初年间姑苏洞庭东山(今江苏苏州吴中区东山镇)人。吴有性是吴门医派温病学说形成时期的代表医家，所著《温疫论》对瘟疫的病因、证候、传变、诊断及治疗等均有独到的创见，堪称我国医学史上第一部瘟疫学专著，基本形成了中医学瘟疫辨证论治框架，对后世温病学家产生了极其深远的影响。

喻昌(1585—约1664)，字嘉言，号西昌老人，喻氏卒年又一说为清康熙二十二年(1683)，待考。喻氏为江西南昌府新建人，后应吴中友人钱谦益的邀请，悬壶江苏常熟，医名卓著，冠绝一时，与张璐、吴谦齐名，并称清初医学三大家。吴中名医薛雪说他“才宏笔肆”，动辄千言万字，好以文采相尚。“每与接谈，如见刘颖川兄弟，使人神思清发。”阎若璩将喻氏列为十四圣人之一。喻氏主要著作《喻氏医书三种》，乃辑喻昌所著《医门法律》《尚论篇》和《寓意草》而成。主要医学观点：立“三纲鼎立”论、三焦论治温病、秋燥论、大气论等。

张璐(1617—约1699)，字路玉，自号石顽老人，清长洲(今江苏苏州)人。张璐自幼聪颖好学，博贯儒学，尤究心于医药之书，自《灵枢》《素问》及先哲之书，无不搜览。明末战乱之际，隐居洞庭山中（今江苏苏州洞庭西山）10 余年，著书自娱。后 50 余年，边行医，边著述，有丰富临证经验。张璐一生著述颇多，以博通为主，不局限于一家之学，持论平实，不立新异，较切实用，故流传较广。著有《张氏医通》十六卷、《伤寒缵论》二卷、《伤寒绪论》二卷、《千金方衍义》三十卷、《本经逢原》四卷、《诊宗三昧》一卷等。

叶桂（1667—1746），字天士，号香岩，别号南阳先生，晚号上津老人，以字行，清吴县（今江苏苏州）人。叶氏先世自安徽歙县迁吴，居苏城阊门外下塘上津桥畔。家系世医，祖叶时，父叶朝采，皆以医术闻名。叶桂幼受家学熏陶，兼通经史子集，聪明颖绝。年十四父丧，从学于父之门人朱某，闻人善治某证，即往师之，凡更十七师，博采众长。叶氏治病不执成见，立论亦不流俗见。“病之极难摸索者，一经诊视，指示灼然”“察脉望色，听声写形，言病之所在，如见五脏癥结”，当时人以“吴中中兴之大名家”相评。叶氏长于治疗时疫和痧痘，倡卫气营血辨证纲领，对温病传染途径、致病部位及辨证论治，均有独到之处。叶氏贯彻古今医术，一生诊治不辍，著述甚少，世传之书，均由其门人或后人编辑整理而成。主要有：《温热论》、《临证指南医案》十卷、《叶案存真》二卷、《未刻本叶氏医案》、《医效秘传》三卷、《幼科要略》二卷、《本草经解》四卷、《本草再新》十二卷、《种福堂公选良方》等。

丛书下集医家：

缪希雍（约 1546—1627），字仲醇（一作仲淳），号慕台，别号觉休居士，明常熟人。缪氏幼年体弱多病，年长嗜好方术，笃志医学，本草、医经、经方靡不讨论，技术精进，经验日丰，声名渐著，闻名于世。其友钱谦益曾记载他诊病时的情况说：“余见其理积疴，起沉疢，沉思熟虑，如入禅定。忽然而睡，焕然而兴，掀髯奋袖，处方撮药，指麾顾视，拂拂然在十指间涌出。”缪希雍以医闻名于世 40 年，著述甚富，流传至今的有《神农本草经疏》三十卷、《先醒斋医学广笔记》四卷、《炮炙大法》一卷、《本草单方》十九卷、《方药宜忌考》十二卷等。

李中梓（1588—1655），字士材，号念莪，又号尽凡居士（一作荩凡居士），明末清初华亭（今上海松江）人（又有称云间、南汇人者）。李氏早年习儒，为诸生，有文名。后因身体多病而自学医术，博览群书，考证诸家学术思想，受张仲景、张元素、李东垣、薛立斋、张介宾等人影响较大。李氏究心医学50年，治病无不中，常有奇效，与当世名医王肯堂、施笠泽、秦昌遇、喻昌等交善。李氏治学主张博采众家之长而不偏不倚，临证诊治主张求其根本，注重先后二天。生平著作较多，计有《内经知要》二卷、《医宗必读》十卷、《伤寒括要》二卷、《病机沙篆》二卷、《诊家正眼》二卷、《删补颐生微论》四卷、《本草通玄》二卷、《药性解》六卷，以及《李中梓医案》等，影响甚广。李氏门人以吴中医家为大多数，其中以沈朗仲、马元仪、蒋示吉尤为卓越。马元仪门人又有叶桂、尤怡，一则创立温热论治有功，一则阐发仲景《经》旨得力，更使吴中医学得以进一步地发展盛行。

尤怡（约1650—1749），字在泾（一作在京），号拙吾、北田，晚号饲鹤山人，清长洲（今江苏苏州）人。尤怡自弱冠即喜医道，博涉群书，自轩岐以迄清代诸书无不搜览，又从学于名医马元仪，尽得其传。徐大椿评价尤怡说："凡有施治，悉本仲景，辄得奇中。"徐锦誉之为"仲圣功臣"，他的知交柏雪峰赞他为"通儒"，他的族叔尤世辅认为尤怡"不专以医名，其所为诗，必宗老杜，一如其医之圣宗仲景"。尤怡所著医书有《伤寒贯珠集》八卷、《金匮要略心典》八卷、《医学读书记》三卷、《金匮翼》八卷、《静香楼医案》一卷等，均有刊本。

薛雪（1681—1770），字生白，自号一瓢、扫叶山人、槐云道人、磨剑道人，晚年又自署牧牛老叟，以字行，清长洲（今江苏苏州）人，家居南园俞家桥。薛雪"少时嗜音韵，键户读书"，妻"以女红佐薪"，居小楼上，卧起其中，"不下者十年"。多年的苦读使薛氏通古博今，以儒自居，既擅诗词，又工八法。薛雪两征鸿博不就，母多病，遂究心医学，博览群书，见出人上，治疗每奏奇效。与叶桂齐名，尤擅长于湿热病诊治，虽自言"不屑以医自见"，但医名日隆，终成一代名医。《清史稿》称其“于医时有独见，断人生死不爽，疗治多异迹”。薛雪著作众多，医学著作主要有《湿热论》一卷、《医经原旨》六卷、《日讲杂记》八则、《薛生白医案》一卷、《扫叶庄医案》四卷，以及《校刊内经知要》二卷等。

徐大椿(1693—1771)，一名大业，字灵胎，晚号洄溪老人，清代吴江松陵(今江苏苏州)人。大椿生有异禀，聪强过人，先攻儒学，博通经史，他如星经地志、九宫音律，亦皆精通。徐大椿研究医学完全出于偶然，他在其著作《兰台轨范》中对此有着详尽的记述。大意是因家人连遭病患，相继病卒数人，遂弃儒习医，矢志济民。自《内经》至元明诸书，朝夕披览，几万余卷，通读一过，胸有实获。徐氏博通医学，难易生死，无不立辨，怪症痼疾，皆获效验，远近求治者无虚日，曾两次被征召进京效力。他的好友、著名的文学家袁枚记其传略言：“每视人疾，穿穴膏肓，能呼肺腑与之作语。其用药也，神施鬼设，斩关夺隘，如周亚夫之军从天而下。诸岐黄家目憆心骇，帖帖折服，而卒莫测其所以然。”徐氏一生著述甚多，医学类计有《难经经解》《神农本草经百种录》《医贯砭》《医学源流论》《伤寒论类方》《兰台轨范》《慎疾刍言》《洄溪医案》等，评注陈实功《外科正宗》及叶桂《临证指南医案》。后人辑刊徐氏著作或伪托徐氏之名的著作更多，如《内经要略》《内经诠释》《伤寒约编》《伤寒论类方增注》等。

柯琴(生卒年不详)，字韵伯，号似峰，清代伤寒学家。柯氏原籍浙江慈溪，后迁居虞山(江苏常熟)。柯琴博学多闻，能诗善文，一生潜心研究岐黄之术，平实低调，清贫度日。著医书及整理注释之典籍颇丰，《伤寒论注》四卷、《伤寒论翼》二卷、《伤寒附翼》二卷，合称《伤寒来苏集》，为学习和研究《伤寒论》的范本之一。尝谓：“仲景之六经为百病立法，不专为伤寒一科；伤寒杂病，治无二理，咸归六经之节制，六经各有伤寒，非伤寒中独有六经。”因而采用六经分篇，以证分类，以类分法，对伤寒及杂症据六经加以分类注释，使辨证论治之法更切实用，且说理明晰，条理清楚，对后世有较大影响。

吴门医派尚有诸多代表医家，如王珪、曹仁伯、王子接等，因当代学者对他们研究不多，无法将研究成果集集出版，深以为憾事。在入选的医家中，也因编著者学识有限、所及文献不全，错漏及不当之处在所难免，恳请读者指正。

苏州市中医医院

苏州市吴门医派研究院

欧阳八四

2020年12月

目录

1 **生平著述辑要**

3 柯琴碑传 / 欧阳八四
4 柯韵伯的生平及其对伤寒注疏的贡献 / 薛　盟
10 柯琴与《伤寒来苏集》/ 赵辉贤
17 《伤寒来苏集》评述 / 薄立宏　张大明
20 《伤寒来苏集》书名探 / 曹顺明
21 柯琴著作序跋集要 / 周　曼　欧阳八四
27 柯琴、周南与吉益东洞之《类聚方》暨周南其人考 / 俞雪如
31 试评《伤寒论》注疏三大家——柯琴、吴谦、李彦师 / 沈敏南
36 读《柯氏伤寒论注疏正》后的几点意见 / 李今庸

41 **医学思想研究**

44 清代医家柯琴学术思想撷要 / 贺学林　李剑平
49 试论柯韵伯的医学成就 / 张迪蛟
53 论柯琴的学术成就 / 林　阳　李　宇
56 柯韵伯学术思想管窥 / 蔡定芳
60 柯琴学术思想探讨 / 张友堂
64 柯韵伯兵法类比医理学术思想探讨 / 李惠义　贾　鹏
68 柯琴伤寒学术思想 / 李泽明
74 柯琴错简思想探析 / 郭海英
77 柯琴治《伤寒论》之创见 / 杨　利
80 试评柯琴对《伤寒论》的整理编次 / 李金田
85 谈对柯韵伯运用《内经》疏证《伤寒论》的认识 / 薛　盟

90 柯琴《伤寒来苏集》学术思想评述 / 盛燮荪 沈敏南
95 柯琴《伤寒来苏集》主要学术思想及临床应用 / 杨 军
99 《伤寒来苏集》辨证论治思想浅探 / 薛 军
103 从《伤寒来苏集》编次方法浅析柯琴辨证论治思想 / 赵军礼
106 《伤寒来苏集》阴阳之所指 / 李庆胜 任红艳
110 从《伤寒来苏集》初窥柯韵伯六经新论 / 李 敏 荆 鲁
118 从《伤寒论翼》看柯韵伯在学术上的创见 / 宋俊生
122 对柯琴的《伤寒论翼》浅识 / 郁保生
126 柯韵伯《伤寒论翼·平脉准绳》学术思想探讨 / 李惠义
129 《伤寒附翼》学术思想述评 / 唐 凯
133 柯琴对仲景"合病、并病"理论的阐述与发挥 / 李惠义
137 柯韵伯力斥传经之非 / 李惠义
139 柯琴"温病症治散见六经"学术思想探讨 / 李惠义 李 飞
142 柯琴六经类方法的由来及意义 / 杨金萍
145 柯琴的《伤寒论》六经观初探 / 高桂郁
149 柯琴"六经表证论"求探 / 刘振杰
154 试论柯琴"六经为百病立法"之说 / 王再涛
157 试述柯琴先生的六经纵横论 / 叶光明 鞠春英
163 柯琴六经地面说浅释 / 郭 伟 郭杨志 杜 娟
165 柯琴经界学说之研究 / 李惠义

171 **临床证治探讨**

173 基于"阳明为成温之薮"论柯琴的温病观 / 张 明 朱 辉
177 略论"阳明为成温之薮" / 周 珉

180 柯琴临床辨证观述要 / 沈 强
183 柯韵伯对中医诊断学的贡献 / 李惠义
185 柯韵伯学术思想临床观 / 李惠义 姜玉芳
189 柯琴“六经辨证”精义阐微 / 杨金萍
194 试论柯韵伯——阳明为三阴实邪出路的论据 / 成奉觞
195 论柯琴“痉之属燥”说 / 杨金萍
199 柯韵伯脾胃学说探讨 / 李惠义

203 **疾病诊治应用**
206 **疾病诊治**
206 柯韵伯临床经验简介 / 李永宸
207 柯琴否定蓄水蓄血为太阳腑证探讨 / 李惠义
211 柯韵伯对暑温病证的认识与发挥 / 赵雄龙
213 李培生教授对柯韵伯学术思想之发挥 / 陈秭林 段 晓 邱明义

217 **方药应用**
217 柯韵伯开创仲景方剂学说体系 / 李惠义
222 浅谈柯韵伯经方研究之思路 / 文小敏
225 略论柯琴对“方论”的贡献 / 韩育斌
229 柯韵伯《伤寒论》六经方药证三级分类系统 / 陈秭林 幸 超 邱明义 段 晓 杨晓轶
233 试探《伤寒来苏集》中的“方证思想” / 周豪坤 钱俊华
237 柯琴“以方名证”思想对吉益东洞“方证相对说”的影响 / 俞雪如
241 柯韵伯《伤寒附翼》经方研究特色探析 / 符 强 顾皓雯 周 璇
246 柯琴《制方大法》初探 / 刘万山 宫崇哲

250 柯韵伯《伤寒论翼·制方大法》学术思想简介 / 麦沛民 李任先
254 从柯琴对桂枝汤的运用谈辨证论治的灵活性 / 朱 虹 王灿晖
259 柯琴对桂枝汤用药之论探析 / 张培丽
262 对《伤寒附翼》中麻黄升麻汤几点不同的见解 / 郑遂年
267 从柯琴之六经观辨析大柴胡汤证的归属——兼考证《伤寒论》大柴胡汤的组成 / 武夏林 潘华锋 史亚飞
271 浅谈柯韵伯对乌梅丸的发挥及临床应用 / 蔡文就

276 **后记**

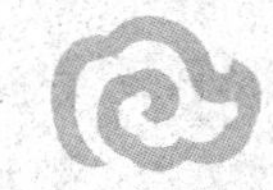

生平著述辑要

柯琴,生卒年不详,字韵伯,号似峰,清代伤寒学家。柯氏原籍浙江慈溪,后迁居虞山(今江苏常熟)。有关柯琴的文献史料记载较少,《清史稿》云:"(柯琴)博学多闻,能诗古文辞。弃举子业,矢志医学。家贫游吴,栖息于虞山,不以医自鸣,当世亦鲜知者。"《慈溪县志》言其"一志医学,博览精思,会悟通彻","归过吴门,值叶桂行医有盛名,因慨然曰:斯道之行,亦由运会乎?于是闭户著书",成伤寒研究集大成者,故"同辈皆以大器期之"。

柯琴博学多闻,能诗善文,一生潜心研究岐黄之术,平实低调,清贫度日,后来他寄居吴地的虞山而终老于此。《清史稿》言其"家贫游吴,栖息于虞山",《慈溪县志》言"归过吴门",《续修四库全书总目提要》言"游吴,久寓常熟",同乡孙金砺《伤寒论翼序》中更是记述了其在常熟虞山求柯琴医的经过,是为明证。

柯琴现存著作主要为《伤寒来苏集》,包括《伤寒论注》四卷、《伤寒论翼》二卷、《伤寒附翼》二卷,为学习和研究《伤寒论》的范本之一。据《清史稿》《慈溪县志》,柯氏尚著有《内经合璧》,惜已亡佚。又据《全国中医图书联合目录》《中医古籍珍本提要》记载,《伤寒晰疑》四卷题为柯琴原撰,为清代嘉善医家钱谅臣(逸宣)以柯氏伤寒原稿为基础,采程郊倩、许宏、王宇泰、张隐庵、徐忠可等十余家有关伤寒的论述进行注释而成。其在体例上仍袭《伤寒论注》以方类证的编例,仅在具体条文上做了一些调整。是书有清嘉庆二十一年丙子(1816)白鹿山房校印本藏于中国中医科学院图书馆。

柯琴碑传

苏州市吴门医派研究院　　欧阳八四

柯琴的文献史料记载较少,见于《清史稿》与《慈溪县志》,兹选录于下。

柯琴,字韵伯,浙江慈溪人。博学多闻,能诗古文辞。弃举子业,矢志医学。家贫游吴,栖息于虞山,不以医自鸣,当世亦鲜知者。著《内经合璧》,多所校正,书佚不传。注《伤寒论》,名曰《来苏集》。以方有执、喻昌等各以己意更定,有背仲景之旨,乃据论中有太阳证、桂枝证、柴胡证诸辞,以证名篇,汇集六经诸论,各以类从。自序略曰:《伤寒论》经王叔和编次,已非仲景之旧,读者必细勘,何者为仲景言,何者为叔和笔。其间脱落、倒句、讹字、衍文,一一指破,顿见真面。且笔法详略不同,或互文见意,或比类相形,因此悟彼,见微知著,得于语言文字之外,始可羽翼仲景。自来注家,不将全书始终理会,先后合参,随文敷衍,彼此矛盾,黑白不分。三百九十七法,不见于仲景序文,又不见于叔和《序例》,林氏倡于前,成氏和于后,其不足取信,王安道已辨之矣。继起者犹琐琐于数目,亦何补于古人,何功于后学哉!大青龙汤,仲景为伤寒中风无汗而兼烦躁者设,即加味麻黄汤耳。而谓其伤寒见风、伤风见寒,因以麻黄汤主寒伤营、桂枝汤主风伤卫、大青龙汤主风寒两伤营卫,曲成三纲鼎立之说,此郑声之乱雅乐也。且以十存二三之文,而谓之全篇,手足厥冷之厥,或混于两阴交尽之厥,其间差谬,何可殚举。此愚所以执卷长吁,不能已也!又著《伤寒论翼》,自序略曰:仲景著《伤寒杂病论》,合十六卷,法大备。其常中之变,变中之常,靡不曲尽。使全书俱在,尽可见论知源。自叔和编次,伤寒杂病,分为两书,然本论中杂病留而未去者尚多,虽有《伤寒论》之专名,终不失杂病合论之根蒂也。名不副实,并相淆混,而旁门歧路,莫知所从,岂非叔和之谬以祸之欤?夫仲景之言六经,为百病之法,不专为伤寒一科,伤寒杂病,治无二理,咸归六经之节制。治伤寒者,但拘伤寒,不究其中有杂病之理;治杂病者,复以《伤寒论》无关于杂病,而置之不问。将参赞化育之书,悉归狐疑之域,愚甚为斯道忧之。论者谓琴二书,大有功于仲景(民国赵尔巽等《清史稿》卷五〇二"艺术一")。

柯琴,字韵伯。生于万历末年。好学博闻,能文工诗,同辈皆以大器期之。鼎革后,焚弃举业,一志医学,博览精思,会悟通彻。游京师,无所遇。归过吴门,值叶桂行医有盛名,因慨然曰:斯道之行,亦由运会乎?于是闭户著书,得《内经合璧》;《仲景伤寒论注》四卷,《伤寒附翼》一卷,《伤寒论翼》二卷,都七卷,名《来苏集》。乾隆中,昆山马中驿校刊行世[光绪二十五年(1899)《慈溪县志》卷三十四"列传十一·艺术"]。

由上:柯琴,字韵伯,浙江慈溪人。《清史稿》言其"家贫游吴,栖息于虞山",《慈溪县志》言"归过吴门",《续修四库全书总目提要》言"游吴,久寓常熟",同乡孙金砺《伤寒论翼·序》中更是记述了其在常熟虞山求柯琴医的经过,可知柯琴曾在吴中为医。

关于柯琴的生卒年学界未有确定年岁。《慈溪县志》言柯琴"生于万历末年",万历是明神宗朱翊钧的年号,由1563年至1620年,共48年,万历末年当在1620年或之前数年,如果此说准确的话,柯琴生年应为1620年或之前。

《伤寒来苏集》中《伤寒论注》及《伤寒论翼》有柯琴自序,前者署"慈水柯琴韵伯氏题,时己酉初夏也";后者署"甲寅春,慈溪柯琴序",只有甲子没有年号,己酉为康熙八年(1669)或雍正七年(1729),甲寅为康熙十三年(1674)或雍正十二年(1734)。冯纶序撰于"乾隆甲申"(1764),序中谓"相去不数十年",又言"时吴门叶天士先生至虞,且展卷而异之",参考叶天士之生卒年,己酉、甲寅应该是雍正年间,只是与万历年相距100多年了,若于此定柯琴卒年,于常理不通。因此,《慈溪县志》所载可能有误,在考据时应有取舍。

(《吴中名医碑传》,江苏凤凰科学技术出版社,2016年)

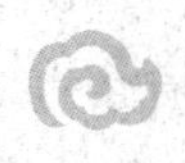

柯韵伯的生平及其对伤寒注疏的贡献

浙江省中医研究所 薛 盟

柯琴,字韵伯,号似峰,浙江慈溪人,其旧居为该县的丈亭乡,由于历史的变迁,现已归属在余姚区划以内。后来他寄居吴地的虞山(今江苏常熟)而终老于此。他生活的年代，在清代康熙、雍正之间(1662—1735)，但实际出生时间，可能较此为早。

一、柯氏的生平事迹

柯氏的生平和身份，医史文献收载不多，故略焉不详。从《伤寒论翼》其同乡孙介夫所写的一段序言中说："吾乡似峰先生，儒者也，好为古文辞，又工于诗，余目为一书生耳……惜其贫不能自振，行其道于通都大国，而栖息于虞山之邑，又不敢以医自鸣，故鲜有知之者。"冯明五的序言，也有类似的叙述，谓韵伯"为吾慈庠彦(受过选拔的秀才)，不得志于时……岂非天抑其遭际，以毕志纂修，潜通《灵》《素》幽隐，上接仲景渊源哉"。这是对柯氏表示了同情惋惜之意，认为他遭遇贫困出于天命，但却因此给予完成写作意愿的机会，从而深刻领悟到《内经》的精义和继承了仲景学说的源流。另一署名为虞山友人的季楚重在题序中，对他亦有较高的评价："先生好学博闻，吾辈以大器期之。今焚书弃举，矢志于岐黄之学，此正读书耻为俗儒，业医耻为庸医者。"以上记载，虽稍嫌简略，但从字里行间，不难分析其梗概。柯氏生前，在封建社会里，早年仅为一取得微末功名的知识分子，后因科场失意，不得已放弃举子业而治医。尽管他在文学、医学方面都获得卓越的成就，但仕途无份，诊务又复不振，在难觅生活出路的情况下，辗转赴外地谋生，最后竟以一布衣湮没无闻而抱恨告终。他生于慈水，卒于虞山，度过平凡的一生，其遭遇是可悲的。

他的传世名著《伤寒来苏集》，系于客地所编写，成书时间为清康熙八年(1669)。据冯序还提道："时吴门叶天士先生至虞，且展卷而异之，以为有如是之注疏，实阐先圣不传之秘，堪为后学指南"，而倍加推许。

柯韵伯是历代著名的伤寒注家之一。曹炳章于《伤寒来苏集·提要》中引武进曹青岩《医学读书志》说："柯氏民间行本医书三种，《伤寒论注》四卷，《伤寒论翼》二卷，《伤寒附翼》二卷，总名《来苏集》。"现行版本有二：一为上海卫生出版社1956年7月新1版，另一为上海科学技术出版社1959年3月新1版，笔者引证原文系其前者，乃曹炳章氏根据昆山马中骅旧刻本及慈溪冯明五未刻前乾隆甲申(1764)年原抄本校订圈点而成。《来苏集》命名的涵义，可能系作者借用《尚书》"后来其苏"一语衍绎而来。柯氏撰写此书的动机，主要鉴于《伤寒论》原文自经王叔和编次后，内容颠倒窜易，面目已非，认为“前此注疏诸家，不将仲景书始终理会，先后合参，但随文敷衍，故彼此矛盾，黑白莫辨”。在形成伤寒学说上的紊乱状态中，柯氏勇于承担了这一继承整理的重任。从“来苏”二字推详，说明他注疏《伤寒论》的主导思想，是为了恢复仲景书的原貌，撷取其精华，汰弃其糟粕，达到古为今用的目的。这些学术贡献，给后世学者以极其深刻的影响。

柯氏除《伤寒来苏集》而外，还撰著有《内经合璧》一书，国内现存书目未见。作者在《伤寒来苏集·自序》中曾述及：“丙午秋，校正《内经》始成，尚未出而问世，以伤寒为世所甚重，故将仲景书校正而注疏之。”可知《内经合璧》成于前，而《来苏集》编注于后。前书曾是否制版付印，已属中医文献学史上的一宗疑案。

二、对伤寒注疏的贡献

《伤寒来苏集》的特点，在于作者能跳出前人学说的圈子，独出心裁，用批判的眼光、灵活的手法，对某些不合实际情节的内容，作了大胆革新的安排，若非具有精湛的学识、雄浑的魄力，是不能有此高超卓见的，现就其主要部分分述于后。

1. 敢于对先前版本的编次进行变革　自来治《伤寒论》的学者，因多未见仲景原篇，故所学都不出王叔和《序例》范围，而方有执的《条辨》、喻嘉言的《尚论》又不免各行其是，妄加更定。因此，有关《伤寒论》的版本流传、体例和章节程序，后世仅凭臆测，无法识别它的是非真伪。历代各家的注本，汗牛充栋，有随文依次诠释，或先后颠倒章次；有综述原文，按己见拾掇成章，不仅大失仲景原意，而且在若干条文上产生争议，仁智互见，迄无定论，使后世莫衷一是。

柯氏对王叔和所编次的体例评斥不遗余力，在《伤寒论翼·自序》中说：“世锢于邪说，反以仲景书难读，而不知仲景书皆叔和改头换面，非本来面目也。冠脉法、序例于前集，可汗不可汗等于后，引痉湿暍于太阳之首，霍乱劳复等于厥阴之外，杂鄙见于六经之中，是一部王叔和之书矣。”接着又竭力反对林亿、成无已编列 397 法、113 方，认为小青龙设或然五证，加减法内即备五方；小柴胡设或然七证，即具加减七方，此仲景法中之法，方外之方，不可拘于此数，系叔和所定伤寒的附会之词。于是他精心独创了一次伤寒学术上的突破，从旧本纷繁杂乱的条文中，手眼并用，逐一梳栉，整理出一条头绪，采取分六经以辨脉证，因方候证，以证名篇。根据论中太阳脉证、桂枝汤证、柴胡汤证等共分45类，每条各附注释。首篇命名《伤寒总论》，这一辨证立法，实开伤寒学派之先河，并为研究继承古代医学扫清了道路。《凡例》指出："起手先立总纲一篇，令人开卷，便知伤寒家脉证得失之大局矣；每经各立总纲一篇，读此便知本经之脉证大略矣；每篇各标一证为题，看题便知此方之脉证治法矣。"又说："是编以证为主，故汇集六经诸论，各以类从其证，是某经所重者，分别某经，如桂枝、麻黄等证列太阳，栀子、承气等证列阳明之类。其有变证化方，如从桂枝证更变加减者，即附桂枝证后；从麻黄证更变加减者，附麻黄证后。"由于他在编次前对条文章节纵横前后联系照顾得较为全面，所以能使全书内容达到系统化和条理化。

2. 敢于对原书错简讹文进行纠正　《伤寒论》原著，自汉代传至清代，由于年代相距久远，中间不知经过多少次的辗转传抄和重刻翻印，加上后人随意掺杂了一些杜撰的词句，讹误在所难免。历代注家，往往视经文为金科玉律，纵使知其原文有疑误之点，亦不敢妄动只字，终至因循敷衍，以讹传讹，导后学于迷津，致患者于危殆。正如柯氏慨叹著书难而注疏尤难，他在校注此书时，做到一丝不苟地"逐条细勘，逐句研审"，进行了大量考证整理工作。《凡例》说明："条中有衍文者删之，有讹字者改之，有阙字者补之，然必详本条与上下条有据，确乎当增删改正者，直书之。"值得推崇的是，他还提出"如无所据，不敢妄动"，可见其学术态度是何等严肃认真，同时在条文斟酌之间，完全从实际出发，尽可能符合证治的需要。其中具体变动内容，主要有以下几部分。

(1) 繁文冗句，段落不明，则予删节

1) 桂枝汤证下："太阳病，先发汗不解，而复下之，脉浮者不愈。浮为在外，当须解外则愈，宜桂枝汤。"此条末节原有"而反下之，故令不愈，今脉浮，故在外"数字，因属冗句，被删去。

2) 对"少阴病下利，白通汤主之"和"少阴病下利便脓血，桃花汤主之"两条，认为过于疏略，不及"下利脉微者，与白通汤"和"腹痛，小便不利，与桃花汤”文义较详，故删节前两条而保存其后者，这就减少繁复，而无叠床架屋之弊。

(2) 倒句错字，不合治则，必加辨正

1) 太阳病表证仍在，服麻黄汤后，微除。原文中于后段有“其人发烦目瞑，剧者必衄，衄乃解，所以然者，阳气重故也”。另一条谓：“伤寒脉浮紧者，麻黄汤主之。不发汗，因致衄。”柯氏根据“衄家不可发汗”之戒，提出此系仲景倒句法，不能随文衍义，应亟为校正，否则汗后再用麻黄，液脱则毙，而且“得衄乃解”句亦将无所着落。

2) 在麻杏石甘汤证条文中，旧本在“大热者”三字之上均有两“无”字，系讹文，故径行删去。

3) 大黄黄连泻心汤证之“心下痞，按之濡”的症状，“濡”当作硬，他解释说：“按之濡为气痞，是无形也，则不当下”，此论确有至理。

4)“伤寒脉浮滑，此表有热，里有邪，白虎汤主之。”“里有邪”之“邪”字，原为“寒”字，看出内容有误，谓“此虽表里并言，而重在里热”。可见一字之误，义理不同，则治法各殊，这一改正，无疑是十分必要的。

(3) 方剂正名与存否问题，按实进行订正

既然《来苏集》系以方列证，以证名篇，所以重视每一方剂的注释和校正，例如：

1) 桂枝麻黄各半汤，将诸本中“各半”二字，改为“合半”，当太阳病八九日，正虚邪尚未解之时，以桂枝、麻黄汤各服三分之一，取小汗和解，即桂枝汤、麻黄汤各三合，并为六合，顿服。并注云：“后人算其分两，合作一方，大失仲景制方之意。”于此作了具体说明。

2)“太阳病，发热恶寒，热多寒少。脉微弱者，此无阳也，不可发汗，宜桂枝二越婢一汤。”提出“本论无越婢证，亦无越婢汤方”，不知何所取义，窃谓其二字必误也。又说：“《金匮要略》有越婢汤方，世本取合者即是也。仲景言不可发汗，则不用麻黄可知；言无阳，则不用石膏可知，若非方有不同，必抄录者误耳。宁缺其方，勿留之以滋惑也。”此两条各有讹文倒句，一经点破，便觉心明眼亮。

(4) 阙文错句，持审慎态度反复推敲

1) 四逆散证条“四逆”下移入“泄利下重”四字，柯氏因本条症状多为假

设而无主证，怀疑“四逆”下有阙文，故作如此调整。

2）又“厥阴中风，脉微浮，为欲愈，不浮为未愈”。此段仅从脉象判断“欲愈”或“未愈”，不叙述其见证，亦作为阙文一例而持否定态度。诸如此类，在条文方面的存疑，各篇中是屡见不鲜的。

3. 敢于对前人不同论点进行争鸣 一部《伤寒来苏集》，除参证《素问》若干经义外，几乎从未引述过前人注解，喜独抒一家之见。凡与其本人观点有出入的，必反复争辩。柯氏首先主张六经分证，皆兼伤寒杂病，说：“仲景立六经总纲，法与《内经·热论》不同。”“凡条中不贯伤寒者，即与杂病同义。”还强调“仲景之六经，为百病立法，不专为伤寒一科，伤寒杂病，治无二理，咸归六经之节制，六经各有伤寒，非伤寒中独有六经也”。因此，注意到伤寒之外皆杂病，病不脱六经，伤寒之中最多杂病，故同样可以按六经论治。在这一问题上，他又进一步批驳了王叔和“将仲景之合论(《伤寒杂病论》)全属伤寒”的说法，谓：“不知仲景已自明其书不独为伤寒设，所以太阳篇中，先将诸病线索，逐条提清……别其名曰伤寒，曰中风，曰中暑，曰温病，曰湿痹，而他经不复分者，则一隅之中，可以寻其一贯之理也。”柯氏这些独创的论点，不仅发前人所未发，更重要的是给后人运用伤寒学说辨证论治提供了正确途径。

同时，也批评了叔和将霍乱、阴阳易、瘥后劳复等内容另立篇目，以及痉湿暍三种拟应别论，开后世分门类证之端的不当。

对“合病”“并病”的认识，指出：“阴阳互根，气虽分而神自合。三阳之里，便是三阴；三阴之表，即是三阳。”进而阐明“合”与“并”两字的涵义说：“合则一时并见，并则以次相乘。”把表里阴阳病证的深浅层次和参差互见情况，概括得十分清楚。

他对许叔微所谓桂枝治中风，麻黄治伤寒，大青龙治中风见寒脉、伤寒见风脉三纲鼎立的见解，作了坚决的反驳，谓：“大青龙证之不明于世者，许叔微始作之俑也。”又说：“要知仲景立方，因证而设，不专因脉而设，大青龙汤为风寒在表而兼热中者设，不专为无汗而设，故中风有烦躁者可用，伤寒而烦躁者亦可用。盖风寒本是一气，故汤剂可以互投。论中有中风伤寒互称者，如青龙是也。”这些论据，有充分理由弥补其他注家之不足，值得我们深入研究和学习。

4. 结束语 柯氏治医的一生，为伤寒注疏工作付出了艰巨的心血及代价，对中医药事业做出了极为卓越的贡献，而在理论上的不少创见给后世影响尤其深远。如孙介夫序评《论翼》一书，谓“上下千载，驰骋百家，前无古，后无今，竭志谈心，穷晰至理，揆之岐伯、仲景之所传，锱铢不爽。余一十年来，所见种种医书，未有如是之明且快也。”这些由衷心折之言，良非过誉。其不足之处，因好为过激之词，也不免遭人非议，如《医籍考》引唐大烈说：“柯韵伯立言虽畅，不免穿凿。”于此可见著书立说之难，大醇小疵，不应苛责于柯氏也。

（《中医杂志》，1981 年第 4 期）

柯琴与《伤寒来苏集》

浙江中医学院　　赵辉贤

柯琴对于《内经》和《伤寒论》均有深刻研究，曾著有《内经合璧》一书，惜已亡佚。他对仲景书的钻研，更是不遗余力，贡献极大。所著《伤寒来苏集》，自来脍炙人口，为后学所乐诵。书中引用《内经》理论，悟仲景之旨，辟诸家之谬，议脉论证，阐幽发微，诚多精辟处。且行文明快畅达，朗朗上口，堪称历代研究注疏《伤寒论》的上乘之作。

一、柯琴的生平事迹和治学态度

关于柯琴的身世，医史文献所载不多。据《慈溪县志・艺技传》所载，说他一生“生活贫困潦倒”，似乎是可信的。自古以来，医生以清高的居多，治病救人，保身养生是他们的宗旨。挟技劫病，贪利恣睢，是为人们所不齿，为医德所难容的。所以柯氏一生潦倒，安贫乐道，倒是很符合他那种刚正不阿的性格。

柯氏是一位儒医，工诗善文，尤精于岐黄之学。同里孙介夫在《伤寒论翼序》中写道：“吾乡似峰先生，儒者也，好为古文辞，又工于诗……惜其贫不能自振，行其道于通都大国，而栖息于虞山之邑，又不敢以医自鸣，故鲜有知之者。”另一署名虞山友人的季楚重在题序中说：“先生好学博闻，吾辈以大器期之。今焚书弃举，矢志于岐黄之学，此正读书耻为俗儒、业医耻为庸医者。”这些评价是公正的，也是实事求是的。我们可以从中看出，柯氏早年勤奋好学，博闻强识，工诗善文，胸怀大志，视功名似拾芥，所以朋友们都期望他能一举成名。据县志记载，柯氏原系“吾慈庠彦”（慈溪秀才中的佼佼者），后因科场失意，遂弃儒学医。“焚书弃举”，其愤慨之情，不言而喻。又云“读书耻为俗儒，业医耻为庸医”，其志可嘉，其耿介之性也溢于言表了。医药为用，性命所系，一药之误，往往噬脐莫及。柯氏之于医药，可谓深谙此理了。

柯琴的治学态度严谨认真，一丝不苟。他在《伤寒论注自序》中说：“尝谓胸中有万卷书，笔底无半点尘者，始可著书，胸中无半点尘，目中无半点尘者，才许作古书注疏。夫著书固难，而注疏更难。”所谓胸中无半点尘，就是要不带任何私心杂念；所谓目中无半点尘，就是要不带任何偏见。一般人认为著书难而注疏易，柯氏却说注疏比著书更难，见解新奇，耐人寻味。注疏何以更难，柯氏接着说：“著书者往矣，其间几经兵燹，几番播迁，几次增删，几许抄刻，亥豕者有之，杂伪者有之，脱落者有之，错简者有之。如注疏者着眼，则古人之隐旨明尘句新；注疏者失眼，非依样葫芦，则另寻枝叶，鱼目混珠，碔砆胜玉矣。”柯氏的这番话，可谓经验之谈，对那些轻视注疏或好为注疏的人，恐怕都能起点针砭作用。

柯氏这样说，也是这样做的。他认为《伤寒论》一书，经过王叔和编次，已非仲景本来面目。仲景之文遗失的很多，叔和之文附会的也不少。因此读《伤寒论》，必须“凝神定志，慧眼静观，逐条细勘，逐词研审”，“何者为仲景言，何者是叔和笔，其间若脱落，若倒句，与讹字、衍文，须一一指破，顿令作者真面目见于语言文字间”。他认为只有这样，才谈得上“羽翼仲景，注疏《伤寒》”。

二、柯琴的主要学术思想

柯氏在《伤寒论翼・自序》中说：“世之补《伤寒》者百余家，究其所作，不出二义：一则因论本文为之注疏，犹公、谷说《春秋》也；一则引仲景之文而为立论，犹韩婴说《诗》而为《外传》也。然引征者固不得断章取义之理，而注疏者反多以辞害义之文。"柯氏对前辈研究注疏《伤寒论》者的严厉批评，乍一看还以为他是说大话。当读完《伤寒来苏集》全书以后，就能发现柯氏对王叔和、许叔微、林亿、成无己、方有执、程郊倩、喻嘉言、卢子由诸家的批判，都是持之有故，言之成理，中肯公允，以理服人。现将他对《伤寒论》研究的主要学术思想分述于后。

1. 以证名篇，重新编次　柯氏认为《伤寒论》一传，自叔和编次后，章次混淆，仲景原篇已不可复见，但仔细寻绎，还能窥见仲景面目。后经方中行、喻嘉言各凭己见更订，就大背仲景之旨了。他立志重编，因思仲景有太阳证、桂枝证、柴胡证等语，于是以证名篇，汇集六经诸论，各以类从，再益以注释，集成一帙，名曰《伤寒论注》。经过这样一番改编后，柯氏实事求是地说："虽非仲景编次，或不失仲景心法耳。"可见柯氏和持错简论者的态度不同，他比较客观，不把主观意识强加给古人。

这种以证分类的方法，使全书脉络分明，前后联系紧密。柯氏在凡例中说："起手先立总纲一篇，令人开卷便知伤寒家脉证得失之大局矣。每经各立总纲一篇，读此便知本经之脉证大略矣。每篇各标一证为题，看题便知此方之脉证治法矣。"又说："是编以证为主，汇集六经诸论，各以类从。其证是某经所重者，分列某经，如桂枝、麻黄等证列太阳，栀子、承气等证列阳明之类。其有变证化方，如从桂枝证更变加减者，即附桂枝证后，从麻黄证更变加减者，即附麻黄证后。"这样的编次，纲举目张，条理井然，《伤寒论》面目从此一新。

2. 医不执方，辨证施治　柯氏认为辨证施治是贯穿《伤寒论》全书的指导思想，是张仲景制方立法的依据。他在《论翼》卷下制方大法中说："凡病有名有症，有机有情……因名立方者，粗工也，据证定方者，中工也；于证中审病机察病情者，良工也。仲景制方，不拘病之命名，惟求证之切当，知其机得其情，凡中风伤寒杂病，宜主某方，随手拈来，无不活法，此谓医不执方也。"他又说："仲景立方精而不杂……六经各有主治之方，而他经有互相通用之妙。如麻、桂二汤为太阳营卫设，而阳明之病在营卫者亦用之。真武汤为少阴水气设，而太阳之汗后亡阳者亦用之。四逆汤为六阴下利清谷设，太阳之脉反沉者宜之。五苓散为太阳消渴水逆设，阳明之饮水多者亦宜之。猪苓汤为少阴下利设，阳明病小便不利者亦宜之。抵当汤为太阳瘀血在里设，阳明之蓄血亦用之。瓜蒂散为阳明胸中痞硬设，少阴之温温欲吐者亦用之。合是证便用是方，方各有经，而用可不拘，是仲景法也。仲景立方，只有表里、寒热、虚实之不同，并无伤寒、中风、杂症之分别；且风寒有两汤迭用之妙，表里有二方更用之奇。或以全方取胜，或以加减奏功。后人论方不论症，故反以仲景方为难用耳。”他驳斥三纲鼎立之谬，力主因证立方之论，为后世辨证施治开辟出一条广阔的道路。

3. 伤寒六经为百病立法 自王叔和把伤寒、杂病分为二书，后人遂误认六经只是为伤寒一病而设，而与他病无关。柯氏认为王叔和虽于本论中削去杂病，然论中杂病留而未去者尚多，虽有《伤寒论》之专名，但终不失伤寒杂病合论之根蒂。而后人不识此，以为叔和的《伤寒论序例》就是仲景的本旨，于是以讹传讹，逐渐引入歧路。历代注家多持“以《伤寒》论外感，《金匮》治杂病”的观点，视《伤寒论》为阐述外感热病辨证论治的专著。而柯氏却独具慧眼，一反前人之论，终于使《伤寒论》的真谛、《经》旨得到彰明，使《伤寒论》所确立的辨证论治方法得到推广。柯氏在《伤寒论翼·自序》中说：“原夫仲景之六经，为百病立法，不专为伤寒一科。伤寒、杂病治无二理，咸归六经之节制。”又在《伤寒论翼·全论大法》中说：“按仲景自序言作《伤寒杂病论》合十六卷，则伤寒杂病未尝分两书也。凡条中不冠伤寒者，即与杂病同义。如太阳之头项强痛，阳明之胃实，少阳之口苦、咽干、目眩，太阴之腹满吐利，少阴之欲寐，厥阴之消渴、气上撞心等症，是六经之为病，不是六经之伤寒，乃是六经分司诸病之提纲，非专为伤寒一症立法也。”从《伤寒论》所论述的病证来看，或为外感，或为杂病，或参差互见，错综复杂，确非伤寒一证所专有。《伤寒论》中“急则治标，缓则治本，邪正兼施，驱邪扶正，审别阴阳，脉症合参”等治疗原则，同样也都适用于杂病。再看伤寒方药作用，也是多方面的。柯氏在《伤寒附翼·桂枝汤》下说：“愚常以此汤治自汗、盗汗、虚疟、虚痢，随手而愈。因知仲景方可通治百病，与后人分门证类，使无下手处者，可同年而语耶？”可见《伤寒论》的方药，并不是一方只治一证，也不是一药仅治一病。

从脏腑经络病机来探讨，伤寒与杂病亦有许多相同的地方，例如病在阳明胃者多属实证、热证，病在太阴脾者多属虚证、寒证。故柯氏在《伤寒论翼·全论大法》中说：“盖伤寒之外皆杂病，病名多端，不可以数计，故立六经而分司之；伤寒之中最多杂病，内外夹杂，虚实互呈，故将伤寒杂病而合参之。”总之，柯氏认为《伤寒论》并不是单单研究伤寒病的，而是“能令百病兼赅于六经”，即包括杂病在内的辨证施治方书。《伤寒论》的六经分证，同样也是概括杂病在内的分证方法。

4. 柯氏为伤寒六经正义 《伤寒论》六经是张仲景根据《素问・热论》六经分证的基本理论，创造性地把外感疾病错综复杂的证候及其演变加以总结，提出了一个较为完整的六经辨证体系。因此，《伤寒论》的六经既是辨证的纲领，也是论治的准则。

自王叔和引用《素问・热论》之文著成《序例》，冠于仲景《伤寒论》之首，遂使伤寒六经的辨证意义蒙上了一层尘垢，不为后人所了解。为此，柯氏撰著《六经正义》，以正叔和之失。他说：“夫一身之病，俱受六经范围者，犹《周礼》分六官而百职举，司天分六气而万物成耳。伤寒不过是六经中一症，叔和不知仲景之六经，是经界之经，而非经络之经，妄引《内经・热病论》(按当作《热论》)作《序例》，以冠仲景之书，而混其六经之症治。六经之理因不明，而仲景平脉辨证能尽愈诸病之权衡废矣。”(《伤寒论翼・六经正义》)柯氏能识别《伤寒论》六经与《内经》六经的不同，认为前者是经界之经，后者是经络之经，这正是他高出前人的地方。因此他把人体划分为“腰以上为三阳地面”，“腰以下为三阴地面”，分属六经，创立经界学说，阐明仲景六经不能以经络来概括。柯氏所创六经分区之说，不落前人窠臼，可谓有识之士。他为伤寒六经正义，补偏救弊，切中肯綮，给后人以莫大的启示。但另一方面，由于柯氏过分强调六经地面分区的理论，颇有忽视经络的倾向。人体之所以有领域界限的划分，与经络的分布是分不开的，若无经络存在，就很难反映内脏与体表间的联系。因此经络与经界学说，实有并存的必要。

5. 对合病、并病的阐发 疾病的发展过程，基本上就是邪正抗衡力量的对比过程。正盛邪微，病情常常比较稳定而单纯；邪盛正衰，病情就往往多变而复杂。《伤寒论》于六经分证以外，另有合病、并病的提示，是仲景针对某些病机善变、病情复杂的疾患所设立的辨证施治方法。正如柯氏在《伤寒论翼・合并启微》一文中所说：“病有定体，故立六经而分司之，病有变任，更求合病、并病而互参之，此仲景二法之尽善也。”由此可见，《伤寒论》中关于合病、并病的理论，正好补充说明了伤寒六经在疾病发展中的整个复杂过程。柯氏又指出，“合”“并”两字，虽然也常常相提并论，但两者的含义仍有不同。他说：“并病与合病稍异者，合则一时并见，并则以次相乘。”这个定义下得既确切而又易于理解。

《伤寒论》在三阳篇中都列有合病、并病的条文，而在三阴篇中却未提及。但柯氏认为合病、并病不独为三阳所有，即三阴病中也较普遍地存在。他在《合并启微》中说：“夫阴阳互根，气虽分而神自合。三阳之里，便是三阴；三阴之表，即是三阳。如太阳病而脉反沉，便合少阴；少阴病而反发热，便合太阳。阳明脉迟，即合太阴；太阴脉缓，即合阳明。少阳细小，是合厥阴；厥阴微浮，是合少阳。虽无合、并之名，而有合、并之实。”这是指表里阴阳二经的合并病而言。此外，柯氏认为还有阳与阳合、阴与阴合的病证。例如不下利而自汗出，为白虎证，即是三阳合病；不发热而吐利厥逆，为四逆证，即是三阴合病。

柯氏对合病、并病的理解，虽与《伤寒论》原意略有出入，但证诸临床所见，阴阳错杂、虚实互呈的病证，确实很多，诸阴主证同时并存的病变也屡见不鲜。

三、文畅词雅，脍炙人口

传世的伤寒论著不下数百种，佶屈聱牙者有之，味似嚼蜡者有之，不知所云、令人昏昏欲睡者，亦大有其书。柯琴的《伤寒来苏集》之所以脍炙人口，被誉为历代伤寒论著中的佼佼者，除论证精辟，富有真知灼见外，其文畅达，用词典雅，也是赢得众多读者的一个重要原因。柯氏在语言的运用上有如下几个特色。

1. 注重对仗与排比 例如：

“故注仲景之书，而仲景之旨多不合；作明理论，而伤寒之理反不明。因不得仲景伤寒、杂病合论之旨，故不能辨许叔微三方鼎立之谬。”（《伤寒论翼·自序》）

“凡妄下必伤胃气，胃阳虚即阳邪袭阴，故转属太阴；胃液涸则两阳相搏，故转属阳明。属太阴则腹满时痛而不实，阴道虚也；属阳明则腹大实而痛，阳道实也。满利时痛,下利之兆;大实而痛,是燥屎之征。桂枝加芍药,小试建中之剂;桂枝加大黄,微示调胃之方。"(《伤寒附翼·太阳方总论·桂枝加大黄汤》)

"本方君甘草者,一以泻心而除烦,一以补胃中之空虚,一以缓客气之上逆也。倍加干姜者,本以散中宫下药之寒,且以行芩、连之气而消痞硬,佐半夏以除呕,协甘草以和中。是甘草得位而三善备,干姜任重而四美具矣。"(《伤寒附翼·甘草泻心汤》)

"著书者往矣,其间几经兵燹,几番播迁,几次增删,几许钞刻,亥豕者有之,杂伪者有之,脱落者有之,错简者有之。"(《伤寒论注·自序》)

2. 善于用典 例如:

"太阳之主寒多风少,风多寒少,种种蛇足,羽翼青龙,曲尽三纲鼎立之说,巧言簧簧,洋洋盈耳,此郑声所为乱雅乐也。"(《伤寒论注·自序》)

"欲识真仲景者,逐条察其笔法,知考工记自不合于周官,褚先生大不侔于太史矣。世皆以《金匮要略》为仲景杂病论,则有若之似圣人,惟曾子为不可强乎?"(《伤寒论翼·全论大法》)

"大青龙证之不明于世者,许叔微始作之俑也。"(《伤寒论注·大青龙汤证》)

"名曰泻心,止戈为武之意也。"(《伤寒论注·泻心汤证》)

3. 比喻生动 例如:

"太阴阳明,同居异治,犹周召分政之义。"(《伤寒论翼·六经正义》)

"六经之有正邪客邪,合病并病,属脾属胃者,犹寇贼充斥,或在本境,或及邻国,或入京师也。"(《伤寒论翼·六经正义》)

"如以证论,伤寒大寇也,病从外来;中风流寇也,病因旁及;杂病盗贼也,病由中起。"(《伤寒论翼·六经正义》)

"如太阳少阳有合并病,是一军犯太阳,一军犯少阳矣。用柴胡桂枝汤,是两路分击之师也。"(《伤寒论翼·六经正义》)

托尔斯泰说:"书是智慧的钥匙。"证之于柯琴的《伤寒来苏集》,此言可谓不诬矣。

(《天津中医学院学报》,1983年第21期)

《伤寒来苏集》评述

河南省中医药研究院　　薄立宏　张大明

一、主要内容

《伤寒来苏集》包括《伤寒论注》四卷、《伤寒论翼》二卷、《伤寒附翼》二卷。《伤寒论注》是将宋本《伤寒论》以方证为纲，重为排编，先置伤寒总论，总论下分列六经脉证，每经脉证下再分述各方证，详加注疏，突出辨证论治思想。《伤寒论翼》为伤寒专题论著，上卷7篇，概括阐明了六经的含义、治疗及合病、并病、温病、暑病、痉病、湿病等，意在使读者领会六经辨证，不仅适用于伤寒，亦可用于杂病。下卷7篇论述了六经病解及制方大法。《伤寒附翼》专论《伤寒论》经方，方义解释及使用方法颇精，结合病因、病理及脉证加以阐述。每经诸方前均列总论，以阐述本经立法之要，对于每一方剂，均分别列其组成意义和使用法则。

二、学术成就

《伤寒论》研究至明代，方有执讥成无己驳王叔和，倡言错简，力行重编，而作《伤寒论条辨》，启重编之端。此后效之者蜂起，重编之著洋洋大观，形成重编派。清代柯琴所著《伤寒来苏集》即重编派的重要代表作。此派与随文顺释之维护旧论派对应，形成研究《伤寒论》之两个主要流派。柯琴其人，文献载其"好学博闻""好为古文辞，又工于诗文"。从《伤寒来苏集》看，其文笔淋漓酣畅，纵横自如，旁征博引，富有文采，注重对仗排比，节奏感强，大有"沛然莫能御之"之势，颇有孟子"好辩"之风。以此文风推知，其人必极具才情。既有此等才气，其研究《伤寒论》必然不能拘于宋本之原版次序，必然不甘局于章句条文之间，而"琐琐于数目"。随文顺释之法必有碍于其才情之发挥，宋本《伤寒论》之格局断难容纳其才气之纵横。于是跳出宋本原次，重为编排，势在必然。故柯琴其人可归为重编派，其著是为重编派之代表作无疑。

评价柯琴研究《伤寒论》之成就，须将其放入两派之争的大背景中，方能公允。两派之争，重在编次，其实质是要解决两个问题：一是文献事实问题，二是医理体系问题。所谓文献事实问题。即考究现存《伤寒论》（主要是宋本）编次与原书是否相符，而不考虑其合不合医理，此可称为“合实”问题。所谓医理体系问题，是探讨其条文编次是否符合医理，如何排次方自圆其说，而合于其医理协调自足的要求，并便于研读，此可称为“合理”问题。在追求合实方面，两派所用的方法基本上是从医理文理上推测，并无过硬的文献证据，这无非等同于文献研究中的理校法。然理校之法在解决文献事实方面并非是得力之良法，不能成为定论，其所争当为无谓之争。而在合理与便于研读方面，重编派成绩较大，较佳的重编本体例统分类明确，条理清晰，虽未必是原次，但提供了自足完整、简明协调的医理体系，在原次未见的情况下，亦不失为可取的编法。此类编法虽未必达到与原次一丝不差之“形似”，但某些方面可能得其主要精神而达到“神似”。正如柯琴所言：“虽非仲景编次，或不失仲景心法耳。”对于《伤寒论》的研究者来说，后者比前者更为重要，在一定程度上纠正了宋本之弊，不但令初学者易于掌握，亦方便了对某一专题的研究。

具体而言，柯琴是以“方证”为纲对《伤寒论》重为编排，遵从一般的认识规律，先总说后分述，先抽象后具体，先常后变，先独后兼，先本后他，同类相从，即其所言：“是编以症为主，故汇集六经诸论，各以类从。其症是某经所重者，分列某经，如桂枝、麻黄等症列太阳，栀子、承气等症列阳明之类。其有变证化方，如从桂枝证更变加减者，即附桂枝证后，从麻黄证更变加减者，附麻黄证后。”“分篇汇论，挈其大纲，详其细目，证因类聚，方随附之。”而有前后一致、体例统一、逻辑性强等优点，使全书成为一个协调的学术体系。这样既便于明确地表达自己的意思，也便于他人准确地理解。从此意义上说，柯琴的《伤寒论注》是一优秀的、至今仍不可多得的《伤寒论》“方证读本”，或曰“方证释本”，既有医史价值，亦有现实价值。

在对具体条文的阐释中，柯琴常运用对偶、排比等句式，将相关条文、方剂、病证等反复对比，前后合参，述其异同，排难解疑，启发读者，做到了其在序文中所说的“或互文以见意，或比类以相形，可因此而悟彼、见微而知著者，须一一提醒，更令作者精神见于语言文本之外”，足以羽翼仲景，阐发伤寒。

然柯琴之才气虽有助其成书，然亦有其不足。就性格气质因素对研究《伤寒论》的影响，另一研究者尤怡曾经指出：注家“性高明者，泛骛远引，为曲逞其说，而失之为浮；守规矩者，寻行数墨，而畏尽其辞，而失之为隘。是隘与浮者，虽所趣不同，而其失一也。”以柯琴之才气，当属“性高明者”无疑，且是“性高明者”中之高者，故不免“骛于方法条例之外”之失。作为读者或注者，在读某书或注某书之前或之中，必然带着某先见或成见，柯琴所言之“胸中无半点尘，目中无半点尘”的境界实际上不存在。柯琴本人即有“叔和之文附会亦多矣”的成见，期待着、准备着在《伤寒论》原文中“逐条细勘，逐句研审”，“何为叔和笔”而“一一指破”。于是他不免“曲逞其说”，将宋本中一些条文按自己理解而自行改削，此由“胸中尘”“目中尘”而导致的“笔底尘”颇为后人所诟病。正如唐大烈所言：“立言虽畅，不免穿凿。”

本书注重理法，与临床联系较紧，影响较大，徐灵胎之《伤寒类方》基本采用其分类方法，罗东益辑《古今明医方论》也较多收录柯氏论点，堪称学习和研究《伤寒论》之范本。

其《伤寒论翼》，学术成就主要有二：其一，提出“六经地面”说。认为仲景六经非经络之经，而是“分六区地面，所赅者广，虽以脉为经络，而不专在经络上立说，凡风寒温热，内伤外感，自表及里，有寒有热，或虚或实，无乎不包”，给后世以启发。伤寒学家尤怡言：“柯氏援引地理兵法，喻病邪之深浅，方药之大小，可谓深切著明。”其后俞根初受柯氏的影响而提出六经形层之说，周学海、恽铁樵等均有所引述和发挥。其二，主张六经为百病立法。《伤寒论翼·全论大法》曰：“按仲景自序言作《伤寒杂病论》合十六卷，则伤寒、杂病未尝分两书也。凡条中不贯伤寒者，即与杂病同义，如太阳之头项强痛、阳明之胃实……是六经之为病，不是六经之伤寒，乃六经分司诸病之提纲，非专为伤寒一证立法也。”“原夫仲景之六经，为百病立法，不专为伤寒一科。伤寒杂病，治无二理，咸归六经之节制。六经各有伤寒，非独伤寒中独有六经也。”此说为六经广泛运用提供了学术支撑。后人以六经治杂病，多因之而受启发。如陆九芝曾在《世补斋医书》中曰：“余之治伤寒也，即从《来苏集》入手，故能不以病名病，而以证名病；亦不能以药求病，而以病求药。即治杂病，亦能以六经分之，是皆先生之教也。”

《伤寒附翼》为专论伤寒方剂之部分。其论方析药特点是以法制方，注意实际，而破拘于六经之弊，并提出宜因风土、因体质理解仲景制方之义，对后世颇有启发。在论方时，常不是孤立地论一方一证，而是将与之有联系之方合而论之,从方名、剂量、作用机制等方面,反复比较,详加对照,同中求异,异中求同,洞悉精微,使读者深入理解方义,并了解与类似方的异同关系。其论不同流俗,不泥于前诸注家之说,独抒己见,破旧立新,颇有卓识,对理解诸经方之义及伤寒诸证具有重要的参考价值。

三、结 论

《伤寒论注》《伤寒论翼》《伤寒附翼》是清代伤寒大家柯琴的倾力之作,对后世理解《伤寒论》理论和应用方药,具有深刻的指导意义。

(《中医学报》,2012年第27卷第8期)

《伤寒来苏集》书名探

上海市宝山区中医医院　　曹顺明

一生注重研究《伤寒论》的著名医家柯韵伯晚年时,把毕生研究《伤寒论》先后撰写的三部著作《伤寒论注》《伤寒论翼》《伤寒附翼》,合编为《伤寒来苏集》。笔者读是书,对其书名取“来苏”两字的含义数年来百思不得其解,最近信手翻阅《尚书》,读到其中有“徯予后,后来其苏”一句时,茅塞顿开。原文的意思:等待我们的君王,君王来后我们百姓得以复苏。来苏者,获得新生也。由此悟到柯氏之所以取名“来苏”,是采用割裂的修辞方法,从“后来其苏”中割取“来苏”两字作书名,表示此书一出,犹似君王归来,百姓得以重生,使天下濒于夭枉的百姓可以获得新生。由此不仅可以看出著书者有着崇高的医德,也体现了作者博学多识的文学修养。

绝大多数医家都有一颗救民的仁爱之心,他们在著书立说时所用的书名上,包含着救世济民的良好愿望,这就是书名的内涵,其书名内涵大致分两类:一类是直表其意,如严用和的《济生方》、唐宗海的《血证论》。一看就知前者意在济助百姓生命，使之免于夭枉；一看后者就知论述“血病”证治。另一类是寓作者思想于书名之中，作者引经据典，运用比喻、借代、割裂、省略等修辞手法，从典故、轶事、成语、诗文中或取其意，或割其词（字）来作为书名。由此看来，读者只有掌握丰富的古文知识，熟谙典故轶事，才易于了解其所指。如黄承昊的《折肱漫录》这一书名即割取于《左传·定十三年》“三折肱，知为良医”这一典故。柯韵伯《伤寒来苏集》书名的由来，也属此类。

（《中医药文化》，1993年第2期）

柯琴著作序跋集要

苏州市吴门医派研究院　周　曼　欧阳八四

综合柯琴史料，其主要著作有《内经合璧》《伤寒论注》《伤寒附翼》《伤寒论翼》，《内经合璧》不存，后三种合为《伤寒来苏集》，现集要书中序跋，以资研究。

一、《伤寒论注》柯琴自序

尝谓胸中有万卷书，笔底无半点尘者，始可著书；胸中无半点尘，目中无半点尘者，才许作古书注疏。夫著书固难，注疏更难。著书者往矣，其间几经兵燹，几番播迁，几次增删，几许钞刻，亥豕者有之，杂伪者有之，脱落者有之，错简者有之。如注疏者著眼，则古人之隐旨明尘句新；注疏者失眼，非依样葫芦，则别寻枝叶，鱼目混珠，碔砆胜玉矣。《伤寒论》一书，经叔和编次，已非仲景之书。仲景之文遗失者多，叔和之文附会者亦多矣。读是书者，必凝神定志，慧眼静观，逐条细勘，逐句研审，何者为仲景言，何者是叔和笔。其间若脱落，若倒句，与讹字衍文，须一一指破，顿令作者真面目见于语言文本间。且其笔法之纵横详略不同，或互文以见意，或比类以相形，不因此而悟彼，见微而知著者，须一一提醒，更令作者精神见于语言文本之外。始可羽翼仲景，注疏《伤寒》。何前此注疏诸家，不将仲景书始终理会，先后合参，但随文敷衍，故彼此矛盾，黑白不辨。令碔砆与美璞并登，鱼目与夜光同珍。前此之疑灯未明，继此之迷途更远，学人将何赖焉？如三百九十七法之言，既不见于仲景之序文，又不见于叔和之序例，林氏倡于前，成氏、程氏和于后，其不足取信，王安道已辩之矣。而继起者，犹琐琐于数目，即丝毫不差，亦何补于古人，何功于后学哉？然此犹未为斯道备累也。独怪大青龙汤，仲景为伤寒中风，无汗而兼烦躁者设，即加味麻黄汤耳。而谓其伤寒见风，又谓之伤风见寒，因以麻黄汤主寒伤营，治营病而卫不病；桂枝汤主风伤卫，治卫病而营不病；大青龙主风寒两伤营卫，治营卫俱病。三方割据瓜分，太阳之主寒多风少，风多寒少。种种蛇足，羽翼青龙，曲成三纲鼎立之说，巧言簧簧，洋洋盈耳，此郑声所为乱雅乐也。夫仲景之道，至平至易，仲景之门，人人可入，而使之茅塞如此，令学如夜行歧路，莫之指归，不深可悯耶。且以十存二三之文，而谓之全篇，手足厥冷之厥，混同两阴交尽之厥，其间差谬，何可殚举。杨墨之道不息，孔子之道不著，医道之不明不行，此其故欤。孟子没而仲尼之道不传，千载无真儒矣；仲景没而岐黄之道莫传，千载无真医矣。此愚所以执卷长吁，不能已于注疏也。丙午秋，校正《内经》始成，尚未出而问世。以《伤寒》为世所甚重，故将仲景书，校正而注疏之，分篇汇论，挈其大纲，详其细目，证因类聚，方附带之。倒句讹字，悉为改正，异端邪说，一切辨明。岐伯、仲景之隐旨，发挥本论各条之下。集成一帙，名《论注》。不揣卑鄙，敢就正高明，倘得片言首肯，亦稍慰夫愚者之千虑云尔。慈水柯琴韵伯氏题，时已酉初夏也。

二、《伤寒论注》季诺序

伏羲、神农、黄帝之书，尚有存焉者也？曰：辞虽存，礼则亡矣。何以言之？曰：卜筮始于《畴》《易》，至京、关而歧矣。今之所为卜筮，不知《易》也，不知《畴》也。医学始于《灵》《素》，至和、扁而歧矣。今至所为医者，不知《灵》《素》也。伤寒始于仲景，至刘、李而歧矣。今之治伤寒家，不知仲景也。夫圣人之道至今不废者，若陶之为器，无二范也；若匠之销木，无二规矩也。《本经》《素问》《灵枢》《难经》，其为经也四，仲景因之而论伤寒，若陶之不离范，而匠之绳墨也循焉。乃继起者则不然，如朱奉议、刘河间、张易州、李东垣、王好古、陶节庵辈，相袭而悖，相引而相反，辞愈烦而理愈昧。譬之于陶，以仲景为范，而其中式者鲜矣；譬之于材，以仲景为规矩，而合其绳墨者寡矣。即其善者，犹耳目口鼻各有偏长，而不相能者。世徒知通三才者为儒，而不知不通三才之理者，更不可以言医。医也者，非从经史百家探其源流，则不能广其识；非参老庄之要，则不能神其用；非参三藏真谛，则勿能究其奥。故凡天以下、地以上，日月星辰，风雨寒暑，山川草木，鸟兽虫鱼，遐方异域之物，与夫人身之精气神形、藏府阴阳、毛发皮肤、血脉筋骨、肌肉津液之属，必极其理，夫然后可以登岐伯之堂、入仲景之室耳。奈何缙绅先生以方术视，医道之晦蚀也久。又粗工曲学，家自立帜，人自为书，医道之离畔又久。今业医者或袭其肤，或剽其似，冥行以趋，贸贸奚之，诚大道陵夷、微言将绝之会乎？此韵伯先生所以有伤寒之注疏也。先生好学博闻，吾辈以大器期之，今焚书弃举，矢志于岐黄之学，此正读书耻为俗儒、业医耻为庸医者。其《内经合璧》一书，既为岐伯开生面矣，今复注疏《伤寒》，发景之精微，破诸家之僻见，千载迷途，一朝指破，岂特为医林幸哉，吾以为天下幸，且为后世幸。学者先看诸家诸议论，即细阅兹编，始知先生慧眼超越前人耳目，笔下简端，以供同志之鉴赏焉。虞山友人季诺楚重氏题。

三、《伤寒论翼》柯琴自序

世之补《伤寒》者百余家，究其所作，不出二义。一则因论本文，为之注疏，犹公、谷说《春秋》也；一则引仲景之文，而为立论，犹韩婴说《诗》，为外传也。然引征者。固不得断章取义之理，而注疏者，反多以辞害义之文。初不知仲景先师著《伤寒杂病论》合十六卷，良法大备，此《灵》《素》已具诸病之体，而明针法之巧妙。至仲景复构诸病之用，而详方药之准绳，其常中之变、变中之常，靡不曲尽。使全书具在，寻其所集，尽可以见病知源。自王叔和编次，《伤寒》《杂病》分为两书，于本论削去杂病，然论中杂病留而未去者尚多，是叔和有《伤寒论》之专名，终不失伤寒、杂病合论之根蒂也。名不附实，是非混淆，古人精义弗彰，是以读之者鲜，而旁门歧路，莫知适从，岂非叔和编次之谬以祸之欤。世谓治伤寒，即能治杂病，岂知仲景杂病论即在《伤寒论》中。且伤寒中又多杂病夹杂其间，故伤寒与杂病合论，则伤寒杂病之证治井然。今伤寒与杂病分门，而头绪不清，必将以杂病混伤寒，而妄治之矣。乃后人专为伤寒著书，自朱奉议出而伤寒之书目多，而伤寒之病日混，非其欲伤寒之混也，由不识何病是伤寒也。陶节庵出而伤寒之书更多，非真伤寒多也，即《金匮》中杂病，亦尽指为伤寒也。世錮于邪说，反以仲景书难读，而不知仲景书，皆叔和改头换面，非本来面目也。冠脉法、序例于前，集可汗、不可汗等于后，引痓湿暍于太阳之首，霍乱劳复等于厥阴之外，杂鄙见于六经之中，是一部叔和之书矣。林亿诸公校正，不得仲景原集，惑于伤寒之名，又妄编三百九十七法、一百一十三方之数，以附会叔和所定之伤寒，于是欲知仲景之道，更不可得。成无己信古笃好，矫然特出，惜其生林亿之后，欲为仲景功臣，无由得其真传。故注仲景之书，而仲景之旨多不合。作《明理论》，而伤寒之理反不明。因不得仲景伤寒、杂病合论之旨，故不能辨许叔微三方鼎立之谬，反集之于注，开疑端于后人，岂非为三百九十七法等说所误乎。因是方中行有《条辨》之作，而仲景之规矩准绳，更加败坏，以为翻叔和之编，实以灭仲景之治法也。卢子由《疏抄》，不编林亿之数目，不宗方氏之三纲，意甚有见，而又以六经谬配六义，增标本形层、本气化气等说，仲景之法，又可堪如此挠乱哉？近日作者蜂起，尚论愈奇，去理愈远，条分愈新，古法愈乱。仲景六经，反茅塞而莫辨，不深可悯耶。原夫仲景之六经，为百病立法，不专为伤寒一科。伤寒、杂病，治无二理，咸归六经之节制。六经各有伤寒，非伤寒中独有六经也。治伤寒者，但拘伤寒，不究其中有杂病之理。治杂病者，以伤寒论无关于杂病，而置之不问，将参赞化育之书，悉归狐疑之域。愚甚为斯道忧之，于仲景究心有年，愧未深悉，然稍见此中微理，敢略陈固陋，名曰《伤寒论翼》。不兼杂病者，恐人未知原文合论之旨，以杂病为不足观。其当与否，自有能辨之者。甲寅春，慈溪柯琴序。

四、《伤寒论翼》孙金砺序

余少时多病，间尝留心于医，几二十年，见世之所谓医者，大率以人命为尝试者也。夫古人，诊病先望色，及形之肥瘠，次审其声属何音，及饮食起居，始病与今病，然后按其三部九候，批其隙而导其窾，鲜有不中者矣。今之医者，徒有切脉之名，不知四诊之理、阴阳虚实之别，立方而君臣倒置，处剂而寒热误投，于七情六淫、内伤外感，茫乎其未之讲也。病欲不甚，其可得乎？余自春间病咳血，旋愈旋作，初用芩、连而愈；继而寒凉不效，更进参、芪而愈；后用温补不愈，复用寒凉而又不愈。以余一人之身，先后异施，至不可解，于是而叹医道之难言也，斯必有要领于其间矣。比至虞山，见吾乡似峰先生，儒者也。好为古文辞，又工于诗，余目为一书生耳。余未尝言及病，先生亦无一言及于医也。叶君天乐言先生精于医，因就而商焉。先生曰：斯未求其本耳！诸寒之而热者取诸阴，所谓求属也。君病阴虚而阳盛，以寒药治之，阳少衰，故病少愈耳；复进寒凉而阳亦虚，得温补而病稍愈耳；再进温补而阴愈虚，复进寒凉而阴阳俱故绵连而不解矣。岂知藏府之源，有寒热温凉之主哉？必壮水之主，以制阳光，斯为合法。因立加减肾气汤方，一剂而喘嗽宁，再剂而精气爽。余乃服其得四诊之要妙，而深明夫阴阳虚实之源者也。而其儒而兼医，故理易明耳。吾谓必如似峰先生者，始可言医矣。且时医哓哓，而似峰恂恂，其立品高矣。立品高，则立言亦高。观其《论翼》一书，上下千载，驰骋百家，前无古，后无今，竭志谈心，穷晰至理，揆之岐伯、仲景之所传，锱铢不爽。余十余年来，所见种种医书，未有如是之明且快也，斯真传世之文哉！惜其贫不能自振，行其道于通都大国，而栖息于虞山之邑，又不甘以医自鸣，故尠有知之者；既有知之者，又尠有豪侠者，为之吹嘘于王公贵人间，此其名未之扬、书未之广也。吾以慰先生，其多书广闻见，凝神养气，以极其理，徐以俟运会之来，世自有知己者。时在己酉仲秋后二日，同邑人孙金砺介夫氏拜题。

五、《伤寒论翼》冯纶序

从来言医者曰意也，愧余未达轩岐书，尚未能解是言也。夫作者之谓圣，述者之谓明，凡宝石之所秘藏，皆神圣之所论著。然著作困难，注疏尤不易也。轩岐以来，代有传述，而《灵》《素》秘旨，至汉张仲景先生得其精微，所撰《伤寒金匮杂病》一书，诚可谓以述之明，而继作之圣欤？迨西晋王叔和，次仲景《伤寒》方论，其书固已残缺；而六朝高阳生，又窃叔和之名，颠倒仲景词旨，是叔和书有错简，未必非高阳生之伪讹有以甚之。惟国朝柯韵伯先生，为吾慈庠彦，不得志于时，遂栖息虞山，岂非天抑其遭际，以毕志纂修，潜通《灵》《素》幽隐，上接仲景渊源哉？《孟子》云：以意逆志，是为得之。其斯之谓欤？所以正其伪，订其讹，分门别类，靡弗缕析条分。时吴门叶天士先生至虞，且展卷而异之，以为有如是之注疏，实阐先圣不传之秘，堪为后学指南。惜其力绵，未及剞劂耳。余于客舍往来，奉为金针玉律，以作寿世真传。假令昆山马氏中骅，宗其原本，付之梓人，将见曩哲道其先路，初学步其后尘，则斯道之门，人人可入，乃知《伤寒翼论》裨益诚非浅鲜，而叶先生之赞良不诬也。奈何师心自用，妄为笔削，意欲驾韵伯而上乎，多见其不知量也！系例犹夫手足，倒置删改等诸鱼目混淆，非特仲景罪人，适为韵伯乱贼矣。呜呼！余与韵伯同里，相去不数十年，倘坐视韵伯注疏之苦衷，无补仲景著作之精神，是阳生窃叔和名而混乱于前，中骅复窃韵伯书而接踵于后，始以伪酿成讹，旋且以讹迷于伪，抑思韵伯所注何注，所疏何疏，包含靡穷，宁得以伤寒一证毕其蕴耶？意美法良，奚忍任其湮没！至此坊集忽觏，乍喜此书得大行，披阅之余，转憾此书反复晦。谨以抄录原稿，质证同志，敢谓辟异端而卫正道耶！聊以尊所问、行所知云尔。即起韵伯于九泉而问焉，当亦曰此物此意也夫。乾隆甲申暮春，同邑冯纶明五氏谨识。

六、《续修四库全书总目提要》

《伤寒论注》四卷，《伤寒论附翼》二卷，《伤寒论翼》二卷，清柯琴撰。琴字韵伯，号似峰，慈溪人。游吴，久寓常熟，博学多闻，工为古文辞，弃举业，笃志轩岐仲景之学，于《伤寒论》致力最深。以书经王叔和所编次，已非仲景原篇，三百九十七法之说，林亿倡于前，成无已等和于后，亦不足信，方有执、喻昌等各为更定，益滋纷淆，乃重为编注。因仲景书原有太阳证、桂枝证等名辞，宗其义以证为主，每经每证若十条，采列仲景书四百三十三条，有分有合有删，具详自定凡例。白谓虽非仲景编次，或不失仲景心法耳。大旨以读《伤寒论》，先当勘明何者为仲景言，何者为叔和笔，脱落倒句、讹字衍文，一一指破，始见作者真面目。《论注》之外，《附翼》二卷，六经各有总论，胪列诸方，发明精义，附《论注》后，合为六卷。又有《伤寒论翼》共十四篇，曰《全论大法》，曰《六经正义》，曰《合并启微》，曰《风寒辨惑》，曰《温暑指归》，曰《痉湿异同》，曰《平脉准绳》，七篇为上卷；同《六经病解》，各一篇，曰《制方大法》，为下卷，合《论注》《论翼》二书，统名曰《来苏集》。书成于雍正中，至乾隆乙亥，昆山马中骅始刊行。钦定《医宗金鉴·订正伤寒论注》中，屡采其说，而《四库》未经著录。吴县尤怡《读书记》称论《六经正义》篇，援地理、兵法喻病邪之浅深，方药之大小，可谓深切著明；《平脉准绳》篇，因阴阳十脉而立对待正看六法，曲尽其变，几无遁形。长乐陈念祖称琴二书皆仲景功臣。元和陆懋修称其《全论大法》篇，谓仲景杂病即在《伤寒论》中，而伤寒亦最多杂病，参错而见，伤寒、杂病无二理，最为名言。请家推挹皆甚至。案：琴当清初，方、喻之书盛行，变例重编，意在去纠葛而求真归，与尤怡《贯珠集》取义略同，可谓变而不失其正。《论翼》于风寒温暑痉湿苦为分明，使学者不因新说而废古法，于医林有承先启后之功，为研究伤寒者不可不读之书。季诺序称琴别有《内经合璧》一书，琴自序亦云校正《内经》，未及问世。今其书已佚不传。

（《吴中名医碑传》，江苏凤凰科学技术出版社，2016年）

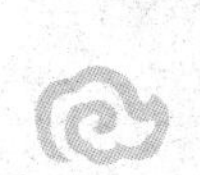

柯琴、周南与吉益东洞之《类聚方》暨周南其人考

上海中医药大学　　俞雪如

中医药学通过南北航路传到日本，发展为日本的汉方医学。16世纪前，汉方医学只是对中医学的单纯模仿，仅为宫廷贵族服务。从16世纪开始，汉方医学发生了日本化的蜕变，江户时代进入到百花齐放、百家争鸣的阶段。《日本医学史》著者富士川游把日本汉方医学划分为四大学派：后世派、古方派、幕末考证派、汉兰折衷派。古方派中的真古派代表是吉益东洞，开创了日本汉方"方证相对"的新特色，并延续成为当代汉方的特色与传统。笔者当年曾指出："吉益东洞对日本汉方是非功过并存，既为创立独立的日本汉方做出了划时代的贡献，又让日本汉方陷入了古方依存主义的局限。"为什么在后世派风靡日本之时，吉益东洞能力排众议，提出"万病一毒"论，强调"实验、亲证"，写出了《类聚方》这一名著呢？笔者曾提出吉益东洞的学术思想是受柯琴、徐灵胎等江南医家的影响，在对柯琴学说影响吉益东洞学术思想的形成

与影响途径作进一步探讨的基础上，抓住“周岐来何人？汀州何地?”这两个疑团，通过查阅大量的史料，曲径探幽得出了周岐来是东海瀛洲周南的结论。本文从柯琴学术思想对吉益东洞的影响、其时代背景与途径、东海瀛洲周南的贡献三个方面展开论述。

一、柯琴“以方名证”思想对吉益东洞的影响

柯琴认为“仲景之六经为百病立法，不专为伤寒一科”，故而以方类证，以证名篇，汇集六经诸论，注释《伤寒论》。他不介入错简重订与维护旧论的两派之争，也不遵循太阳经一纲三鼎说之局限，而是用“桂枝证”“柴胡证”等证名来名篇。他以六经为百病治疗的六个区面的思想被誉为“六经地面说”。

吉益东洞认为，自巢氏《病源》及《千金方》之后，刘、张、李、朱乃泛泛空论。他否定阴阳、五行、脉象、本草、病因，只用仲景的古方亲验实证。他在《方极》自序中云：“夫仲景之为方也有法，方证相对也。不论因也，建而正于毒之中，此之谓极也。”他比柯琴更大胆，将被王叔和腰斩为二的《伤寒论》与《金匮要略》合而为一，将仲景方以类聚之，在 1762 年著成《类聚方》。“类聚方”之名与柯琴原文自序中“故将仲景书校正而注疏之，分篇汇论，挈其大纲，详其细目，证因类聚，方随附之”之文义，何其相似。

二、柯琴学说影响吉益东洞的时代背景与途径

柯琴生卒年月（1662—1735）中生年 1662 年与 1669 年《伤寒来苏集》成书，两者中必有一个存疑。目前公认《伤寒来苏集》成书于 1669 年，以 1755 年昆山绥福堂马氏刻本流传最广。查昆山绥福堂马氏刻本，柯琴自序写于己酉年初夏，在柯琴生活年代中己酉年有 1669 年和 1729 年，现在黑龙江中医学院（今黑龙江中医药大学）还有 1706 年的刻本残本，所以《伤寒来苏集》1669 年成书是查有实据。生年 1662 年不确定，但查慈溪、常熟的县志均无记载，只能存疑。

1821 年日本京都须原尾平左卫门刻本的《伤寒来苏集》，现中国南京、北京等地仍有存书。这些佐证了柯琴的《伤寒来苏集》不仅确已传入日本，并在

日本流传带来相当大的影响。

吉益东洞(1702—1773),1738年从广岛携全家上京都,耐贫熬寒研读《伤寒论》,1746年因山胁东洋之推荐而逐渐成名。1755年著《方极》、1762年著《类聚方》等多种医著。所以柯琴的《伤寒来苏集》当以1706年和1755年版本影响吉益东洞的可能性最大。

当时正处于明末清初,中国儒人为反清复明,多从海路赴日本避难。如朱舜水数十次赴日乞师(请求日本军事援助以反清复明),后终老水户。医林状元龚廷贤之再传弟子戴曼公1653年赴日,寓京都,终老宇治黄蘖寺。高僧隐元1634年赴长崎,1675年杭州陈明德赴长崎,1718年日本幕府来中国征召医生,苏州吴载南、朱来章、赵淞阳,杭州陆文载,汀州周岐来相次赴日。当时日本幕府将军德川家康实行"锁国",不准日本人出国。只有荷兰(日本称为南蛮)、中国的人和船可进入长崎。去日本的中国船只虽很多,但只有宁波船和金陵(南京)船可装书籍入关,每次只准许入关70箱书籍。正是在华人赴日避难、日本江户锁国与明末乞师的历史背景下,通过日华航路贸易为明清中医学再传日本开拓了通道。如李时珍的《本草纲目》在中国金陵出版3年后,即被林罗三在长崎购得,呈德川家康,为其案头书。而1726年日本黄檗山十二世又托清船携书赠福州黄檗山。柯琴学说正是在这样的历史背景下,通过海上航路的传播而影响吉益东洞的。

三、东海瀛州周南对中日医学交流之贡献

《增补日本医事大年表》记载:1718年幕府命到中国征召医师,于是杭州陆文载,苏州吴载南、朱来章,汀州周岐来等相次来日。《中日关系史事表》记载:1725年6月周岐来至日,1727年5月清医周岐来回国。周岐来何人?汀州何地?笔者就这两个疑团查找了各种史料。

周岐来,名周南,乃清代崇明县(今上海崇明)一名儒生。据国内孤本图书《上海府县志辑》(1681年刻本)重修的《崇明县志》卷十二人物门中有如下记载:"周南,字岐来,县学生。以侍母疾治医药,遂精其术,能起沉疴。康熙六十年(1721),日本王耳其名延之往试,皆效。王使国中人皆受业,留五年归。"李云与何时希摘其大要收入《中国人名词典》和《中国历代医家传录》。这些资料

证实了确有周岐来赴日之史实，并与《增补日本医事大年表》之记载“幕府命征医”及台湾地区《日中关系史事年表》中的周岐来归国均相吻合，是为不谬。

周岐来是怎样的一位人物呢？可从乾隆元年(1736)诰授奉直大夫知直隶通州事加二级龙眠张桐为周岐来所著《脉要纂注》二卷(1736年成书，刊于1739年，国内现存孤本，乃中国科学院图书馆稿本善本书)序中追溯：“崇川周生，素业儒，因母病而学医，竟搜博览，辨五苦六辛，发水火之齐，术日益精，母疾以痊。由于以艺术施于人所立效，或疑其有秘传之本。周生曰：‘吾安所得秘术，所习者濒湖士材之书耳。’”故而张桐在序末赞之曰：“以母之故而学医，又不私其术以擅其利而夸其能，其用意良厚而其功亦大且远矣。”周岐来的另一著作《其慎集》于1725年成，国内现有1736年(日本享保二十一年)平安仰山馆刻本和1779年(日本永安八年)浪华柳河氏仰山馆刻本。

综上所述，周岐来确有其人，但他与柯琴又是怎样的关系？虽尚无确凿证据，但可据情推测如下。

首先，两人居住地在地理位置上很近。《清史稿》云：“柯琴，字韵伯，浙江慈溪人，博学多闻，能诗古文辞，弃举子业，矢志医学。家贫游吴，栖息于虞山……”(当时溪与谿字通，长亭慈溪是当时慈谿，其县城是现在宁波慈城镇。现在的慈溪以前属三北)周岐来是崇明人，崇明乃长江口出海之前一个大岛，向北隔江与海门、通州相邻，向南隔江与嘉定、太仓、常熟相对。柯琴虽原籍浙江慈谿，但后移居常熟虞山，从崇明至常熟虞山仅四十里的水路，在地理位置上很近。

其次，两人属同一年代，仅稍有先后。柯琴卒于1735年，《伤寒来苏集》成书于1669年，国内现存的书还有1706年刻本，所以在1721年周岐来受日本幕府招聘赴日前，他已具备携带《伤寒来苏集》赴日的条件与可能。周岐来《脉要纂注二卷》成书于1736年，从两人成书年代来看，相距甚近。

三是两人有直接见过面的可能，因当时的儒生有互相会文的风气，以四十里水路的距离，很可能周岐来与柯琴有过接触。

汀州何地？汀乃水中或水旁平滩。汀州是唐开元二十四年(736)始立的州名，其辖境相当于今福建三明、永安、漳州三市以西地域。通州有三：① 古通州，建制于西魏废帝二年(553)，改万州置，唐辖境相当于今四川达川、达县、宣汉、开汇、万源及重庆城口县地，宋改名达州。② 南通州，五代周显德中改静海军置，治静海(今南通市)。至元代中升为路，又改为州，清雍正升直隶州，其辖境相当于今江苏长江以北泰兴和如皋市以东地区。因直隶顺天府有通州，故俗称南通州(1912年改南通县)。③北通州，金天德三年(1151)置，其辖境相当于今北京市通州地区及河北三河市地，俗称北通州。

瀛是水名，主池泽，又有“瀛海”之称。瀛州乃水中之陆地。瀛州又是古地名，北魏太和十一年(487)置瀛州并置河间郡，其辖境相当于今河北保定市，博野以东，肃宁、泊头市、沧州市、盐山以北，大清河以南地区。1108年升河间府。民国革命家章炳麟《狱中赠邹容诗》:“邹容吾小弟，被发下瀛州。”诗中以瀛州借指日本，故现代一提起东瀛，人们就以为是日本。

其实，明开国皇帝朱元璋曾为崇明题字“东海瀛州”。崇明，早在唐代就有地名，归属海门县，后曾隶通州，隶扬州，元升为崇明州。明洪武年，洪武帝题词后，又称为古瀛。其后又曾改隶苏州，属太仓等。总之，因为崇明岛特有的、独立的地理位置，使其归属的上级地方迭经变革。周岐来的时代，当属通州(南通州)。为周岐来之书作序的张桐对周岐来的评价实际上是代表了地方长官对周岐来的称赞。所以，日本《增补日本医事大年表》中汀州周岐来乃通州周岐来之误，当更正，也可称为东海瀛州周岐来。

综上所述，可得出这样的推断：由于东海瀛州周岐来赴日，促进了柯琴学说影响吉益东洞，对日本汉方医学的蜕变起了关键性的作用，做出了巨大的贡献。但是，周岐来影响吉益东洞的直接途径除《崇明县志》所载“王使国人皆受业，留五年归”外，其细节尚待今后从日本历史资料中继续探幽。

(《医古文知识》,2001年第2期)

试评《伤寒论》注疏三大家——柯琴、吴谦、李彦师

浙江省嘉兴市王店中心医院　　沈敏南

《伤寒论》是东汉张仲景所著，从金元成无已创注释之端，柯琴、吴谦、李

彦师三氏因注疏内容精深，范围全面，可谓注疏之佼佼者。本文拟从编次条文、修正条文、注疏方法三方面进行试评，以作抛砖引玉之用。

柯琴，清康熙、雍正年间名医，著有《伤寒来苏集》，其中《伤寒论注》篇（以下简称《论注》）是着眼条文注疏；吴谦，清乾隆年间太医院院判，主编《医宗金鉴》，其中《订正伤寒论注》（以下简称《订正》）是吴氏伤寒之代表作；李彦师，民国时期之名医，著有《伤寒金匮条释》（以下简称《条释》），该书是李氏唯一的伤寒著作。从其形式而论，他们均打乱原文，按不同理论重新编次、正误存疑、注释发微。从其内容来说，他们均以注疏伤寒的六经条文为主，又从不同的角度适当补充有关内容，如柯氏以采痉湿暍之条文为主；吴氏又拾平脉法、辨脉法、辨可汗、辨不可汗、辨可吐、辨不可吐、辨可下、辨不可下之内容；李氏除补平脉法、辨脉法之外，还充实仲景《金匮》的若干条文。

一、整理编次，各具风格

方有执《伤寒论条辨》用三纲学说，创重新编次之始，但附会之处颇多。而柯、吴、李氏按不同理论，重新整理《伤寒论》，柯氏的《论注》以六经统方证进行整理；吴氏的《订正》以六经统三纲，按不同疾病进行编次；李氏的《条释》以六经统表里、方证进行汇论。

柯氏认为王叔和整理虽按六经编次，但因六经是六个大证候群，各经之中包含了许多方证，只有将这些方证有序编次，才能有效地体现辨证施治，故《论注》是以六经统方证整理的。如太阳经《论注》除有伤寒总论、太阳脉证两章概论外，其他均以方证汇编，如以桂枝汤、桂枝汤服法、桂枝汤方禁共 20 条，桂枝汤类方 19 条，麻黄汤、麻黄汤方禁 15 条，麻黄汤类方 11 条，葛根汤及类方 4 条，大、小青龙汤 5 条，五苓散 11 条，十枣汤证 1 条，陷胸汤 11 条，泻心汤 10 条，抵当汤 6 条各汇成篇章。其他尚把火逆诸证十二条、痉湿暍 16 条亦各编成章。其他五经亦按六经统方证进行编次。柯氏这种编次的优点有三：一是能体现六经学说在《伤寒论》中的主导作用；二是能揭示伤寒方剂本质所在；三是能概括伤寒证候之精华，并有类比证候之用。总之，柯氏的编次重视了辨别证候、施方用药两大关键，这对指导临床辨证无疑有很大帮助。

吴氏认为复杂的伤寒病，因各个阶段有不同的特点，不能用一种理论进行编次，其方法有三。首先按六经编次，《订正》认为《伤寒论》虽也按六经汇论，但嫌杂乱，必须按其各经不同的理论，重新进行编次。如少阳经为半表半里之病机，故把太阳经98条小柴胡汤证、辨析小柴胡汤机制的99条，以及153条与少阳经有关的“阳微结”“阴微结”条文，移至少阳经篇。其次太阳经以三纲编次，《订正》认为“五邪中人，各有法度”是仲景的病因学说，外感病的初期病因在辨证中有着主导作用，故吴氏把太阳经按风伤卫、寒伤营、风寒两伤营卫三纲分为三篇：上篇搜集了风伤卫和风伤卫之变证，如桂枝汤证、桂枝汤加减证、五苓散证、大小陷胸汤丸证及中风的误治变证；中篇汇集了寒伤营和寒伤营之变证，如麻黄汤证、桃核承气汤证、抵当汤（丸）证及伤寒的误治变证；下篇汇合了风寒两伤营卫及其变证，如大青龙汤证、桂枝二麻黄一汤证、桂枝麻黄各半汤证、桂枝二越婢一汤证、白虎加人参汤证、调胃承气汤证。再次分疾病编次，《伤寒论》中除记载伤寒外，还夹杂一些其他疾病，仲景仅作对比而已，后世混作伤寒病正文，《订正》特立“痉湿暍脉证并治篇”“温病脉证并治篇”，把其他疾病分辨出来。吴氏《订正》的编次，既重视六经证候在伤寒病中的重要地位，又注重不同病因、不同疾病的证候区别。

李氏认为现存的《伤寒论》编次，不能清晰地揭示辨证精华，该书的六经是证候分类而已，而表里是六经证候的主要内容，误治条文的辨证又是伤寒的重要部分，故《条释》是以六经为纲，表里为目，并重视误治条文的分类编次。如太阴经分为两章，前章把276条、274条太阴经夹表证归类，后章把太阴经的其他里证条文汇聚。必须指出，《条释》还将六经与表里有机结合，各有侧重地论述表里证候，例如太阳经虽有表里证候，但以表证为主，里证为次，故分为表之表、表之里两大篇；少阴经也有表里证候，但以里证为主，表证为次，故分为里之表、里之里两大篇。另外，李氏还重视疾病的原发、误治条文的分别编次，如太阳经表之表一章，先把原发桂枝汤证的7条条文（13条、42条、12条、97条、54条、53条、24条）前后衔接，后把误治的桂枝汤证的9条条文（57条、44条、45条、15条、116条、56条、17条、18条、20条）前后衔接。李氏的编次不仅从表里角度阐明六经之实质，而且注重了疾病的原发、误治的证候编次。

总之，他们均是从辨证角度出发，立足六经证候进行整理的。但又各具风格，柯氏侧重于区分方证，吴氏着眼于疾病病因、种类不同，李氏注重于表里、原发、误治不同证候。与方有执《伤寒论条辨》相比,显得更加精当确切,可谓方氏发其凡,《论注》《订正》《条释》畅其义也。

二、修正条文,各具匠心

《论注》《订正》《条释》均认为现存的《伤寒论》缺漏颇多,谬讹殊甚,必须进行适当修正。柯氏是立足方证的运用,以条文的合并、拆开为见长;吴氏是立足辨证施治的基本要素,善对症状、脉象、方剂进行补缺、纠误;李氏是立足主症(脉)之研究,从主症(脉)进行修正为主。

因为他们的立足点不同,所以采用了不同的方法进行修正。柯氏是直接修正,但在注释中未指明修正原因,读者难以分别正文与改文。吴氏是另立篇章,以列正误篇、存疑篇,并在注释中示修正之理,这种方法有理明条清之妙。李氏是直接修正,并在注释中指明修正原因。从其修正方法相比,吴氏最为见长,李氏次之,柯氏再次之。

从修正幅度种类来看:柯氏拆开条文注释有 24 条,两条合并注释有 20 条,繁者删之 24 条,缺者补之 26 条,错者改之 44 条,增加条文 43 条;吴氏拆开条文注释 4 条,两条合并注释有 10 条,繁者删之 7 条,缺者补之 9 条,错者改之 30 条,增加条文 12 条,还有方剂改正 2 首,存疑 18 条;李氏繁者删之 4 条,缺者补之 15 条,错者纠之 8 条,增加条文 82 条。柯氏创修正条文之端,修正范围比较广;吴氏承柯氏之端,修正范围更为广博,并持谨慎态度,创立存疑一项;李氏修正范围虽不及柯氏、吴氏之广博,但修正内容较为精深。

从修正内容来看,他们各持其理,有所侧重。柯氏重视方证之修正,并以分、合条文注释为见长,如 136 条"伤寒十余日,热结在里,复往来寒热者,与大柴胡汤。但结胸,无大热者,此为水结胸胁也,但头微汗出者,大陷胸汤主之"。该条是论述大柴胡汤与大陷胸汤的证治,柯氏将此条拆开,把上半条归于"柴胡汤证"段,以下半条属"陷胸汤证"段,分别注释,这样修正条文,有助于方证的临床运用。吴氏是从症状、脉象、方剂三者着手,以体现仲景之辨证心法。如 72 条"发汗已,脉浮数,烦渴者,五苓散主之",该条是论汗后蓄水之五苓散证,从辨证出发,其症状有所缺漏,吴氏增"小便不利"四字,以补仲景之未逮。李氏修正条文是以补主症(脉)为多。如 377 条"呕而脉弱,小便复利，身有微热，见厥者难治，四逆汤主之”，该条大多医家仅顺文译释，李氏认为“本条呕而脉弱句下，当有下利二字”，这种注释既补充了四逆汤证的下利主症，又符合了“小便复利”之文义。现在虽不能用真版来证实正确与否，但从临床观察，补亡下利主症之注释是贴切精当的。

由此可见，他们均立足辨证施治这个原则，各有侧重地修正条文内容，这些内容虽非完美无缺，但对全面阐发仲景辨证精华，增加伤寒学派之内容，大有裨益。

三、注释方法各具特色

成无已《注解伤寒论》开注释伤寒之始，但方法简陋，未能尽得辨证之全貌。柯氏《伤寒来苏集》中分《论注》《伤寒论翼》《伤寒附翼》3 篇。《论注》是注释经文，《伤寒论翼》是对伤寒重大理论进行专题论述，如六经实质、合病并病、风寒温暑、制方大法等。《伤寒附翼》是补充《伤寒论翼》之不足，论述方剂的组成意义及使用法则。柯氏的注释是以几乎从未引述前人注解、善抒自己创见为特点，如 273 条“太阴之为病，腹满而吐，食不下，自利益甚，时腹自痛，若下之，必胸中结鞕”，柯氏从气化、脏腑、经络学说进行注释，尝曰：“太阴为开，又阴道虚，太阴主脾所生病，脾主湿，又主输，故提纲主腹满时痛而吐利，皆是里虚不固，湿胜外溢之症也。”又曰：“脾为湿土，故伤于湿，脾先受之，然寒湿伤人，入于阴经，不能动脏，则还于腑，腑者胃也。太阴脉布胃中，又发于胃，胃中寒湿，故食不内而吐利交作也；太阴脉从足入腹，寒气时上，故腹时自痛。”这虽是柯氏一家之言，但用多种理论阐述甚为全面。

吴氏之注法采用“注”“按”“集注”3 种。“注”是他解析仲景条文之精微，其内容：有用六经学说解析原发（即非误治）证候之实质，有用随证施治来研究误治证候之条文，还有从补亡角度注释不全证候之条文。“按”是有修正条文、专题发挥之用。“集注”是聚前人注释之精华。吴氏是根据经意选择以上方法进行注释，如 68 条“发汗病不解，反恶寒者，虚故也，芍药甘草附子汤主之”，该条在《订正》中，先在“按”中指正“发汗后不解”之“不”字，当是衍文，又在“注”中以病机与方药相互贯通注释，后在“集注”中采方有执的“未汗而恶寒”和“已汗而恶寒”之类比注释，又取程应旄从芍药与桂枝、芍药与附子配伍类比解析。为此，可见吴氏的注释特点是博采众长，又抒己见，可与柯氏注释法互为媲美。

李氏的《条释》注法有“注”“按”两种，“注”是李氏对经文的释意，“按”分“前按”“后按”：“前按”在注释之前，以指示条文修正之处；“后按”是专题诠解。李氏对带方的简短条文，常用提要之释意，以概括条文的主要精华；对复杂多证候之条文，用分段注释法，以揭示不同证候之特点。如22条“太阳病，下之后，脉促胸满者，桂枝去芍药汤主之。若脉微恶寒者，去芍药方中加附子汤主之”，“前按”是“原本作微恶寒，当是脉微恶寒”，以补充原文之未逮；“注”是从方剂之角度以解其经意；“后按”是李氏从太阳经误下后各种证候的角度进行类比。这种立足条文本意，又从此发挥的注释法，是李氏注释的特点，至今仍是注释古籍较好的一种方法。

综上所述，柯氏、吴氏、李氏在伤寒学的注疏中各有所长，对伤寒学的发展有一定的贡献，故为伤寒学派中著名错简学派，对后世有深远的影响。但也有不足之处，柯氏的《论注》有穿凿之处，吴氏的《订正》存疑过多，李氏的《条释》未采众长，这是大醇中的小疵。

（《北京中医杂志》，1984年第4期）

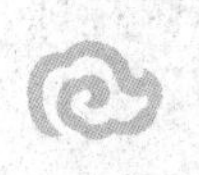

读《柯氏伤寒论注疏正》后的几点意见

湖北中医药大学　　李今庸

近日有幸研读李培生先生编著之《柯氏伤寒论注疏正》一书，颇有收获，不愧为专门研究“柯氏学术”之一大家。然“智者千虑，必有一失”，兹特将其不足之处拈出，以就正于同道。

李培生先生说：“又芤，葱名。脉浮沉有力，中按无力，状如葱管，故以芤名脉。惟脉浮紧中见芤，在临床中很难见到。因思古医籍中，如《金匮要略》《脉经》等书，多用脉象以审辨病机，决定治法。此及以下两条均见于《辨脉法》，道理亦当如此，故善读者必须理解其中心大意。”按，其说可商有三：① 仲景以脉象论病机，首先要有其脉象存在，绝对不能无其脉象而在那里臆想一个脉象以论其“病机”，甚至还“决定治法”，这不陷入了唯心论吗？张仲景是一个伟大的医学实践家，不宜被歪曲。② 其说“浮紧中见芤”，在临床上很难见到，这是“芤象”之“两说”使然也。《内经》中未见“芤脉”之记述，至东汉末年张仲景著《伤寒论》《金匮要略》中始见之。如《伤寒论·辨阳明病篇》说：“脉浮而芤，浮为阳，芤为阴，浮芤相搏，胃气生热，其阳则绝。”《金匮要略·血痹虚劳病脉证并治》说：“脉得之芤动微紧，男子失精，女子梦交，桂枝加龙骨牡蛎汤主之。”然其芤脉形状则单见之于《脉经·脉形状指下秘诀第一》说：“芤脉浮大而软，按之中央空，两边实。”小注：“一曰手下无，两傍有。”《玉篇·艸部》说：“芤，苦候切。”《徐氏脉诀》云：“按之即无，举之来至，两傍实，中央空者，名曰芤。”《备急千金要方·指下形状第三》说：“芤脉，浮大而软，按之中央空，两边实。”小注：“一曰指下无，两傍有。”《濒湖脉学·芤》说：“芤脉浮大而软，按之中央空，两边实。”此与“脉浮沉有力，中按无力”有别。③ “道理亦当如此，故善读者必须理解其中心大意”而直接领悟出正确方治，否则，就是不善于读书了。

李培生先生说：“啬与涩通，有吝啬俭啬之义。啬啬恶寒，是形容恶寒萎缩之状。”可商。此文“啬啬”乃声训字，《千金翼方·伤寒上》载之作“濇濇”。《伤寒论·辨太阳病篇》说：“伤寒发热，啬啬恶寒……此肝乘肺也，名曰横，刺期门。”仍作“啬啬”。又可作“色”，徐中舒《甲骨文字典》说：“啬，借为色，三啬云即三色云。”《黄帝内经明堂·手太阴》说：“胸中满，色色然。”杨上善注：“色色，恶寒状。”《备急千金要方》卷九第三、第四作“敇色”，卷三有“治伤寒敇色，头痛项强，贼风是风，黄膏方”“度瘴发汗青散，治伤寒敇色恶寒发热，头痛项强体痛方”“六物膏散，治伤寒敇色恶寒方”等，以“色”与“啬”皆读“所力切”，二字可通也。又可写作“瑟”，《玉篇》：“飋，秋风也。”（今本《玉篇》作“飋，所乙切，秋风”）通作“瑟”，《祢衡鹦鹉赋》云：“凉风萧瑟。”重言之则曰“瑟瑟”，《刘祯赠从弟诗》云：“瑟瑟谷中风。”《白虎通·礼乐·五声八音》说：“瑟者，啬也。”《释名·释乐器》说：“瑟，施弦张之，瑟瑟然也。”是“啬”“濇”“色”“瑟”形虽有四，其为声训“恶寒”则一也。所谓“声训”，本无固定之字，只论声不论字也。

李培生先生说:“淅,《说文》:‘汰米也。’又洒也。《孟子》:‘接淅而行。’后人淅沥为雨声,当以此义延伸而来。淅淅恶风,形容一见微风,毫毛收缩,而呈畏寒之状。”可商。此文释“淅”引《说文》曰“汰米也”,误,《说文》作“汏”不作“汰”。汏米,就是“淘米”。“又洒也”三字紧接《说文》“汰米也”括号之后,自当是“洗涤”之义,而与“恶寒”“恶风”没有关系。孟子所说“接淅而行”,亦是说的孔子正在淘米就迫不及待地要走路。何尝能引申出“恶寒”来?须知“引申”之用是有条件的。

《金匮要略·妇人妊娠病脉证并治》“葵子茯苓散证”说:“洒淅恶寒”,而《脉经》卷九第二引之则作“洒洒恶寒”。是“洒”“淅”字通,则“淅淅”同“洒洒”也。《素问·刺疟》说:“足阳明之疟,令人先寒洒淅,洒淅寒甚。”有注家谓其“洒淅寒甚”四字乃古注语之误入正文者。《素问·调经论》说:“邪客于形,洒淅起于毫毛,未入于经络也,故命曰神之微。”王冰注:“洒淅,寒貌也。”《素问·刺热》说:“肺热病者,先淅然,厥起毫毛,恶风寒。”王冰注:“肺主皮肤,外养于毛,故邪中之,则先淅然,恶风寒,起毫毛也。”《灵枢·刺节真邪》说:“虚邪之中人也,洒淅动形,起毫毛而发腠理。”《针灸甲乙经》卷五第一下说:“肺动则秋病温疟,热厥,淅然寒慄。”淅,重言之则曰淅淅,《伤寒论·辨太阳病篇》之“淅淅恶风”,《备急千金要方》卷九第五之“淅淅恶寒”,《素问·刺要论》说“肺动则秋病温疟,泝泝然寒栗”,两“泝”字,乃两“淅”字之坏文。《针灸甲乙经》卷五第一下载此文正作“淅”,可证,惟夺一“淅”字。《杜工部草堂诗笺》二九《秋风》之二亦有“秋风淅淅吹我衣,水流之外西日微”之句。余甚疑《伤寒论·辨太阳病篇》“淅淅恶风”一句,为上句“啬啬恶寒”之古注语误入正文者。可参看拙著《古医书研究·伤寒论考义八则》第一则。洒,重言之则曰洒洒。《黄帝内经太素·经脉之一》说:“胃足阳明之脉……是动则病洒洒振寒。”杨上善注:“洒洒,恶寒貌。”精,病深无气,洒洒然时惊,王冰注:“洒洒,寒貌。”《素问·刺疟》说:“肾疟者,令人洒洒然。”《金匮要略·痉湿暍病脉证治》说:“太阳中暍,发热恶寒……小便已,洒洒然毛耸。”是“洒洒”亦为“恶寒”之象也。

李培生先生说:“翕,《说文》:‘起也。’按鸟合羽为翕,段注:‘翕从合者,鸟将起必敛翼也。’翕翕发热,形容初起太阳表热,以此与阳明蒸蒸发热作鉴别。”可商。鸟之将起必敛翼,是鸟类生活的自然现象,而人之发热是人体的病理反应，二者没有联系，何以扯在一起？难道鸟将起时必敛翼而会产生人体发热？必不然也。考《尔雅·释言》说："熻，炽也。炽，盛也。"郭璞注："互相训，熻义见《诗》。"郝懿行义疏："炽者，《说文》云：'盛也。'《诗·六月》传同。熻者，偏之或体也。《说文》云：'偏，炽盛也。'引《诗》：'懿姜偏方处'，通作扇。《汉书·谷永传》注引《鲁诗》作'阎妻扇方处'。又通作熻。《毛诗·十月之交》传'熻，炽也。'是熻训炽，炽训盛，《说文》简略，故总曰'偏，炽盛也。'"《方言》卷十二说："苦，翕，炽也。"钱绎笺疏："《说文》：'炽，盛也。'以《广雅》'苦，翕，炽也。'《洪范》云：'炎上作苦。'某氏传云：'焦气之味。'《月令》云：'其臭焦，其味苦。'盖臭之曰气，在口四味，于义为炽，故苦训为炽。祢衡《思元赋》云：'温风翕其增热。'扬子《甘泉赋》：'翕赫曶霍。'李善注云：'翕赫，盛貌。'下卷云：'煬，翕，炙也。'炙与炽义相近。故注云：'今江东呼炽猛为煬。'《广雅》又云：'熻，爇也。'熻与翕通，爇与炽义亦相近。"《广雅·释诂》卷三上说："苦翕，炽也。"王念孙疏证："苦翕者，《方言》：'苦翕，炽也。'又云：'煬，翕，炙也。'扬雄《甘泉赋》：'翕赫曶霍。'李善注云：'翕赫，盛也。'卷二云：'熁，爇也。'义并相近。"《唐故朝散大夫尚书库部郎中郎君墓志铭》有"不为翕翕热"句。是翕与熻通，熻训炽爇也。

李培生先生说："《集韶》'漐漐，汗出貌'。"《集韶》，似为书名，惜余读书太少，未读过亦未听说过《集韶》之书。余疑其为《集韵》之误，然《集韵·入声·二十六辑》有"漐，汗出貌"之文，不作"漐漐"。究竟如何？尚有待于继续查考。

李培生先生引柯氏《伤寒论注》说"桂枝之去其皮，去其粗皮也，正合解肌之义。昧者有去肌取骨之可笑"后，在《疏》中指出："解肌亦解表之义，似可不必凿解。"这不仅仅是"凿解"，桂枝是"小枝"，何有粗皮可去？如用"桂心"叫作"取骨"，柯氏亦何"笑"之有？桂枝，《灵枢》作"桂心"。《灵枢·寿夭刚柔》说："黄帝曰，药熨奈何？伯高答曰，用淳酒二十斤，蜀椒一斤，干姜一斤，桂心一斤，凡四种，皆㕮咀，渍酒中……"其方即作"桂心"也。"桂心"之药，当用"桂枝"之"尖梢"。《释名·释形体》说："心，纤也，所识纤微，无物不贯也。"阮元《释心》云："《释名》此训最合本义。""纤细而说"者，皆可名为"心"。但言"心"，而其"纤锐""纤细"之意见矣。《说文·心部》次于《思部》，《思部》次于《囟部》，《系部》"细"字即"从囟"，得"声"得"意"。今人俗书"尖"字，古作

“钎”，“钎”与“纤”同意。《易·说卦》云：“坎，其于水也，为坚多心。”虞翻云：“坚多心者，棗棘之属。”按棗棘之属，初生未有不先见尖刺者，尖刺即“心”也。《说文》“朿”字即今之“刺”字，解曰“木芒”也，故重“朿”为“棗”，并“朿”为“棘”，皆归《朿部》，皆有“尖心”之木也。是所谓“桂心”者，乃谓“桂尖”也，即“桂枝尖”，非谓桂枝去皮也。

李培生先生说：“此条太阳中暑，身热疼重而恶寒，脉微弱，原意释为夏月伤冷水，水行皮中所致。愚意暑湿相合，夏月最多此证。瓜蒂汤自不可用。”可商。“夏月伤冷水”与“暑湿相合”，义同。一物瓜蒂汤行经利湿法，何谓不可用？须知“一物瓜蒂汤”不是“瓜蒂散”。瓜蒂散是“散剂”，服之“涌吐”；一物瓜蒂汤是“煎剂”，服之“利小便”。还有“瓜蒂为末嗜鼻”，流黄水而退“黄疸”。剂型和给药方式不同，功效各异，不得同以瓜蒂为药则视之不变也。

李培生先生说：“《伤寒论》论血证，以太阳、阳明为最多，因太阳为多血少气之经，阳明为多血多气之经故也。惟愚从临床之深切体会，治疗血证之关键，在于阳明，以阳明主清下两法。柯氏所云桃仁承气、犀角地黄二方，一主消瘀泻热，亦主凉血散血，不仅为治衄而设，其他血热证之治法，均可仿此类推也。”可商。此文所谓“《伤寒论》论血论”，也是指“衄血”，不包括其他“亡血”，以其释为太阳、阳明二经之病也。但谓“因太阳为多血少气之经，阳明为多血多气之经”则非，而是由于太阳、阳明之经脉循行至鼻也。故虽“厥阴常多血少气”亦不言致衄。桃仁承气汤无瘀不得用之，犀角地黄汤之主药“犀角”，柯氏在世时不禁，现代禁用，为何不言《金匮要略》之“泻心汤”以治也。

（《中医药通报》，2015 年第 14 卷第 2 期）

医学思想研究

柯琴对成无己、许叔微等创言于前,方有执、喻嘉言等发展于后的所谓伤寒“三纲鼎立”学说,持批评、抨击态度,认为“三纲鼎立”学说是人为臆断地把麻黄、桂枝、大青龙三方割据瓜分。柯氏言:“大青龙证之不明于世者,许叔微始作之俑也。”又谓:“种种蛇足,羽翼青龙,曲成三纲鼎立学说,巧言簧簧,洋古盈耳,此郑声而乱雅乐也。”认为此说既无补于先贤,又无功于后学。至于那种不敢增减一字、移换一节的保守观点,更是埋没仲景心法。对于《伤寒论》,柯氏认为应该“凝神定志,慧眼静观,逐条细勘,逐句研审”,方能把握仲景学说之精华,以合临证之实用。

综合观柯氏之《伤寒来苏集》,其学术成就概括起来主要为六经分证,以证分类,重新编次;以方类证,方不拘经,辨证施治;以及为伤寒六经正义,创六经地面学说和三阴合并说等。

柯氏的以证分类、以方类证说,体现的是其对伤寒编撰体例的思考。柯氏认为《伤寒论》一传,自叔和编次后,章次混淆,仲景原篇已不可复见,但仔细寻绎,还能窥见仲景面目。后经方中行、喻嘉言各凭己见更定,就大背仲景之旨了。故采用以证分类、以方类证的编排体例,使全书脉络分明,前后联系紧密,纲举目张,条理井然,颇为实用。

柯氏的医不执方、辨证施治说,其主导思想就是认为辨证施治是《伤寒论》的精神实质,也是张仲景制方立法的依据。辨证论治始终贯穿《伤寒论》全书,不管是仲景旧论或叔和新纂,只要符合辨证论治精神,其真伪是不重要的。“仲景制方,不拘病之命名,惟求证之切当,知其机得其情,凡中风伤寒杂病,宜主某方,随手拈来,无不活法,此谓医不执方也。”

柯氏的六经地面说,以地理作比喻,概述客邪多由三阳来,正邪多由三阴起,以及邪气在三阴地面传变的关系,强调“明六经之地形,始得握百病之枢机,详六经之来路,乃操治病之规则”。其实质是力求把伤寒六经病证的发生与演变,落实到具体的“地形”上,即人体形质结构上。此为柯氏首创,对后世多有借鉴意义。

柯氏的三阴合并说,是其精究伤寒,深得仲景辨证立法之精髓,在自己临床实践基础上提出的见解。仲景的六经分证概括了疾病的一般传变、转归,更立合病、并病以概括多属性、多层次的复杂传变,故合病、并病实际上是为复杂病情而设立的辨证论治方法。但仲景书中只有三阳病列有合病、并病条文,于三阴病中未明确提及。实际上,合病、并病不独三阳病存在,三阴病及三阴病与三阳病之间也普遍存在。

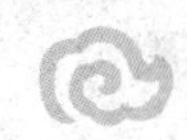

清代医家柯琴学术思想撷要

上海中医药大学　　贺学林
浙江大学医学院附属第一医院　　李剑平

柯琴博文好学，工诗文，科场失意，乃焚书弃举，矢志医道，专研《内经》《伤寒论》，卓然有成，著有《伤寒来苏集》。柯氏曾谓："胸中有万卷书，笔底无半点尘者，始可著书。胸中无半点尘，目中无半点尘者，才许作古书注疏。"足见其治学之严谨。正因如此，叶天士赞之曰"独开生面""透彻详明""精而不乱"。兹将柯氏的理论与临床的主要观点分述如下。

一、以方类证，方不拘经

柯氏有感于《伤寒论》年代久远，经诸家编次，更有多次变乱，早已非仲景之原貌，其间难免会有错简脱落、断章取义之处，以致彼此矛盾，黑白不辨，令学者无所适从。他反对方有执、喻嘉言的"三百九十七法之说"，认为此说既无补于先贤，又无功于后学。他不同意"三纲鼎立"之说，认为那是埋没仲景心法。他更反对那种不敢增减一字、移换一节的保守观点。他认为对于《伤寒论》应该"凝神定志，慧眼静观，逐条细勘，逐句研审"，方能把握仲景学说之精华，以合临证之实用。

柯氏从仲景有太阳证、桂枝证、柴胡证等悟出：将《伤寒论》的条文以六经分证，分为太阳、阳明、少阳、太阴、少阴、厥阴等脉证，再从六经脉证里列出本经的纲领性条文作为总纲，最后以方类证，分别集中该汤证的相关条文，并加以讨论和发挥。这种"分篇各论，挈其大纲，详其细目，证因类聚，方随附之"的注疏方法，别开生面，独具一格。正如柯氏本人所言："以证名篇，而以论次第之，虽非仲景编次，或不失仲景心法。"如在太阳病中分列桂枝汤证、麻黄汤证、葛根汤证、大青龙汤证等 11 证类。桂枝汤证类列有关脉证 16 条，桂枝坏证 18 条，桂枝疑似证 1 条，有关桂枝附方 18 方，如桂二麻一汤、桂枝加附子汤、芍药甘草汤等。麻黄汤证类列有麻黄汤脉证 14 条，麻黄汤、柴胡汤相关脉证 1 条，麻黄桂枝各半汤 2 条，汗后虚证 6 条，麻黄汤变证 4 条，有关麻黄汤证方 5 方，其方证的归属和顺序安排，大致是根据疾病的性质和形层的深浅。条分缕析，实用性强，深为临床医家所推崇。为不致后学迷津，柯氏还逐条细察，进行删改补正。言必有根有据，并且还细心地提示后人“本论每多倒句，此古文笔法耳”“本论中一字句最多……俱不得连续，连读则失其义矣”。足见其对仲景之学研究之深刻。柯氏对后世医家的影响颇大，在其思想方法的引导下，后来的诸家从不同的角度来揭示辨证论治——仲景学说的实质，如按法类证编次、按因类证编次、按理类证编次等。

二、以地理兵法，明六经之义

柯氏认为仲景六经是经界之经，不是经络之经，与《素问·热论》中的六经不同：“夫热病之六经，专主经脉为病，但有表里之实热，并无表里之虚寒。虽因于伤寒，而已变为热病，故竟称热病，而不称伤寒。要之《内经》热病，即温病之互名，故无恶寒证，但有可汗可泄之法，并无可温可补之例……夫仲景之六经是分六区地面，所赅者广，虽以脉为经络，而不专在经络上立说，凡风寒温热，内伤外感，自表及里，有寒有热，或虚或实，无乎不包。”可见《素问·热论》的六经分证比较局限，只限于表里之阴阳，未言及寒热虚实之阴阳。其病位也仅于经络之分布，其三阳经证候，都是仲景的太阳证；其三阴经证候，都是仲景的阳明承气证；而仲景的少阳证和三阴证，则为其所不备。

柯氏从地理上论述，“六经犹列国也”，即腰以上为三阳地面。内由心胸，外自巅顶，前至额颅，后自肩背，下及手足，内合膀胱，是太阳地面；内自心胸，至胃及肠，外自头颅，由面及腹，下及手足，是阳明地面；由心至咽，出口颊，上耳目，斜至巅，外主胁，内属胆，是少阳地面。腰以下为三阴地面。自腹由脾及二肠、魄门，是太阴地面；自腹至二肾及膀胱溺道，是足太阴地面。自腹由肝，上膈至心，从胁肋下及于小肠宗筋，是厥阴地面。并且认为某一经地面受邪，就出现某一经脉，形成某一经病证。某一经地面受邪后，犯及另一经地面，二经或二经以上的地面同时受邪，出现二经或二经以上的脉证，就形成了合病与并病。至于六经的传变关系，柯氏认为是一经地面之邪气转移到另一经地面的结果。并且指出：“太阳地面最大，内邻少阴，外邻阳明，故病有相关。”还说：“太阳阳明地面虽分，并无阻隔，元气有余，则邪入阳明；元气不足，则邪入太阴。""少阳厥阴,同一相火,相火郁于内是厥阴病,出于表是少阳病。"认为太阳与少阴,阳明与太阴及少阴与厥阴,它们之间的地面关系密切,所以相互传变也多。

柯氏又云:"更请以兵法喻,兵法之要,在明地形。必先明六经之路,才知贼寇所从来,知某方是某府来路,某方是某郡去路,来路是边关,三阳是也;去路是内境,三阴是也。六经来路各不同,太阳是大路,少阳是僻路,阳明是直路,太阴近路也,少阴后路也,厥阴斜路也。客邪多从三阳来,正邪多由三阴起,犹外寇自边关至,难民自内地生。明六经地形,始得把握百病之枢;详六经来路,乃得操治百病之规则。"柯氏的思路在于明六经之来路而见病知源,明病机,测进退,知常达变,治中寓防。

柯氏将六经喻为"地面",将经络喻为"道路"。"道路"小且处于"地面"中,能通达各处。六经包括了人体的六块大的"地面",即六个病位。柯氏以此力求将伤寒六经病证的发生与演变,落实到具体的"地形"上,即人的形态结构上,如此重视疾病的具体定位,也是他深受临床医家赞赏的原因之一。尤在泾言:"柯氏援引地理兵法,喻病邪之深浅,方药之大小,可谓深切著明。"此后,俞根初受柯氏的影响而提出六经形层之说,周学海、恽铁樵等均有所引述和发挥。

三、六经为百病立法

自唐宋以来,医家多认为《伤寒论》是辨治外感热病的专书,柯氏则不以为然。他在《伤寒论翼·全论大法》中曰:"按仲景自序言作《伤寒杂病论》合十六卷,则伤寒、杂病未尝分两书也。凡条中不贯伤寒者,即与杂病同义,如太阳之头项强痛、阳明之胃实……是六经之为病,不是六经之伤寒,乃六经分司诸病之提纲,非专为伤寒一证立法也。"柯氏还谓:"盖伤寒之外皆杂病,病名多端,不可胜数,故立六经而分司之。伤寒之中,最多杂病,内外夹杂,虚实互呈,故将伤寒杂病而合参之,正以合中见泾渭之清浊,此扼要法也。"从而说明"仲景约法能合百病,兼该于六经,而不能逃六经之外",并由此提出"原夫仲景之六经,为百病立法,不专为伤寒一科。伤寒杂病,治无二理,咸归六经之节制。六经各有伤寒,非独伤寒中独有六经也"的论断。

柯氏从《伤寒论》所论述的病证来看，或为外感，或为杂病，或参差互见，错综复杂，确非伤寒一证所专有。《伤寒论》中有“急则治标、缓则治本、邪正兼施、祛邪扶正、审别阴阳、脉证和参”等治疗原则，同样也适用于杂病。再看《伤寒论》方药的作用也是多方面的，并不是一方只治一病，也不是一药只治一病。因而在临证时只需“在六经上求根本，不在诸病名上求枝叶”。即重在辨证论治，方随证移。临床实践证明，六经提纲确非伤寒一病所专有，其他外感、内伤诸病也多有之。柯氏运用这种观点，阐发了六经的意义，为六经分证的应用，开拓了广阔的道路。后人以六经治杂病，多因之而受启发。如陆九芝曾在《世补斋医书》中曰：“余之治伤寒也，即从《来苏集》入手能不以病名病，而以证名病；亦能不以药求病，而以病求药。即治杂病，亦能以六经分之，是皆先生之教也。”足见柯氏对后世医家影响之深远。

四、六经病可“合”与“并”

不同的疾病有不同的演变过程，仲景立六经分证以概括诸病的传变、转归，并以合病、并病来说明多属性、多层次的复杂传变。即柯氏所谓：“病有定体，故立六经而分司之；病有变迁，更求合并病而互参之，此仲景二法之尽善也。”他还指出合病与并病之稍异之处：“合则一时并见，并则以次相乘。”然仲景书中只列三阳病之合病、并病之条文，于三阴病中并未提及，以至于后学之人有认为三阴病无合病、并病，柯氏认为此乃食古而不化。他在《伤寒论翼·合并启微》指出：“夫阴阳互根，气虽分而神自合，三阳之里，便是三阴；三阴之表，即是三阳。如太阳病而脉反沉，便合少阴；少阴病而反热，便合太阳。阳明脉迟，即合太阴；太阴脉缓，即合阳明。少阳细小，即合厥阴；厥阴微浮，是合少阳。虽无合并之名，而有合并之实……学者当于阴阳两证中，察病势之合不合，更于三阳三阴中，审其证之并不并。”

柯氏通过临床实践，认识到阴阳错杂，虚实互见，两经同病者，确不少见。三阴、三阳及阳经与阴经之间，也广泛存在着合病与并病的复杂病情。并曰：“三阳皆有发热症，三阴皆有下利症，如发热而下利者，阴阳合病也。阴阳合病者，阳盛者属阳经，则下利为实热，如太阳阳明合病，阳明少阳合病，太阳少阳合病，必自下利，用葛根、黄芩等汤者是也。阴盛者属阴经，则下利属虚寒。

如少阴病吐利及发热者不死，少阴病下利清谷，里寒外热，不恶寒而面色赤，用通脉四逆汤者是也。若阳与阳合，不合于阴即是三阳合病，则不下利而自汗出，为白虎证也；阴与阴合，不合与阳，即是三阴合病，不发热而吐利厥逆，为四逆证也。”柯氏精研《伤寒论》，深得仲景立法之精妙，明确提出三阴病及阴经与阳经之间的合病、并病的存在，是对仲景学说的发挥。此来源于柯氏的临床实践，并为后世医家所证实。

五、六经病阴阳总纲论

《伤寒论》第7条曰：“病有发热恶寒者发于阳也，无热恶寒者发于阴也。”历代医家对于这条的发于阳、发于阴的理解不一致。或以为发于阳是发于三阳，发于阴是发于三阴；或以为阳指太阳，阴指少阴；或以为阳指卫阳，阴指营阴。而柯氏以本条为全书的总纲，并认为阴阳指寒热，勿凿分营卫经络，并且还指出：太阳病发热恶寒发于阳，不发热恶寒即是发于阴；少阴病但恶寒是发于阴；三阴病之反发热者便是发于阳。邪在三阳，多为正盛邪实，故多见发热恶寒；病入三阴，正气已虚，故以无热恶寒为多见。然常中亦有变，如太阳病或未发热，阳明病得之一日不发热而恶寒，少阳病但恶寒，三阴病反发热等即是言其变。临证虽头绪万千，但只要把握阴阳，即能明确疾病变化的大体方向。柯氏明确提出是否发热恶寒是三阴病和三阳病分阴证和阳证的纲领，这在理论上是一个发挥，而且为临床辨证提供了具体的指征。

六、《伤寒论》法中有法，方外有方

柯氏主张医不执方，反对按图索骥、墨守成方。柯氏认为：“仲景制方，不拘病之命名，惟求证之切当。于症中审病机，察病情者，良工也。”其关键是要谨守病机，才能左右逢源，触类旁通，而不必执方以治病。方各有经而用不可拘，何况《伤寒论》中药味精于取舍，加减寓意颇深。如小青龙汤设或然5症，加减方内即备5方；小柴胡汤设或然7症，即加减7方。所以柯氏认为法中有法，方外有方，反对那种拘守397法、113方之说。

柯氏在著作中每每引证临床实例。如注解桂枝汤时云:“愚常以此汤治自汗、盗汗、虚疟、虚痢,随手而愈,因知仲景方可通治百病。”又注解麻黄汤云:“予治冷风哮与风寒湿三气成痹等症,用此辄效,非伤寒一证可拘也。”足见柯氏学验颇丰,且能上升到理论加以概括。

(《中医药学刊》,2001 年第 18 卷第 1 期)

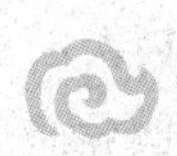

试论柯韵伯的医学成就

浙江省慈溪市第二人民医院　　张迪蛟

柯氏治学严谨,一丝不苟,博览群著,不落窠臼,勇于创新,敢于争鸣,为探本求源,循仲景原意,书诸《来苏》,陈以己见,尝言“著书固难,而注疏更难”,为继往开来,精心至诚,“逐条细勘,逐句研审”,以严肃认真的科学态度,究心有年,立志重编,遂将仲景书校正而注疏之,是书凝集了柯氏学术思想之结晶,卓有成就,对后世治《伤寒论》学颇有影响。

一、笃信仲景,力纠时弊

东汉张仲景所著《伤寒杂病论》,由于当时战乱频繁,散佚很多,经西晋太医令王叔和将原书的伤寒部分搜集整理编次,名为《伤寒论》,后由宋林亿等校正,至金成无已始注全文,其后自明及清,治伤寒学者前后相继,代有明贤,迄今已有 400 家之多。明方有执倡言错简之说,首开治伤寒学派争论之端,随之诸子蜂起,百家争鸣,或言错简,或护旧论。柯氏学宗《灵》《素》,笃信仲景,崇尚辨证论治,力斥王叔和、方有执、喻嘉言等执学之偏,治学之误,以纠世弊。他认为“《灵》《素》已具诸病之体……仲景复备诸病之用”“仲景治法,悉本《内经》,先圣后圣,其揆一也”,而《伤寒论》一书,经王叔和编次已失原书面目,“仲景之文遗失者多,叔和之文附会者亦多”,已不是仲景之书,“是一部王叔和之书矣”！因此斥王叔和“攀龙附骥”“以私意紊乱仲景原集”“令学者如夜行歧路，莫之指归”。在此同时，还认为“自叔和编次后，仲景原篇不可复见”，而经方、喻辈各为更定，更背仲景原旨。他说：“方中行有条辨之作，而仲景之规矩准绳，更加败坏，名为翻叔和之编，实以灭仲景之活法也。”鉴此，柯氏为求仲景之心而另辟蹊径，重订新编，名之《来苏集》，“以证名篇，而以论次第之”，认为这样，“虽非仲景编次，或不失仲景心法耳”。同时，柯氏对成无己、许叔微等创言于前，方有执、喻嘉言等发展于后的所谓“伤寒三纲鼎立”学说，也着力抨击，认为他们只是人为臆断把麻黄、桂枝、大青龙三方割据瓜分。他说：“大青龙证之不明于世者，许叔微始作之俑也。”又谓：“种种蛇足，羽翼青龙，曲成三纲鼎立学说，巧言簧簧，洋古盈耳，此郑声而乱雅乐也。”柯氏的批评与尤在泾所说“炫新说而变旧章，其于斯道，不愈趋而愈远哉”，可谓异曲同工。

二、创经界之说，正六经之义

历代医家对伤寒六经认识不一，争论纷纭，有经络说、脏腑说、气化说、部位说、阶段说、证候群说，以及近来日本医家提出的六病说等，见仁见智，各持其理。柯氏援引地理、兵法提出伤寒六经为经界地面说，所言虽也不离部位，但与方有执及日人喜多村所论，显有不同。他说：“仲景之六经，是分六区地面，所赅者广，虽以脉为经络而不专在经络上立说。”他的解释是：从地理讲“六经犹列国也”，从兵法言“兵法之要，在明地形，必先明六经之路，才知贼寇所从来，知某方是某府来路，某方是某郡去路。来路是边关，三阳是也；去路是内境，三阴是也”。意谓明六经之路能见病知源，审明病机，测其进退，均为至关重要，以能知常识变，审因论治，治中寓防，逆转病机。从而批评王叔和“不知仲景之六经是经界之经，而非经络之经，妄引《内经・热论》作序例，以冠仲景之书而混其六经症治”。柯氏这一创见，博得不少医家赞同。尤在泾说：“柯氏援地理兵法，喻病邪之浅深，方药之大小，可谓深切著明。”此后，俞根初基柯氏而提出六经形层之说，周学海、恽铁樵及日人喜多村氏等均各有引述与发挥，对后世医家颇有启发与影响。

三、以方类证，独具一格

柯氏认为："近日作者蜂起，尚论愈奇，去理愈远，条分愈新，古法愈乱。"因此"世锢于邪说，反以仲景书难读"，其实"仲景之道，至平至易，仲景之门，人人可入"，是由于伤寒注疏医家"不将仲景书始终理会，先后合参。但随文敷衍，故彼此矛盾，黑白不辨"。柯氏则从仲景有太阳证、桂枝证、柴胡证等辞悟出，采取"分篇各论，挈其大纲，详其纲目，证因类聚，方随附之"的注疏方法，别开生面，独具一格。"起手先立总纲一篇，读此便知本经之脉证大略矣，每篇各标一症为题，看题便知此方之脉证治法矣。"提纲挈领，井然有序，"是编以症为主，故汇集六经诸论，各以类从，其症是某经所重者，分列某经，如桂枝、麻黄等症列太阳，栀子、承气等症列阳明之类，其有变证化方，如从桂枝证变更加减者，即附桂枝证后，从麻黄证变更加减者，即附麻黄证后。"如在《太阳篇》中分列桂枝汤证、麻黄汤证、葛根汤证、大青龙汤证、五苓散证、十枣汤证、陷胸汤证、泻心汤证、抵当汤证、火逆诸证、痉湿暑证十一证类。桂枝汤证类列有关脉证 16 条，桂枝坏病 18 条、桂枝疑似证 1 条、有关桂枝证附方 18 方，如桂二麻一汤、桂枝加附子汤、桂枝去芍药生姜新加人参汤、芍药甘草汤等。麻黄汤证类列有麻黄汤脉证 14 条，麻黄汤、柴胡汤相关脉证 1 条，麻黄桂枝合半汤 2 条，汗后虚证 6 条，麻黄汤变证 4 条；有关麻黄证 5 方，如麻黄汤、麻杏石甘汤等方。条分缕析，眉目清楚，颇为实用，为不致后学迷津，柯氏还逐条察其笔法，把条中有冗句者、衍文者删之，有讹字者改之，有阙字者补之，然必详本条与上下条有据，确乎当增删者直书之，否则"如无所据，不敢妄动"。不仅如此，柯氏处事谨慎，提示后学，"本论每多倒句，此古文笔法耳"，"本论中一字句最多"，不少地方应"字字读断……不得连读，连读则失其义矣!"可见柯氏对仲景之学研究至深，能入木三分，洞识窍要，且实事求是，堪为仲景之功臣，后学之良师。

四、伤寒杂病，治无二理

柯氏认为仲景所著《伤寒杂病论》，把伤寒与杂病同论，是由于"仲景杂病论，即在《伤寒论》中，且伤寒中又最多杂病夹杂其间"，同时，"凡风寒温热，内伤外感，自表及里，有寒有热，或虚或实，无乎不包”，故将二者合论而未曾分为二书，而“自叔和编次，伤寒杂病分为二书，于本论削去杂病，然论中杂病留而未去者尚多，是叔和有伤寒之专名，终不失伤寒杂病合论之根蒂也”。认为是“名不副实，是非混淆”，且王叔和“独为伤寒立论”，实“开后人分门类证之端”。因此主张“凡条中不冠伤寒者，即与杂病同义”。同时，还指出：“六经之为病，不是六经之伤寒，乃是六经分司诸病之提纲，非专为伤寒一症立法也。”以伤寒六经脉证提纲，进一步分析印证：“观五经提纲，皆指内证，惟太阳提纲为寒邪伤表立；五经提纲皆指热证，惟太阴提纲为寒邪伤里立。”因此认为：“仲景之六经为百病立法，不专为伤寒一科……六经各有伤寒，非伤寒中独有六经也。”因仲景原书诸法皆备，其常中之变，变中之常，靡不曲尽，从而说明“仲景约法能合百病，兼该于六经，而不能逃六经之外”，就此提出“伤寒杂病，治无二理”的学术主张，重在辨证论治，方随证移，诊治临床部分杂病可按六经辨治，伤寒方用治杂病，均毋庸置疑，柯氏所言，确有见地。

五、法中有法，方外有方

柯氏主张“医不执方”，不能死守成方，按图索骥，先贤尝有“执成方治今病，古今之大患也，犹如拆东墙补西壁，不经大匠之手”之喻。柯氏亦认为“仲景制方，不拘病之命名，惟求症之切当”，“于症中审病机，察病情者良工也”。只有谨守病机，才能左右逢源，触类旁通，无不活法，不必执方以治病，“方各有经而用不可拘”，何况仲师已开范例，加减寓深意，用药精取舍。如小青龙设或然五症，加减法内即备五方，小柴胡汤设或然七症，即其加减七方，因此他说“仲景之书，法中有法，方外有方”，反对部分医家拘守于仲景《伤寒论》有397法、113方之说。认为：“三百九十七法之言，既不见于仲景之序文，又不见于叔和之序例，林氏倡于前，成氏、程氏和于后，其不足取信……琐琐于数目，即丝毫不差，亦何补于古人，何功于后学哉！”

六、阴阳互根，皆可“合并”

柯氏指出：“病有定体，故立六经而分司之，病有变迁，更求合病并病而互参之，此仲景立法尽善也。”并指出合并病的定义为“合则一时并见，并则以次相乘”，故二者稍有不同。按《伤寒论》中冠以合病者7条，并病者5条，计12条，皆列在阳经，于此推寻，阴经不无有之，因仲景在三阴病中未言合并病之名，故后人皆谓三阴无合并病例，实谓食古不化之见，且柯氏认为：“阴阳互根，气虽分而神自合，三阳之里，便是三阴；三阴之表，即是三阳，如太阳病而脉反沉，便合少阴；少阴病而反发热，便合太阳，阳明脉迟即合太阴；太阴脉缓即合阳明，虽无合并之名，而有合并之实。”事实如此，如太阴病大实痛的桂枝加大黄汤证，又何尝不属合并病的范畴。

统观《来苏集》，字里行间充满着柯氏呕心沥血、严肃认真的治学精神，柯氏独具匠心，力排众议，勇创新见，自树一帜，不旁征博引集人之言以证己见，非随波逐流之辈可喻，不愧为一位治伤寒学大家，为补古人功后学做出了较大贡献，无怪乎叶天士得卷展之而异，“以为有如是注疏，实阐先圣不传之秘，堪为后学指南”。赞之谓：“柯韵伯之注疏，透彻详明，可谓精而不乱。”孙介夫在序评《论翼》中亦有“上下千载，驰骋百家，前无古，后无今，竭志谈心，穷晰至理”之评。不少医家认为他是“仲景之功臣，诸家之诤友”，《伤寒来苏集》确为学习《伤寒论》的必修之本。然而，柯氏所论也不无瑕疵，因循信古，对王叔和持全盘否定态度，似不客观；对条文删削、修改过多，也未免自信太过，谦逊不足。唐大烈在评尤在泾《贯珠集》时就提到“柯韵伯立言虽畅，不免穿凿”，曹禾《医学读书志》中亦有“仍不免蹈文人擅作聪明之习”的非议。再者，柯氏对伤寒之学，理论上能发前人未备，令人信服，但柯氏不显医名，临床资料传世不多，尚感不足，为一大憾事。

（《浙江中医学院学报》，1984年第8卷第6期）

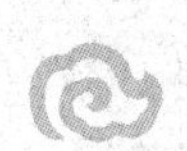

论柯琴的学术成就

温江卫校　　林　阳
温江县中医院　　李　宇

柯琴毕生致力于《伤寒论》的研究，著有《伤寒来苏集》，该书正是其学术成就的充分体现。其学术成就概括起来主要为六经分证，以证分类，重新编次；以方类证，方不拘经，辨证施治；以及为伤寒六经正义、六经地面学说和三阴合并说等。历代医家对其学术成就予以高度评价。

唐宋以来，诸多医家认为《伤寒论》是辨治外感热病的专书，柯氏却不以为然。他认为："按仲景自序，言作《伤寒杂病论》合十六卷，则伤寒、杂病未尝分为两书也。凡条中不贯伤寒者，即与杂病同义。如太阳之头项强痛，阳明之胃实，少阳之口苦咽干目眩，太阴之腹满吐利，少阴之欲寐，厥阴之消渴、气上撞心等证，是六经之为病，不是六经之伤寒，乃六经分司诸病之提纲，非专为伤寒一证立法也……"又提出："其他结胸脏结，阴结阳结，瘀热发黄，热入血室，谵语如狂等证，或因伤寒，或非伤寒，纷纭杂沓之中，正可思伤寒杂病合论之旨矣。盖伤寒之外皆杂病，病不脱六经，故立六经而分司之。伤寒之中，最多杂病，内外夹实，虚实互呈，故将伤寒杂病而合参之，此扼要法也。"说明该书绝非仅仅辨治伤寒病或外感热病。临床有许多病例的治疗也证明六经提纲确非伤寒一病所独有，其他外感、外伤诸病也多有之。《伤寒论》中阐述和强调了"外证未解，当先解表的原则，适合于内妇儿伤等各种疾病，概莫例外"。故《伤寒论》之实践基础主要是伤寒病和外感热病，但揭示的辨证论治规律具有普遍意义，实为一部专门阐述中医辨证论治规律的著作。因此，柯氏认为《伤寒论》之精神实质就是辨证论治，不管是仲景旧论或叔和纂，只要符合辨证论治精神，其真伪是不重要的。于是提出了以方类证、以方名证、方不拘经、汇集诸论、各以类从的方法，并对《伤寒论》条文重新编次，不拘于复原仲景之编次，而重于仲景辨证论治精神的阐发，按方类证，独树一帜，颇为实用，对后世医家研究《伤寒论》的思想影响颇大。

柯氏的学术成就除了以证名篇、重新编次外，还包括六经地面学说、三阴合病说及为伤寒六经正义等。柯氏将《伤寒论》第 7 条"病有发热恶寒者发于阳也，无热恶寒者发于阴也"列为《论注》开宗明义第一条，作为全书总纲，极具深刻的实践意义。历代医家对此条"发于阳""发于阴"的理解不甚一致。而柯琴指出"阴阳指寒热，勿凿分营卫经络"，并举例说："凡太阳病发热恶寒是发于阳，无热恶寒是发于阴；少阳病但恶寒是发于阴；三阴病之反发热者便是发于阳。""一般说，邪在三阳，多为正胜邪实，故以发热恶寒多见，而病入三阴，正气已虚，故以无热恶寒为多见。此言其常，然常中有变。"柯氏明确指出发热恶寒与否，是三阴病与三阳病分阴证、阳证的纲领，这不仅为临床辨证提供了具体指标，在理论上也是一个重大发挥。

自王叔和引用《素问·热论》之文著成《序例》，冠于《伤寒论》之首，遂使伤寒六经的辨证意义被蒙上了一层尘垢，不为后人所了解了。为此，柯氏撰著《六经正义》，以正叔和之失。他说："夫一身之病，俱受六经范围者，犹《周礼》分六官而百职举，司天分六气而万物成耳。伤寒不过是六经中之一证，叔和不知仲景之六经，是经界之经，而非经络之经，妄引《内经·热病论》，按当作《热论》作《序例》，以冠仲景之书，而混其六经之症治。六经之理因不明，而仲景平脉辨证能尽愈诸病之权衡废矣。"柯氏能识别《伤寒》六经与《内经》六经的不同，认为前者是经界之经，而后者是经络之经。这正是他高出前人的地方。

柯氏的六经地面说，以地理作比喻，概述客邪多由三阳来，正邪多由三阴起，以及邪气在三阴地面传变的关系，强调"明六经之地形，始得握百病之枢机；详六经之来路，乃操治病之规则"。可见，柯氏六经地面的划分，除根据经络循行路线外，主要以伤寒六经病证牵涉的范围来确定。其实质是力求把伤寒六经病证的发生与演变，落实到具体的"地形"上，即人体形质结构上。由此可见，柯氏十分注意疾病的定位问题。

柯氏精究伤寒，深得仲景辨证立法之精髓，在自己临床实践的基础上认识并提出了三阴合并说。仲景的六经分证概括了疾病的一般传变、转归，更立合病、并病以概括多属性、多层次的复杂传变，故合病、并病实际上是为复杂病情而设立的辨证论治方法。但仲景书中只有三阳病列有合病、并病条文，于三阴病中未明确提及。实际上，合病、并病不独三阳病存在，三阴病及三阴病与三阳病之间也普遍存在。他在《合并启微》中说："夫阴阳互根，气虽分而神自合。三阳之里便是三阴，三阴之表即是三阳。如太阳病而脉反沉，便合少阴；少阴病而反发热，便合太阳。阳明脉迟，即合太阴；太阴脉缓，即合阳明。少阳细小，是合厥阴；厥阴微浮，是合少阳。虽无合、并之名，而有合、并之实。"这是针对表里阴阳二经的合并病而言。柯氏认为还有阳与阳合、阴与阴合的病证。临床实践证明，阴阳错杂、虚实互见的病证很多，诸多主证并存的病变也屡见不鲜。

此外，柯氏极具创新精神，对前人不同的论点敢于争鸣。《伤寒来苏集》

除参照《素问》若干经文外，几乎从未引述过前人注解，喜独抒一家之见。凡与其观点有出入的，必反复争辩。在六经辨证论治的理论分歧问题上，他又进一步批驳了王叔和"将仲景之合论《伤寒杂病证》全属伤寒"的说法，谓"不知仲景已自明其书不独为伤寒设，所以太阳篇中，先将诸病线索，逐条提清……别其名曰：伤寒，曰中风，曰中暑，曰温病，曰湿痹。而他经不复分者，则一隅之中，可以寻其一贯之理也"。柯氏这些独创的论点，发前人之所未发，且给后人运用伤寒学说辨证论治提供了一个正确的途径。

柯氏是一位儒医，工诗善文，尤其精于岐黄之学。其治学态度严谨，一丝不苟，且富有创新精神，对《伤寒论》"凝神定志、慧眼静观、逐条细勘，逐句研审"，"何者为仲景言，何者是叔和笔，其间若脱落、若倒句，与讹字、衍文，须一一指破，顿令作者真面目见于语言文字间"的精究，才谈得上"羽翼仲景，注疏《伤寒》"。其对《伤寒论》的整理校订，注疏立论，且始终未离《内经》法度。他采用按方类证，方不拘经，汇聚诸论，各以类从的编次方法，更切实用。并提出《伤寒论》为百病立法，视其为阐述辨证论治规律的专书，明确指出临证划分阴阳的总纲，独创六经地面说和三阴合并说，实为前人所未有的独创见解。纵观柯氏一生的学术成就，可知其精究伤寒，悟仲景之旨，辟诸家之谬，议脉论证，阐幽发微，并拥有丰富的临床经验，获得了显著的学术成就。虽然他也有割裂原文，曲从已意，失之偏颇之处，但与之成就相比，实不足道也。

（《成都医药》，2001 年第 27 卷第 4 期）

柯韵伯学术思想管窥

复旦大学附属中山医院　　蔡定芳

一、潜心《内经》，析疑启奥

柯氏曾校正《内经》，著有《内经合璧》一书，惜亡佚不传。但从《伤寒来苏集》《名医方论》二书的字里行间可知其对《内经》用功颇深。柯氏尝谓："仲景治法，悉本《内经》。"他注疏大论，每引经据典，使仲景原文理明而义晰。如注："本太阳病，医反下之，因而腹满时痛者，属太阴，桂枝加芍药汤主之；大实痛者，桂枝加大黄汤主之"条，说："太阴则满实不痛，阴道虚也；阳明则大实而痛，阳道实也。"诸如此类，在柯氏著作中比比皆是，真可谓是善执《内经》之义，释大论之文者。

柯氏在临床上同样能娴熟地运用《内经》的理论解决疑难病证。徐玉台《医学举要》记载柯韵伯治孙介夫春间病咯血，旋愈旋作。初服黄芩、黄连而愈，继而寒凉不效，更进人参、黄芪而愈，后用温补不效，复用寒凉而又不效，因而就商于柯氏。柯氏曰："斯未求其本耳。诸寒之而热者取诸阴，所谓求其属也。君病阴虚而阳盛，以寒药治之，阳少衰，故病少愈耳。复进寒凉而阳亦虚，得温补而病少愈耳，再进温补而阴愈虚，复进寒凉而阴阳俱虚，故连绵而不解耳。岂知脏腑之源有寒热温凉之主哉！必壮水之主，以制阳光，方为合法。因立加减肾气丸，一剂而喘嗽安，再剂而神气爽。"

二、精究《伤寒》，卓然自立

柯氏生平最得力于仲景之学。柯氏以前的各大伤寒学家中，对柯氏影响最大的要算成无己、方有执、喻嘉言三家。柯氏的《论注》《论翼》《附翼》基本上仿照成无己《注解伤寒论》《伤寒明理论》并加以变革而成。对方有执《条辨》、喻嘉言《尚论》，柯氏则吸收其合理内容，抨击其错误部分。

温热大师叶天士曾为《附翼》作序，谓其注疏透彻详明；余听鸿为《论翼》作注，言其书条理明晰；章太炎则以"创通大义，卓然自立"八字极力赞之。

1. 治学严谨，立言有据 《伤寒论》文辞简奥，义蕴宏深，且脱简讹字不少。于是，柯氏专精致志，冥搜潜索，逐条细勘，句句精研。条中有衍文者删之，有讹字者改之，有缺字者补之，下笔务求有据。尝谓"读书无目，至于病人无命""胸中有万卷书，笔下无半点尘者始可著书。胸中无半点尘，目中无半点尘者，才可作古书注疏"。柯氏对人对己皆如此要求，其治学可谓实事求是。

柯氏对旧论编次所抱的态度是比较客观的。他既认为原书经叔和、林亿等编次后已非仲景之旧，又反对方、喻之执己见以复古，把自己主观的意见强加于古人，认为古人必如是。在他看来，已没有可能恢复大论旧貌。因而，他从辨证施治角度出发，凡对临床没有指导意义的条文，即使是仲景之文亦不采入；对临床有指导意义的条文，尽管是叔和之笔亦一并录用。正如他自己所说："虽非仲景编次，或不失仲景心法。"这种如实地对待古典医著的态度值得今人借鉴。

2.《伤寒》统论百病，六经分主地面 《伤寒论》是论述外感病，还是外感、杂病统论？这是学习此书必须弄清的关键问题。柯氏认为《伤寒论》不仅论述一切外感热病，而且统论所有杂病。指出凡条中不冠伤寒者即与杂病同义。他说："世谓治伤寒即能治杂病，岂知仲景杂病论即在《伤寒论》中。"他笃信《伤寒论》统论百病之说，颇为后世所推崇。

由于各家对《伤寒论》一书的性质认识不一，对六经的理解亦因之而异。柯氏承袭方有执六经之说而加以变革，认为六经是分主六区地面。他将六经与人体脏腑、肌表、组织、器官等进行详细的联系、归纳，创造"六经地面"学说。指出六经所赅者广，内伤、外感无乎不包，再三强调凡某某地面发病即是某某经病。于是得出"六经之为病不是六经之伤寒，乃是六经分司诸病之提纲，非专为伤寒一证立法也""六经分证，皆兼伤寒、杂病"的结论。

柯氏《伤寒》统论百病，六经为百病立法的观点能启发我们学习大论思路，指示我们学习此书必须掌握其辨证施治的精髓，跳出"伤寒"圈子，将其理法方药移用于各种疾病。

3. 创立总纲，首重阴阳 柯氏将宋本《伤寒论》原文第 7 条"病有发热恶寒者发于阳也，无热恶寒者发于阴也"列于《伤寒来苏集》第 1 条，作为全书总纲，这是有他深刻用意的。历来注家对于本条发于阳发于阴的看法极不一致。有认为发于阳是发于三阳，发于阴是发于三阴；有认为阳是指太阳，阴是指少阴；有认为阳指卫阳，阴指营阴。柯氏别具慧眼，明确指出："阴阳指寒热，勿凿分营卫经络。"柯氏认为，凡太阳病发热恶寒便是发于阳，无热恶寒便是发于阴；阳明病壮热恶热便是发于阳，不发热而恶寒便是发于阴；少阳病但恶寒便是发于阴；三阴病之反发热者便是发于阳。柯氏深得仲景精髓，将此条冠于篇首，实发前人所未发。

三、注力方剂，匠心独运

柯氏注力于方剂学的研究，造诣精深。由他参阅、罗东逸编集的《名医方论》被医界公认为很有价值的方剂学专书。书中柯氏议论占大部分，且见解精辟，多有独到之处，某些警句为后人所乐诵。《伤寒附翼》亦即《伤寒论》之方解，立言精当，别具匠心，深受叶天士的赞赏。

1. 以法统方，深明制方大法 如何掌握前人遗留下来行之有效的方剂，关键在领会用方规律，即制方大法。柯氏在《论翼》专题中论述了制方大法，成功地将《内经》治法理论和仲景经方互相印证。

大、小、缓、急、奇、偶、复，后世称之七方。柯氏认为，《内经》创七方以制病，仲景更穷其变幻，尽其精微。如大青龙汤、大陷胸汤、大承气汤、大柴胡汤等皆属大方，小青龙汤、小陷胸汤、小承气汤、小柴胡汤等皆属小方。麻黄汤、大承气汤，汗、下之急方也；桂枝汤、小承气汤，汗、下之缓方也。麻桂各半汤为偶，桂枝二麻黄一汤为奇。仲景之方，一经柯氏点明，确实使我们对这些方剂有了更深一层的认识。

汗、吐、下、和、温、清、补、消是治疗八法，对临床指导意义较大。柯氏认为仲景以六方为主，诸方从而加减。汗法皆本桂枝，吐法皆本栀豉，攻法皆本承气，和法皆本柴胡，寒法皆本泻心，温法皆本四逆。这样以法统方，提纲挈领，不仅在学习时容易理解，而且在临床应用时能左右逢源。

2. 以方类证，方不拘经 柯氏研究《伤寒》的主要手法是以方类证，方不拘经。《论注》分六经辨证，每经分若干证，而以方名证。先辨证，后附方。全书分 38 个证，隶于六经之下，除痉湿暍证、热厥利证、阴阳易证、诸寒热证外，全部以方剂名证。无论是辨证还是论方，都以释仲景文为中心，明大论义为己任，并非简单的方论。我们揣度其学术思想，很可能得之明许弘《金镜内台方议》的启示。《金镜内台方议》的特点是："不释长沙之文，而议长沙之方。"柯氏则以方类证，方、文并议。此外，还主张方不拘经，尝谓："六经各有主治之方，而他经有互相通用之妙。"例如，麻黄汤、桂枝汤为太阳而设，而阳明之伤寒、中风亦用之；真武汤为少阴水气设，而太阳之汗后阳虚水泛亦用之；四逆汤为太阴下利清谷设，而太阳之脉反沉者亦宜之；五苓散为太阳消渴水逆设，而阳明之饮水多者亦宜之；猪苓汤为少阴下利设，而阳明之小便不利者亦宜之；抵挡汤为太阳瘀血设，而阳明之蓄血亦宜之，等等。指出："合是证便用是方。方各有经，而用不可拘，是仲景法也。"柯氏以方类证、方不拘经的观点对研究仲景学说有重要的贡献，这也是他自成一家的主要原因。这种方法对我们研究方剂来说，更具有现实意义。

3. 方解精当，力倡约方简药 无论经方，还是时方，柯氏对其注解常能做到理论与临床相结合，此方与彼方相对照，说理透彻，立言精当。如人参养营汤方解说："古人治气虚以四君子，治血虚以四物汤，气血俱虚者以八珍，更加黄芪、肉桂名十全大补，宜乎万全万当也。而用之不效者，盖补气而不用行气之品，则气虚之甚者几无气以运动；补血而仍用行血之物，则血虚之甚者更无血以流行。故加陈皮以行气，而补气者悉得效其用；去川芎行血之味，而补血者因以奏其功。此善治者只一加一减，便能转旋运之机。"

柯氏反对杂药乱投，力倡约方简药，这和他尊崇经方的思想有关。他对某些药物众多的方剂均有微词，如对刘河间的著名方剂防风通圣散亦力诋其非。相反，对那些方简而药精的方剂则倍加推崇，特别对某些独味药在危重证上的运用更多心得。如解独参汤说："一人而系一世之安危者，必重其权而专任之，一物而系一人之死生者，当大其服而独用之。故先哲于气几息、血将脱之证，独用人参……或加消耗之味以监制之，其权不重、力不专，人何赖以得生乎？如古方霹雳散（独味附子）、大补丸（独味黄柏）皆用一物之长而取效最捷。"确为阅历之语，经验之谈。

（《浙江中医学院学报》，1983年第1期）

柯琴学术思想探讨

黑龙江中医学院　　张友堂

柯琴"以毕志纂修，潜通《灵》《素》幽隐，上接仲景渊源"，一生撰著《内经合璧》(已佚)及《伤寒论注》《伤寒论翼》《伤寒附翼》(合称《伤寒来苏集》),为研究《伤寒论》最有贡献的医家之一。《伤寒论今释·序》言治学《伤寒论》“能卓然自立者,创通大义,莫如浙之柯氏”,堪称大家。

一、以方类证学术思想渊源

《伤寒论》一书问世后,时至明清,有错简重订与维护旧论两派之争。而柯琴既不主张维护旧论,也不主张错简重订,他根据仲景论中有太阳证、桂枝证、柴胡证等,以汤证名篇,汇集六经诸论,各以类从。这种分类方法,纲目分明,条分缕析,给后世以很大影响。曹禾在《医学读书志》中说:“琴更文思俊爽,措语周详,其以方类论,实能束棼归整。”确是发自肺腑之言。

柯氏以方类证研究《伤寒论》,追宗溯源,萌芽于《千金方》《外台秘要》。

孙思邈在《千金翼方》卷九《伤寒上》说:“今以方证同条,比类相附,须有检讨,仓卒易知。”这是后来柯氏以方类证的指导思想。在分类上,《千金翼方》把太阳病分为桂枝汤法、麻黄汤法、青龙汤法、柴胡汤法、承气汤法、陷胸汤法、杂疗法七类,各以类从,重新编排。如桂枝汤法,共汇集57条(其中有《金匮要略》中的痉湿暍证),首列桂枝汤的适应证及汤方,后附桂枝汤的变证化方,如桂枝加附子汤、桂枝去芍药汤、桂枝去芍药加附子汤等,这些分类方法,与柯氏大同小异。虽然孙氏没有把《伤寒论》全篇都按这种方法归类,但是这种以法类证、以方类证、方法并重的初步尝试对柯氏具有重大影响。

《外台秘要》在伤寒方面汇集了唐以前21家之说,以证汇论为主,以方集论为辅。如在《外台秘要》卷二中分列了伤寒中风方、伤寒结胸方、伤寒呕哕方等21个病证,然后汇集各家之论。这种方法对后世医家尤在泾以法类证具有直接影响。但是证决定方,方随证变,方证是密切相关的,王氏在重视证候研究的同时,也注重对方药的探讨,这种方证合论必然要给柯氏以间接影响。

二、柯氏学术思想特点

1. 重视汤方辨证　汤方辨证就是从错综复杂的症状中,抓住主证,然后选出针对该证汤方的一种辨证方法，即"有是证用是方"。柯氏认为，《伤寒论》中的汤方不是针对六经而立，而是对证立方，他说："仲景之方，因症而设，非因经而设，见此症便与此方，是仲景治法，后人妄以分经络。"（《伤寒论翼·阳明病解》）这种汤方辨证，冲破了六经辨证的拘囿，扩大了伤寒论方的应用范围，如桂枝汤证，其主证是头痛、发热、汗出、恶风、脉浮缓，凡见此证，不必拘其何因、何时、何病，可竟用此方。故柯氏云："此条是桂枝本证，辨证为主，合此证即用此汤，不必问其为伤寒、中风、杂病也。今人凿分风寒，不知辨证，故仲景佳方之置疑窟。"（《伤寒论注·桂枝汤证上》）此言切中肯綮。

《伤寒论》中汤方辨证虽受六经辨证的指导，但不拘六经辨证的限制。吴茱萸汤之所以能治阳明病、少阴病、厥阴病，主要是应用汤方辨证的结果。因此柯氏重视汤方辨证，实是对《伤寒论》的一大发展，承前启后，影响深邃。

2. 强调胃阳作用　《伤寒论》第189条曰："阳明居中主土也，万物所归，无所复传。"柯氏继承前人的理论，尤其强调胃阳的作用，他说："阳明、太阴相配偶，胃实则太阴转属于阳明，胃虚则阳明转属于太阴矣。"（《伤寒论注·阳明脉证上》）即太阴病、阳明病以胃的虚实为转移。对于疾病的发展和预后进一步指出："盖三阳皆看阳明之转旋，三阴之不受邪者，藉胃为之蔽其外也。则胃不特为六经出路，而实为三阴外蔽矣。胃阳盛，则寒邪自解；胃阳虚，则寒邪深入阴经而为患；胃阳亡，则水浆不入而死。要知三阴受邪，关系不在太阳而全在阳明。"（《伤寒论注·伤寒总论》）此说实际阐明了阳明才是三阴三阳经的枢纽，胃阳盛衰是邪气自解、深入及死亡的决定因素，这在临证上确实具有重要意义。

3. 主张脉症合参　柯氏非常重视脉症合参，他说："言中风脉多缓，然亦有脉紧者，伤寒脉当紧，然亦有脉缓者。盖中风伤寒，各有浅深，或因人之强弱而异，或因地之高下，时之乖和而殊。症固不可拘，脉亦不可执，如阳明中风而脉浮紧，太阴伤寒而脉浮缓，不可谓脉紧必伤寒，脉缓必中风也。"（《伤寒论注·大青龙汤证》）因此必须脉症合参，"勿据脉而断症"，要"细审脉症而施治"，这样才不至于误诊误治。

4. 认为《伤寒论》概括杂病证治　柯氏指出："世谓治伤寒，即能治杂病，岂知仲景杂病论即在《伤寒论》中。且伤寒中又最多杂病夹杂其间，故伤寒与杂病合论，则伤寒杂病之症治井然。"（《伤寒论翼·序》）又指出："凡条文中不冠伤寒者，即与杂病同义。”（《伤寒论翼·合论大法》）尽管论中不冠伤寒者，未必都是杂病，但是原书《伤寒卒病论》确是把伤寒与杂病合在一起讨论，因此很难把伤寒与杂病截然分开，《金匮要略》中有40多条原文与《伤寒论》相同，足以证明这一点。正因为柯氏主张《伤寒论》是包括杂病在内的辨证施治方书，所以六经辨证就不专为外感伤寒而设，他说：“原夫仲景之六经，为百病之立法，不专为伤寒一科。伤寒杂病，治无二理，咸归六经之节制，六经各有伤寒，非伤寒中独有六经也。”（《伤寒论翼·序》）

5. 勇于创新立说　柯氏认为伤寒六经渊源于《素问·皮部论》。他在《伤寒论翼·六经正义》中说：“仲景既云撰用《素问》，当于《素问》之六经广求之。按《皮部论》云：皮有分部，脉有经纪，其生病各异，别其部分，左右上下，阴阳所在，诸经始终，此仲景创立六经部位之原。”据此他创立了六经为六区地面说，他认为：“仲景之六经，是经界之经，而非经络之经。”“夫仲景之六经，是分六区地面，所赅者广，虽以脉为经络，而不专在经络上立说。”（《伤寒论翼·六经正义》）既然言六经是六区地面，因此伤寒一日太阳、二日阳明等就不是传经之日，而是“见证之期”。

关于合病、并病，柯氏认为不独为三阳所有，三阴病中亦存在，他说：“夫阴阳互根，气虽分而神自合，三阳之底，便是三阴，三阴之表，则是三阳。如太阳病而脉反沉，便合少阴；少阴病而反发热，便合太阳；阳明脉迟，即合太阴。虽无合并之名，而有合并之实。”（《伤寒论翼·合并启微》）柯氏对合并病的理解，虽与《伤寒论》原意略有不同，但在临证上确实有很大的实践意义。

太阳病，一般认为即是外邪侵犯肌表及太阳经所引起的病证。但柯氏认为太阳病应包括心肺病，他说：“营卫行于表，而发源于心肺，故太阳病则营卫病，营卫病则心肺病矣。心病则恶寒，肺病则发热。心病则烦，肺病则喘。桂枝疗寒，芍药止烦，麻黄散热，杏仁除喘，所以和营者，正所以宁心也，所以调卫者，正所以保肺也。”（《伤寒论翼·太阳病解》）

综观柯氏关于《伤寒论》的注疏及发挥，我们认为柯氏为发扬中医学做出了重要贡献。尽管在《伤寒来苏集》有些地方对原文做了较大的删改，乃是白玉微瑕，仍不失我们治学中医，尤其是治学《伤寒论》的较好典籍。

（《中医药学报》，1985年第1期）

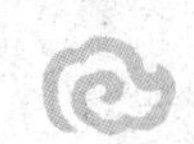

柯韵伯兵法类比医理学术思想探讨

南京医科大学第二附属医院　　李惠义　贾　鹏

清代医学家柯韵伯著书立说,多取类比象,常以朝政管理之道和地理兵法作喻,引人入胜,可谓博学多识。

我国军事学与医学的理论体系都奠基于春秋战国时代,代表作分别为《孙子兵法》和《内经》,都是总结当时及以前的实践经验。从实践提高到理论认识的过程中,必然会接受哲学思想的指导。虽然总结实践的对象不同,但理论指导思想统一,都同样反映了当时朴素的唯物论与辩证法思想。两书对后世军事学、医学产生了重大影响。如《灵枢·逆顺》云"兵法曰无迎逢逢之气,无击堂堂之阵……"直接引用兵书。南朝齐梁间的褚澄则首先明确指出"用药如用兵论"。辨证论治,是中医理、法、方、药在临床上具体应用最重要的两个部分,是中医学的精华所在。掌握了辨证论治的规律,诊疗疾病就不会茫无头绪,否则,辨证论治就失去了依据,无异于盲目作战,终将如《孙子兵法》所预言的"不知彼,而知己,一胜一负;不知彼,不知己,每战必殆"。故柯氏结合兵法作喻,形象生动地提出了独到的论点:"明六经地形,始得把握百病之枢机;详六经来路,乃得操治病之规则。"

一、识地知路

"用药如用兵",从狭义而言,它是指用药之法;从广义而言,当是指中医学的指导思想,治则、治法及方药配伍等都与用兵之道有相似之处。柯氏进一步加以阐述和补充。所谓"明六经地形",即是要认识六经之为病,始能通晓病势之变化,进而掌握百病之枢机。所谓"详六经来路",即须识邪之所以生,病之所以起,然后知证之所以成,治之所由施。二者如辅车相依,缺一不可。

张仲景的《伤寒论》是中医辨证施治的典范,分类简明,辨证切要,治法严谨,组方精细。六经各有其主病,病各有其主证,证各有其主方,方各有其主药。一病除主证而外，往往还有其他兼证或变证。柯氏以道路作比喻，是以各经之病位及其属性而言。六经病证以病变部位分，则太阳主表，阳明主里，少阳主半表半里，而三阴统属于里。从邪正关系与病变的性质分，凡正盛邪实，抗病力强，病势亢奋，表现为热为实的，多属三阳病证，治以祛邪为主；凡抗病力弱，病热衰减，表现为寒为虚的，多属三阴病证，治以扶正为主。六经病证是经络、脏腑病理变化的反映，三阳病证以六腑病变为基础，三阴病证以五脏病变为基础，所以说，六经病证实际上基本概括了脏腑十二经的病变。但由于六经辨证的重点，在于分析外感寒邪所引起的系列病理变化及传变规律，因此不能完全等同于内伤杂病的脏腑辨证。

二、防御解利

柯氏云："邪入少阳地面，宜杂用表里寒热攻补之品，为防御解利之法。"他认为病邪轻的侵入到"腠理"，病情重的侵入到"募原"，特别重的侵入到"脾胃"。少阳有邪，用小柴胡汤和解，若少阳病不解，邪气侵入阳明，化燥成实，单从少阳来解，则不可用下，阳明里实又不得不下。对此少阳、阳明同病，当用大柴胡汤，实乃小柴胡汤与小承气汤合方而成。故柯氏以小柴胡汤为"腠理之剂"，大柴胡汤为"募原之剂"，而别"轻、重"之分。

柯氏将柴胡桂枝汤喻作"两路分击之师"，甚妙，形象地揭示了太阳病不解、邪已传入少阳的并病证治。柯氏云："如太阳、少阳有合并病，是一军犯太阳，一军犯少阳矣，用柴胡桂枝汤，是两路分击之师也。"太阳伤寒经过六七日以后，仍有发热恶寒，四肢关节疼痛，这是太阳表证未解之征象；外邪化热传入少阳，少阳受邪，胆热犯胃，胃气上逆则作呕，心下支结系胸脘之间满闷不适，此为胸胁苦满之变证。所以"微呕，心下支结"是为少阳病的见证。因此，用柴胡桂枝汤以解太阳少阳剂，剖析其理可知"两路分击"之意。少阳病是三阳证之一，症见寒热往来，胸胁苦满，心烦喜呕，默默不欲饮食，口苦咽干，目眩，脉弦等。因病在半表半里，如正邪纷争，正胜则热，邪胜则寒，寒热交替出现，故见往来寒热。柯氏以"少阳为嫩阳，如日初出，寒留于半表者不遽散，热出于半里者未即舒"作解释，形象如实。邪入半表半里，既不可发汗，又不可吐下，惟有用和解之法，既和里又解表，才能达到《伤寒论》第230条所说“上焦得通，津液得下，胃气因和，身濈然汗出而解”的目的。《医学心得·医门八法·和法》云：“伤寒有表者可汗，有里者可下，其在半表半里者，惟有和之一法焉。”正是指出和解少阳法的治疗原则。小柴胡汤中，柴胡、黄芪和解少阳邪热，半夏降逆止呕，人参、甘草、姜、枣补中和胃，助正达邪，使邪不向内而从外解。柯氏谓“小柴胡汤只治热而不治寒，预补其虚而不攻其实”，可以从小柴胡汤组方思路中得到证实。

三、发汗、利水为伤寒第一、第二义

柯氏云：“太阳主表，为心君之藩篱，犹京师之有边关也。风寒初感，先入太阳之界，惟以得汗为急务，是君主之令行也。若发汗而汗不出，与发汗而仍不解，是君主之令不行也。夫汗为心之液，本水之气，在伤寒为天时寒水之气，在人身为皮肤寒湿之气，在发汗为君主阳和之气，君火之阳内发，寒水之邪外散矣，故治太阳伤寒以发汗为第一义。若君火不足，则肾液输于心下者，不能入为汗，又不能下输膀胱，所以心下有水气也，故利水是治伤寒之第二义。”柯氏以兵法作喻，认为伤寒第一治疗法是发汗，第二治疗法是利水，言之有理。太阳为六经之首，外邪侵袭人体，太阳首当之冲。汗法，又称发汗法，八法之一。它是通过开泄腠理、调和营正、发汗祛邪，以解除表邪的治法。《素问·阴阳应象大论》云“其在皮者，汗而发之”“体若燔炭，汗出而散”，即是汗法的应用原则和立论根据。如外邪深入，影响膀胱气化，而致水气内停、小便不利，为蓄水证。治宜化气行水，方用五苓散，故柯氏认为利水法为伤寒病的第二治疗方法。徐灵胎脍炙人口的名篇《用药如用兵》以用兵之道类比用药之法，提出慎用药、治疗十法、攻剂、原则等，并认为：“《孙子》十三篇，治病之法尽矣。”此说虽有夸张之嫌，但仍未能穷尽其意。于此，柯氏之论补充印证，亦散见于所论诸篇。

四、知常达变

伤寒四五日，身热恶寒，头项强，胁下满者，柯氏谓之“太少并病，将转属少阴之机也，以小柴胡与之，所以断太阳之来路”。阳明之病，发潮热，大便溏，小便自可，胸胁满不去者，柯氏谓之：“少阳、阳明并病，此转属阳明之始也，以小柴胡与之，所以开阳明之出路。”二说均为柯氏己见，“断太阳之来路”“开阳明之出路”之论可立。兵法强调“兵因敌而制胜”，这里含有灵活机动之意，即不可千篇一律地对待错综复杂的战争情况。又将作战方式喻成水形因地形而变化，因敌情而变化，谓之“兵无常势，水无常形。能因敌变化者，取之神”。中医学之理相通，疾病既有普遍性，又有其特殊性，疾病的证候表现是多种多样的，病理变化是极为复杂的，而且病情又有轻重缓急的差别。不同的时间、地点与个体发病，对病情变化也会产生不同的影响。治则，是用以指导治疗方法的总则，任何具体的治疗方法总是从属于治疗法则，并由其所规定。因此，只有从复杂多变的疾病现象中，抓住病变的本质，治病求本，采取相应的措施扶正祛邪，调整阴阳。并针对病变轻重缓急及病变个体和时间、地点的不同，而治有先后，因人、因时、因地制宜，才能获得满意的治疗效果。在疾病的发展过程中，各经证候往往混同出现，当表里同病时，应按表里证的先后缓急，采用相应治疗措施，可选用先表后里、表里同治、先里后表之法。先表后里是治疗常法，表里同治是表证里证同时治疗的方法。先里后表是治疗的变法，在表里同病、里证已急的情况下，应先治其里，后治其表。

六经辨证施治，不仅使我们在伤寒病的发生、发展、变化的过程中处方用药，就是对于其他临床内科杂病，尽管证情复杂，同样可以运用辨证施治的方法收到应有的效果。其所以“具有普遍的指导临床实践的意义”的精神，即在于此。正如徐灵胎所云：“医者之学问，全在明伤寒之理，则万病皆通。”归纳理由有三：第一，中医临床各科分析和处理疾病的指导思想，几乎毫不例外是按它提供的富有启发意义的辨证论治精神行事；第二，论中确定大方大法，是中医临床各科必须遵循的准绳；第三，它的具体方法不仅用于治疗外感病，也大量地用于治疗杂病。如《伤寒论》中规定的“外证不解，当先解表”的原则，适用面广，内、外、妇、儿各种疾病概莫能外，否则就会失误，这是至今也未被推倒的定理。

（《时珍国医国药》，2000 年第 11 卷第 6 期）

柯琴伤寒学术思想

江西中医药大学　　李泽明

柯琴,字韵伯,号似峰,浙江丈亭人,生活于清康熙年间。柯氏博学多闻,工诗善文,曾志力科举,后游京师无所遇遂弃举官途,感同辈皆大器有成,叹医道之晦涩难懂,误人性命,故矢志医学,闭门著书。一生安贫乐道,精擅岐黄医术,尤对仲景学说研究颇深,治学态度严谨。柯氏认为《伤寒论》一书,几经兵伐,几许传抄,杂伪、错简、脱落不可避免,自叔和编次后,已非仲景之书,故将仲景书校正注疏,分篇汇论,挈其大纲,以证名篇,以论附证,方随附之,著《伤寒来苏集》八卷,使仲景之书,焕然一新,纲举目张,条理井然。悟仲景心法以证类方辨析伤寒,主张伤寒法则应用一切杂病,书中辟诸家之谬,阐幽发微,悟仲景法旨,堪称历代注疏、研究《伤寒论》上乘之作。

一、以方类证辨伤寒

柯氏《伤寒来苏集》一起手先立总纲一篇,使人伊始便概知伤寒脉证大局。随后六经各立总纲一篇,读此便概知本经脉证,每篇各标一证为题,看题便知此方脉证治法。是书以证为核心,汇六经诸论,各以类从,某经侧重某证,分列某经篇章。如《太阳篇》首列太阳脉证,次述桂枝汤证(桂枝汤、桂二麻一汤、桂附汤、新加汤、桂枝甘草汤、苓桂术甘汤、苓桂枣甘汤、桂参汤、加桂汤、桂朴杏子汤、桂枝加大黄汤、桂甘龙牡汤、桂甘龙牡救逆汤、芍药甘草汤、甘草干姜汤等20个方剂),麻黄汤证(麻桂各半汤、麻石甘汤、麻黄连翘赤小豆汤、麻黄汤、朴姜夏草人参汤5个方剂),葛根汤证(桂葛汤、葛根加夏汤、葛根汤3个方剂),大青龙汤证(大青龙汤、小青龙汤2个方剂),五苓散证(五苓散、茯苓甘草汤2个方剂),十枣汤证(十枣汤1个方剂),陷胸汤证(大陷胸汤、小陷胸汤、大陷胸丸3个方剂),泻心汤证(大黄、生姜、甘草、半夏、附子五泻心汤、姜芩连参汤、赤石脂禹余粮、旋覆代赭汤8个方剂),抵挡汤证(抵挡汤、抵挡丸、桃仁承气汤3个方剂),火逆诸证,痉湿暑证(附子甘草汤、附子桂枝汤、附子桂枝去桂加术汤3个方剂)11证50方;《阳明篇》首列阳明脉证,次述蜜煎、猪胆汁 2 方，栀豉汤证（栀豉汤、栀朴汤、栀姜豉汤、栀甘豉汤、栀干姜汤、栀子柏皮汤 6 个方剂），瓜蒂散证（瓜蒂散 1 方），白虎汤证（白虎汤、白虎加参汤 2 个方剂），茵陈汤证（茵陈蒿汤 1 个方剂），承气汤证（调胃承气汤、小承气汤、大承气汤 3 个方剂）5 证 15 方；《少阳篇》首列少阳脉证，次述柴胡汤证（小柴胡汤、柴桂干姜汤、柴桂汤、柴胡龙牡汤、大柴胡汤 5 个方剂），建中汤证（小建中汤 1 个方剂），黄连汤证（黄连汤 1 个方剂），黄芩汤证（黄芩汤 1 个方剂）4 证 8 方；《太阴篇》首列太阴脉证，次述三白散证（三物白散 1 个方剂）1 证 1 方；《少阴篇》首列少阴脉证，次述麻附汤证（麻附细辛汤、麻附甘草汤 2 个方剂），附子汤证（附子汤 1 个方剂），真武汤证（真武汤 1 个方剂），理中丸证（理中丸 1 个方剂），桃花汤证（桃花汤 1 个方剂），四逆汤证（四逆辈六汤、麻升汤、干姜附子汤 8 个方剂），吴茱萸汤证（吴茱萸汤 1 个方剂），白通汤证（白通、猪胆汤 2 个方剂），黄连阿胶汤证（黄连阿胶汤 1 个方剂），猪苓汤证（猪苓汤 1 个方剂），猪肤汤证（猪肤汤、桔梗甘草汤、甘草汤、半夏散、苦酒汤 5 个方剂），四逆散证（四逆散 1 个方剂）12 证 25 方；《厥阴篇》首列厥阴脉证，次述乌梅丸证（乌梅丸 1 个方剂），白头翁汤证（白头翁汤 1 个方剂），热厥利证，诸寒热证，复脉汤证（炙甘草汤 1 个方剂），阴阳易证（烧裈散 1 个方剂）6 证 4 方。合六经共述 39 证 113 方。

二、全论大法

1. 六经合百病 柯氏认为六经非独伤寒所有，可以分司各类诸病，百病不能逃离六经之外。凡《伤寒论》条文中不冠以伤寒的，皆与杂病同辨，六经提纲中看似惟有太阳提纲为寒邪袭表而立，余五经提纲皆指内证；六经提纲中惟有太阴提纲为寒邪袭里而立，余五经提纲皆指热证，然太阴伤热也有腹痛而吐；加之六经兼证更是百病皆有。仲景《太阳篇》中有伤寒、中风、中暑、温病、湿痹等名，或因伤寒或非伤寒，纷杂之中，正可思量伤寒杂病合论。盖伤寒外皆是杂病，伤寒中亦多夹杂，内外夹杂，实虚互参，故知仲景约法，六经能合百病，百病不能逃离六经之外。

2. 立法治病求本、非以治时 柯氏认为虽大法云春夏宜发汗、秋宜下，如果医生治病，非其时而患其病，当汗不汗，当下不下，必贻害性命。四时众人所同，受病因人而异，汗、吐、下3法，因病而施，立法所以治病，非以治时。若论麻黄、桂枝汤，宜冬月严寒所用，春夏禁用；白虎汤宜用于夏，大禁秋分后与立夏前，荒谬哉！仲景因证立方，岂随时节定剂？仲景调治之方，不拘泥受病之时，全以平脉辨证，必别阴阳，阳病治阴、阴病治阳，顺其势则当汗即汗、当下即下、当吐即吐，立法治病，非以治时，若分四时以拘法，限3法以治病，遇病之变迁，则束手待毙。

3. 病有阴阳、脉合阴阳 《伤寒论》条文“发热恶寒发于阳，无热恶寒发于阴”中的“发于阳”和“发于阴”，历代医家有不同见解，如王焘《外台秘要》和朱肱《伤寒类证活人书》中就认为此阳为太阳、此阴为太阴，故发热恶寒属于太阳，无热恶寒属于太阴。此说欠妥！伤寒条文中“或已发热，或未发热……曰伤寒”“太阴病……反发热脉沉者”，可表明太阳也可不发热，太阴也可发热。如方有执《伤寒论条辨》和喻嘉言《尚论篇》则认为风为阳、寒为阴，发于阳中的“阳”解释为中风，发于阴中“阴”解释为伤寒。此说亦欠妥！仲景认为卫强营弱是发热汗出的机制，外邪伤人不管是风邪也好，寒邪也罢，岂会只伤卫不伤营？只是受邪轻重而已，且未兼顾其他五经，降低阴阳指导思想。发于阳中的“阳”解释为三阳经、阳证等，发于阴中“阴”解释为三阴经、阴证等。柯氏认为此阴阳应为辨证总纲，统摄六经，非局限发热而论，疾病千变万化，证候繁多复杂，应提纲挈领，谨守病机，治病求本。如《素问・至真要大论》曰：“调气之方，必别阴阳……寒热温凉，衰之以属，随其攸利。”故病有阴阳、脉有阴阳：阳病制白虎、承气以存阴；阴病制附子、吴茱萸以扶阳。柴胡剂微调半表半里，栀豉次平虚热之邪，陷胸、抵挡夺盛实之邪。浮、动、大、滑、数属阳脉；沉、弱、涩、弦、微属阴脉。

三、六经正义之地面说

柯氏认为仲景的六经实质是经界学说，属于六区地面非六条经络，经络是线、经界是面，线路沟通各区地面，构成人体复杂的网络系统。诸病之表里阴阳，分为六经，各得所司，辨析脉证之异同、虚实寒热，六经统领百病，治以汗、吐、下、和、温、补等法而无失也。人一身之病，均在六经范围内，犹如六官司百职、六气司万物。六经似六区地面犹如六国，腰以上部位属于三阳经地界，三阳经主外而本乎里：太阳地面犹如近边御敌之国，统领营卫，主一身之表，内由心胸，外至巅顶、额头、项背，内合膀胱，下至于足；阳明地面，内由心胸至胃肠，外至腹足；少阳地面，内由心咽、合胆，外至口颊、耳目、胸胁，腰以下为三阴地面，三阴主里不及外，太阴地面，内由脾、大小肠至大腹；少阴地面，内由肾和膀胱、溺道至小腹；厥阴地面通行三焦，主一身之里，自腹由肝上膈心、从胁下及小腹宗筋。腹部为三阴交界之处。兵法要领在于明晓作战地形，治病要领在于明晓六经路径，才知贼邪之所来，三阳主来路是边关，三阴主去路是内境。太阳是大路、少阳是僻路、阳明是直路，少阴是后路、太阴是近路，厥阴是斜路。三阳多受外邪侵袭，三阴多由内邪所生，如外寇多从边关入侵，内贼多由内地所生。如邪从太阳大路侵入，即汗而散之；邪轻伤卫在关外，麻黄主统；邪深伤营在关上，桂枝主统；邪重伤膈在关内，青龙主统。若外侵贼寇多于内生盗贼，当作麻桂、青龙加减双解表里；若内生盗贼多于外侵贼寇，当作陷胸、泻心、十枣、抵挡、五苓等先清内贼后扫外寇。邪从少阳小路侵入，利于短兵，利于守备，不利战争，轻者入腠理，重者入募原，尤重者入脾胃，腠理小柴胡，募原大柴胡，脾胃建中、半夏泻心汤等。若太阳、少阳合并病，当设柴胡桂枝汤分击两路；若三阳合并病，当设白虎、承气独取肃清阳明，则太阳、少阳之邪不攻而随阳明肃清瓦解。若阴邪直闯中宫，当作四逆辈速救其里。乌梅剂寒温攻补四调，理气和血，通理三焦。少阴一经，兼阴阳两脏，邪有阴阳两途，脏分阴阳二气，阳邪犯少阴之阳，则发热心烦，咳渴咽痛，仲景制黄连阿胶汤、麻黄附子细辛汤、咽痛诸方御之；阳邪犯少阴之阴，则腹痛自利便脓血，仲景制桃花汤御之；阴邪犯少阴之阳，则恶寒手足逆冷，骨节疼痛，仲景制附子、四逆、吴茱萸等汤御之；阴邪犯少阴之阴则下利清谷、烦躁欲死，仲景制通脉四逆、干姜附子等汤御之。

四、合并启微

柯氏认为合病、并病不同，一时并见则为合，以次相乘则为并。病有定体，仲景立六经而司治；病也有变体，所以必须合、并病互相参酌。三阴表属三阳，三阳里属三阴，阴阳互根。合病则一时并见，同时感受多经病变。如脉沉迟的太阳病，理应属太阳、少阴合病；如脉沉的阳明病，理应属阳明、太阴合病;少阴病而反发热,便合太阳;厥阴脉浮,即合少阳;少阳脉细,即合厥阴;阳得阴而解,阴得阳而化,阳入阴而危,阴出阳而愈。三阳皆有发热,三阴均俱下利,发热而下利则阴阳合病,三阳合而无阴即三阳合病,则自汗出而不下利,白虎证也;三阴合而无阳即三阴合病,则不发热而吐利厥逆,四逆证也;三阴合病,阴寒极盛,非大辛大热之四逆足以驱除。并病则以次相乘,一经病未愈兼受另经病。如太阳病的头痛项强未罢,兼见眩晕,胁肋不舒,脉弦等少阳证,属太阳、少阳并病,更见谵语,即三阳并病。太阳、阳明并病,可从太阳小发其汗,待太阳证已罢,然从阳明而下。疾病千变万化,仲景分六经外感内伤,合并病证治也千变万化,才足以以不变应万变。阴阳互根之体,见阴阳离合之用,是辨六经之准绳。

五、六气解析

1. 风寒辨惑 柯氏认为风寒二气,有阴阳之分,有相因之患。四时皆有风寒,伤寒中风,各有轻重,不在命名,而在见症。风为阳邪,寒为阴邪,伤寒轻者,全似中风;中风重者,全似伤寒。阴阳互根,如烦躁见症,烦为阳邪,燥为阴邪,烦极致燥,燥极致烦。中风轻者烦轻,中风重者烦躁,伤寒轻者微烦,伤寒重者燥烦。如发热见症,因患者禀赋阳气各异,受邪部位不同,阳有多少,感受外邪时,热有微甚。太阳为巨阳,其热发于营卫,故手足一身俱热;阳明为太少两阳相合之阳,其热发于肌肉,故蒸蒸发热;少阳为半表半里之阳,其热发于腠理,开阖不时,故往来寒热;太阴属脾为至阴,本该不发热,但因其为胃输送津液传达四肢,故手足自温。如脉象见症,伤寒脉浮紧,中风脉浮缓,但中风也有浮紧脉,伤寒也有浮缓脉。风为阳邪,善行数变,因四时之气变迁,一日之中也有四时之气,中风者虽在少阴,多见阳证;寒为阴邪,伤寒虽在太阳,多见阴证;然太阳经亦多见中风,阳从阳化,如麻黄、桂枝、青龙、葛根;少阴经多见伤寒,阴从阴化,如真武、附子、吴茱萸。寒邪伤人途径有天之寒气(四时风雨、早晚雾露等)、地之寒气(石阶地砖、江海深泽等)、人之寒气(寒泉冷饮、瓜果冷药等)。寒伤于表,温以散之;寒伤于里,温以补之。仲景治寒,温散、温补二法。

2. 温暑指归 柯氏认为,《内经》中论述伤寒而反发热有 3 种意思:其一当时急感急发热的，即寒邪袭人，则生病发热；其二过时而发热的，即冬季受寒，潜藏至来年春季生病发热；其三随时易名的，即凡伤寒成温的，先于夏至发作则为病温，后于夏至发作则为病暑。病温、病暑虽均由于冬天伤于寒邪，但根本于其人体内必有郁火，《内经》曰“藏于精者，春不病温”，申明了病温的源头。因为人肾阳有余，不避寒冷，好行淫欲，虽寒邪袭表，然阳气足以御敌，虽表寒不能内侵，但虚阳也不能外散。冬又主收藏，阳气更不得郁发，郁久化火，灼伤营阴，阴阳消长，从外达内。如果寒日少蓄热浅，则阳火顺应春气而致人病温；如果寒日多郁热深，则阴火顺应夏气而致人病暑。非寒毒藏于肌肤，到春天变为温病，到夏天就变成暑病。仲景论温病，独挈发热而渴、不恶寒为提纲，依附《内经》“冬不藏精”要领。足少阴肾主藏精，属封蛰之本，少阴之表是太阳，太阳根起于至阴，属阴中之阳，然而太阳病必恶寒，这里发热而不恶寒，描述阳中无阴，少阴不藏，肾气独沉，孤阳无附，发为温病。如六经中伤寒发热不渴，服汤已渴，寒去热罢，伤寒欲解。如服桂枝汤后，反大烦渴不解、大汗出、脉洪大，温势猖狂，急用白虎加人参汤，清火保元气。如服柴胡汤已渴者，属阳明，以法治之，柴胡汤中有甘草、大枣、人参均生津之品，为什么会渴呢？由于少阳相火，起于阳明，微寒之剂，不足以解除温邪。温病、暑病，源于感受天气而病者轻，因不藏精而自伤者重，若再感受风土异气，三气相合则发温疫。

3. 痉湿异同　柯氏认为六气为病，皆能发热。寒与热相因，湿与暑相从，燥与湿相反。病因殊同，风寒暑温为天气，湿病多得之地气，燥病多由于内因。《内经》病机十九条分属六气，火居其八，风寒湿各居其一，独燥证无。本论痉、湿有别，曰“诸痉项强，皆属于湿”，又曰“太阳病发汗太过因致痉”，均可以认为痉属于燥而非湿，痉者因血虚筋急也。六气皆能致痉，然不热则不燥，不燥则不成痉。六经皆有痉病：太阳经的项背强几几，脊强反张；阳明经的头面摇动，齿龄口噤；少阳经的两胁拘急，半身不遂；太阴经的腹部拘急，四肢挛急；少阴经的恶寒蜷卧，俯仰不利；厥阴经的少腹里急，阴中拘挛。若痉挟风寒，则证表现为发热恶寒无汗之刚痉，病因外来，应当逐邪以解外；若痉挟本邪，则证表现为发热出汗不恶寒之柔痉，病因于内，应当滋阴以和内。要知道属风的刚痉，不是因为风而是因为热；属湿的柔痉，不是因为湿而是因为燥。故治风中的主药葛根，并非祛风，而主要在于生津液；治湿中的主药天花粉,并非祛湿,而主要在于润燥。如头项强痛,医生把它看作风寒外感,则用汗法驱邪,致发汗太过,太阳血虚痉急而致痉。项背僵硬不舒是痉的前兆,则用葛根生津;身体强直,痉状已显,则用天花粉润燥;脚挛急、齿龄口噤、卧不及席、角弓反张则属痉状危期,急用大黄、芒硝急下存阴。《内经》曰:“诸湿肿满,皆属于脾。”湿盛则泄泻,指湿伤于内;地湿伤人则害人皮肉筋骨,指湿伤于外。《内经》以风伤于上,湿伤于下,指风湿相对而言。本论则认为风湿是相合,风湿相搏,上下内外交病,则身体烦疼,骨节掣痛,不能屈伸,难以转侧,小便不利,大便反快。伤寒发汗,寒湿在里不解,身目发黄;阳明瘀热在里,不得外越,身体发黄,是以寒湿、湿热分虚实,非《内经》所描述的湿家因风寒分虚实。《内经》认为痹证是由于风寒湿三气相合而成,本论则认为风寒湿热四气相合为湿痹,因为痹与痉皆由湿变,湿去燥极则为痉,久留不去留着为痹。痹为实,痉为虚。虚实异形,非风属痉,非湿为痉。

(节选自硕士论文《明清伤寒辨证派代表医家学术思想研究》,2021年)

柯琴错简思想探析

南京中医学院　　郭海英

柯琴“以方类证”,主张有是证即用是方,不必拘病在何经。可是,如果细研《伤寒论注》(以下简称《论注》),可以发现柯氏在强调辨证论治的同时亦言错简,今就其错简思想作一简单剖析。

一、重新编排,各以类从

柯氏认为《伤寒杂病论》经王叔和编次整理,已失仲师原书之次第,“仲景书皆叔和改头换面,非本来面目也”。又遭方、喻等肆意条辨,不仅使章次混淆,而且大背仲景原旨,有感于此,故潜心涵泳,对其中的《伤寒论》重新进行编排，各以类从。

1. 视症偏重，分归六经 柯氏汇集六经诸篇，详细辨析，据病证表现侧重不同，分别归属六经。如桂枝汤证、麻黄汤证，为邪气在表的证候，尽管阳明亦有之，但太阳为人一身之表，统摄营卫，桂枝证、麻黄证更为多见、常见，故归入《太阳病篇》。再如栀子豉汤证病位在阳明胸膈，承气汤证乃阳明大肠病变，因而一并归入《阳明病篇》。余皆类同。

2. 汤证同条，井然有序 王叔和在搜集整理《伤寒论》时，每每杂以己见，有碔砆胜玉之嫌，方、喻二家又倡“三纲鼎立”之说，愈使仲景之旨隐晦不明。柯氏刻意探求，“窥得仲景有太阳证、桂枝证、柴胡证等辞，故宗法此意，以证名篇，而以论次第之”。并在每一汤证条文下，又隶属类似方证条文，如桂枝汤证条下，就有桂枝加芍药汤证、桂枝去芍药汤等19个汤证。

二、增删调整，以意合之

柯氏不仅打破《伤寒论》原来的纲目次序，对之重新归类编排，而且对具体的内容也进行了调整，或增或删，或合或拆，或在条文中间插入具有诊断或鉴别诊断意义的脉证，或把句式次序颠倒。

1. 增 所增入的条文，多源于王叔和的《辨脉法》《平脉法》。自方、喻以下，大凡持伤寒错简的医家，皆认为《伤寒论》脉法部分是叔和所作，故全部删去，或束之高阁。对此，柯氏则比较审慎，他虽亦言叔和掺入私见，搞乱了仲景原书文次序，但并未一概摒弃，而是将其中有助原文理解的内容采而用之，正如他说：“集脉法中有关于伤寒者，合于某证，即采附其间，片长可取，即得攀龙附骥耳。”例如，《论注・伤寒总论》一篇，共有14条论文，6条出自叔和脉法，从而弥补了仲景论脉之不足。

另外，因条文重复而使实际条文增加。如桂枝麻黄各半汤证条，既见于桂枝汤证下，又于麻黄汤证条下出现。缘桂枝麻黄各半汤证属“正气已虚，表邪未解”，既不堪麻黄汤之峻汗，单用桂枝汤解肌力又不及，故需二方各半合用，小发其汗，扶正驱邪兼顾，方切中病机。可见，柯氏此番苦心确寓深意。

2. 删 指删去多余冗长的句子，或叙证疏略的条文。

“冗句者删之。”如桂枝汤云：“发汗不解，而复下之，脉浮者不愈，浮为在外，须解外则愈。”直截了当，其义甚明。若于“在外”下更加“而反下之，故令不愈，今脉浮，故知在外”等句，反觉蛇足，故柯氏直接删去。

“疏略者全条删去”，原文叙证有详有略，此详则彼略。如白通汤证条，有“少阴病，下利，白通汤主之”(314)之略，又有“少阴病，下利，脉微，可与白通汤……”(315)之详，前后互勘，后者足以概括前者，故删去第314条之略，对原文理解也无妨。

3. 合 某些条文，内容上联贯或脉证叙述一致，故可合并为一。如麻杏甘石汤证有两条：“发汗后，不可更行桂枝汤，汗出而喘，无大热者可与麻杏甘石汤。”(63)“下后，不可更行桂枝汤，汗出而喘，无大热者，可与麻杏甘石汤。”(162)二者仅仅是误治方式有别，而所致变证的证治完全相同，故合并为一条。

4. 拆 有的条文，尽管内容上可以一气呵成，但分而读之，尤蕴深义。如大青龙汤证条：“太阳中风，脉浮紧……大青龙汤主之。若脉微弱，汗出恶风者，不可服之，服之则厥逆……”(38)“大青龙汤主之”之前为其主治证，其后是禁忌证及犯禁之变证，柯氏分而论之，使读者对大青龙汤之宜忌了然于胸中。

5. 插入 《伤寒论》年代久远，屡遭兵燹，至今世，难免有脱简之处。如调胃承气汤证条：“太阳病三日，发汗不解，蒸蒸发热者，属胃也，调胃承气汤主之。”(248)柯氏在“发汗不解”与“蒸蒸发热”之间，插入“头不痛，项不强，不恶寒，反恶热”四症，旨在与太阳病鉴别。盖太阳病邪气在表，当项强、头痛、恶寒、发热并见，今汗后无头痛、项强、恶寒，而反恶热，说明太阳表邪外解，病已转入阳明境地。

6. 颠倒 《伤寒论》有许多倒装句，如：“伤寒，心下有水气，咳而微喘，发热不渴。服汤已渴者，此寒去欲解故也，小青龙汤主之。”显然“服汤已渴者”是服小青龙汤后的转机，前述诸证才是小青龙汤之适应证。柯琴以前诸家，虽已识其契机，但均未敢僭越雷池一步。柯氏则以临床为依据，直抒己见，把“小青龙汤主之”置于“服汤已……”之前，使后学者径得经义。

柯琴论错简，既不迷信古人，又不妄非前贤，而是去芜取精，结合己见另辟蹊径，形成了自己独特的错简思想，对后世影响深远，笔者略加探析如上，不妥之处，敬请斧正。

（《中医药学报》，1988年第5期）

柯琴治《伤寒论》之创见

广州中医药大学　　杨　利

王叔和以降，治伤寒学者不下百家，各有发挥，“伤寒学”因之蔚为大观。然“如何是六经本来义”“仲景立方大旨云何”，长期以来，混沌难明，歧义层出。清代韵伯柯琴先生著《伤寒来苏集》，卓识不凡，直言“仲景六经，为百病立法”“仲景因脉症立方，不拘病名、经络”，恰似拨云见日，对临证如何使用经方有指导作用。

一、仲景六经，为百病立法

叔和编次仲景遗篇，易名为《伤寒论》，并撰《伤寒例》附入，则王氏心目中，仲景之书是专为外感病而设，晋唐以来千余年中，几为定论，故有“外感法仲景，内伤法东垣，杂病用丹溪”之说。其间虽有人指出此书系伤寒杂病合论，但积习既成，和者甚寡。柯氏在《伤寒来苏集》中，对此进行了澄清，指出：“按仲景自序，言作《伤寒杂病论》合十六卷，则伤寒、杂病未尝分两书也。凡条中不冠伤寒者，即与杂病同义。”“岂知仲景杂病论，即在《伤寒论》中，且伤寒中又最多杂病夹杂其间，故伤寒与杂病合论，则伤寒、杂病之症治井然。”“伤寒之中最多杂病，内外夹杂，虚实互呈，故将伤寒、杂病而合参之，正以合中见泾渭之清浊，此扼要法也。”确如柯氏所言，《伤寒论》中一些条文，实系杂病或外感与杂病相兼，如：“伤寒脉结代，心动悸，炙甘草汤主之。”患者有心悸宿疾，心阳不振，心血不足，复罹伤寒，由于正虚已甚，不堪发汗，故先以炙甘草汤补心阳、滋阴血，以期正胜邪却，是先治杂病者；小青龙汤治“伤寒表不解，心下有水气”，是太阳表寒兼水饮内伏的表里双解之法；素有悬饮“心下痞，硬满，引胁下痛，干呕，短气”者，复病太阳中风，则先解其表，“表解者，乃可攻之……十枣汤主之”。此类先治外感、后治杂病者，类似条文还有不少。临床上单纯外感或单纯杂病相对容易诊断，而两者夹杂时，往往疑似难辨，此时辨证论治便显得更加重要。仲景外感杂病合论的苦心，在于盘根错节处，教人如何辨表里寒热虚实，如何识标本先后缓急，如何用汗下和吐温清消补，种种常中之变、变中之常，正是大匠示人以规矩处。若拘于外感专书之说，不惟条文难以索解，更不会灵活使用仲景之方，且失乎脉辨证之神髓。柯氏悟得仲景心法，书中再三申明此理，值得我们三思。

仲景之书，兼论外感内伤，其旨既明，则六经不专为伤寒而设，其义显见。故柯琴说："按仲景自序云，虽未能尽愈诸病，其留心诸病可知。故于诸病之表里阴阳，分为六经，令各得所司，清理脉症之异同，寒热之虚实，使治病者只在六经下手。""岂知仲景约法，能合百病，兼赅于六经，而不逃六经之外，只在六经上求根本，不在诸病名目上寻枝叶。""原夫仲景之六经，为百病立法，不专为伤寒一科。伤寒杂病，治无二理，咸归六经之节制。六经各有伤寒，非伤寒中独有六经也。"俞根初《通俗伤寒论》也说："六经钤百病，是为确定之总诀。"疾病之名，难以数计，然其病之发生，总因脏腑、经络、气血、阴阳失常，不外表里寒热虚实诸证。而仲景之六经，正是脏腑经络生理功能和病理变化的概括。六经辨证，虽无八纲之名，而有八纲之实，则可用于各种疾病，也是理之所至。何秀山云："病变无常，不出六经之外，《伤寒论》之六经，乃百病之六经，非为伤寒所独也。"（《通俗伤寒论》）温病名家，多取法于仲景。试观吴瑭《温病条辨》中多次提到六经，如"阳明温病""阳明湿温""暑邪深入厥阴"等。俞根初之《通俗伤寒论》，名为"伤寒"，实际多论温热、湿热病，更是以六经辨证为指导，所创葱豉桔梗汤、蒿芩清胆汤、羚角钩藤汤、柴胡陷胸汤等，疗效甚佳。因此，六经辨证与卫气营血、三焦辨证等是互为补充，应融合起来，以使六经辨证更加完备。叶天士之《临证指南医案》亦常据六经来论治杂病，如中风门胡案"阳明脉络已空，厥阴阳气易逆"，不寐门吴案"少阳郁火不寐"等。柯氏"发明六经为百病立法"之论，对于我们研究、充实、发展六经理论大有启迪。

二、仲景因脉症立方，不拘病名、经络

对于《伤寒论》方的运用，一些医家不知仲景活法，拘于病名、经络立论，柯氏则认为"仲景治方，不拘病之命名，惟求症之切当"。如对桂枝汤治中风而不治伤寒，麻黄汤治伤寒而不治中风之论，柯氏细析《伤寒论》原文第42条："太阳病，外证未解，脉浮弱者，当以汗解，宜桂枝汤。"既言太阳病，则可以

是太阳中风，也可以是太阳伤寒，然不论中风、伤寒，只要见脉浮无力，知患者正气偏虚，不堪麻黄汤之峻汗，便应以桂枝汤为宜。第56条“伤寒不大便六七日，头痛有热者，与承气汤。其小便清者，知不在里，仍在表也，当须发汗。若头痛者，必衄，宜桂枝汤”，也是示人活法，知伤寒亦有用桂枝汤者，关键在于察脉辨证，分别表虚、表实。对于持风伤卫、寒伤营、风寒两伤营卫，作为桂枝汤、麻黄汤、大青龙汤的使用标准者，柯氏则作了辩驳，认为风寒有轻重，中人有深浅。一不能泥定风只伤卫、寒只伤营，盖卫行脉外、营行脉中，岂有营病而卫不病之理？且营卫同为水谷之气与吸入之清气化生，两者可分而不能截然分开，因此，以营卫凿分风寒，误矣。二不能认为中风一定轻，伤寒一定重，仲景所谓“太阳中风，脉浮紧”，即中风重者；“伤寒脉浮缓”，即伤寒之轻者；只要见“不汗出而烦躁”，是风寒外闭、里有郁热之象，就可用大青龙汤。试问“风寒两伤营卫”，而无里热见证，大剂石膏岂非诛伐无辜？故柯氏曰：“要知仲景立方，因症而设，不专因脉而设。大青龙汤为风寒在表而兼热中者设，不专为无汗而设，故中风有烦躁者可用，伤寒而烦躁者亦可用。盖风寒本是一气，故汤剂可以互投。”并进一步指出，桂枝汤不仅可以治太阳中风、太阳伤寒，还可以治疗杂病。《伤寒论》原文第53条“病常自汗出者，此为荣气和，荣气和者外不谐，以卫气不共荣气谐和故尔。以荣行脉中，卫行脉外，复发其汗，荣卫和则愈，宜桂枝汤。”第54条“病人脏无他病，时发热自汗出……宜桂枝汤主之”“病常自汗出”“时发热自汗出”，显系杂病，用桂枝汤调和营卫，即可治愈。柯氏说：“愚常以此汤治自汗、盗汗、虚疟、虚痢，随手而愈。”洵非虚语。桂枝汤对于一些内伤低热不退、慢性泄泻、荨麻疹、妊娠恶阻等属营卫不和者均有佳效，而白虎汤，伤寒、温病可用之，杂病中消渴、痹证、痿证等亦常用之，更可证“仲景立方不拘病名”之论的精当。

仲景立方亦不拘于经络，如吴茱萸汤为阳明虚寒证之主方，然又可治少阴病、厥阴病。《伤寒论》云：“食谷欲呕，属阳明也，吴茱萸汤主之。”(243)“少阴病，吐利，手足厥冷，烦躁欲死者，吴茱萸汤主之。”(309)“干呕，吐涎沫，头痛者，吴茱萸汤主之。”(378)还有猪苓汤既可治阳明胃热津亏兼水气内停者，亦可治少阴病阴亏内热、水饮不化者；阳明病热炽水竭者用大承气汤急下，少阴病水乏不堪热劫者亦当以此汤急下之。这正是仲景立法用方之灵活处，体现了辨证论治的精神。柯氏独具慧眼，将《伤寒论》按“以方类证”的方法进行编排，示人以活法，令后人更好地领会仲景平脉辨证的精髓。

后人对仲景方的灵活运用也证明了柯氏见解的正确。如《温病条辨》中以泻心、陷胸法化裁治疗湿温病，“脉洪滑，面赤身热头晕，不恶寒，但恶热，舌上黄滑苔，渴欲凉饮，饮不解渴，得水则呕，按之胸下痛，小便短，大便闭者，阳明暑温，水结在胸也，小陷胸汤加枳实主之”。“阳明暑温，脉滑数，不食不饥不便，浊痰凝聚，心下痞者，半夏泻心汤去人参、干姜、大枣、甘草，加枳实、杏仁主之。”近人治疗消化系统疾病如慢性胃炎、肝炎中也常用此方，每收佳效。可见，用方不必拘于伤寒、温病、杂病之名，而应求其病机。

柯氏一生，精研《伤寒论》，如其所言“胸中无半点尘，目中无半点尘”，真称得上一派圆机活法，直窥长沙秘奥。

（《浙江中医杂志》，2000 年第 4 期）

试评柯琴对《伤寒论》的整理编次

甘肃中医学院　　李金田

柯琴所作《伤寒论注》，既名为注，则自然以设解原文要义、昭明仲景心法为其主要目的，但与此同时，柯氏此著也对《伤寒论》条文进行了重新的整理与编次。观其所编，不仅方法独到，章次井然，而且寓意明了，方便实用，堪称是历代整理编次仲景著书中的上乘之作，于弘扬仲景之学贡献甚大。

一、柯编的动机与目的

柯氏认为，《伤寒论》一书自晋王叔和编次后，虽章次混淆，仲景原篇已不可复见，但若仔细寻绎，却还能窥见仲景面目。而后经方中行、喻嘉言等人之力持错简，各为更定，则远背仲景之旨。感悟如此，他立志重编，却又无所依据，后因寻思仲景有太阳证、桂枝证及柴胡证等语，便径直以证名篇，以方名证，并汇集六经诸论，进行了各以类从的整理编次研究。经过这样一番改编之后，柯氏本人也实事求是地承认："虽非仲景编次，或不失仲景心法。"可见柯氏整编的动机与目的并非遐想恢复仲景原编之旧（此与方、喻等人之编完全不同），而是从临床实际出发，力致突出"仲景心法"，即借以揭示贯穿《伤寒论》全书始终的辨证论治这一中心命题的基本规律，展现张仲景丰富多彩而又科学实用的一整套临证学术思想，方便后学者系统掌握与临床使用。正因为柯氏是采用了以突出辨证论治这一"仲景心法"为其目的的以证名篇、以方名证式的整理编次，从而决定了柯氏本人不仅是明清以降众多伤寒学派中"辨证论治派"的代表人物，也是历代整理编次仲景《伤寒论》中"以方类证"的中坚人物。

二、柯编的具体做法

"起手先立总纲一篇，令人开卷便知伤寒家脉症得失之大局矣。"（《伤寒论注·凡例》）此"总纲一篇"，是指卷一之"伤寒总论"。该篇计列 14 条原文，其中除第 3 至第 8 诸条见于《辨脉法》外，余条均出自《伤寒论》正文，分别相当于宋本第 7、第 4、第 5、第 270、第 269、第 8、第 10 诸条，其内容主要是论病之阴阳、传变和转归。

"每经各立总纲一篇，读此便知本经之脉、症大略矣。每篇各标一证为题，看题便知此方之脉症治法矣。""是编以证为主，汇集六经诸论，各以类从，其证是某经所重者，分列某经，如桂枝、麻黄等证列太阳，栀子、承气等证列阳明之类。"（《伤寒论注·凡例》）盖《伤寒论注》凡四卷，其卷一、卷二是汇列太阳诸证，卷三依次汇列阳明、少阳诸证，卷四则分列太阴、少阴和厥阴诸证，体现了柯氏以证为主、证以经分的编次思想。再如具体言之，太阳是先列"太阳脉证"一篇 13 条，后次列桂枝汤证、麻黄汤证、葛根汤证、大青龙汤证、五苓散证、十枣汤证、陷胸汤证、泻心汤证、抵当汤证、火逆证和痉湿暑证 11 个证类；阳明是先列"阳明脉证"上、下二篇 47 条，后次列栀子豉汤证、瓜蒂散证、白虎汤证、茵陈汤证和承气汤证 5 个证类；少阳是先列"少阳脉证"一篇 8 条，后次列柴胡汤证、建中汤证、黄连汤证和黄芩汤证 4 个证类；太阴是先列"太阴脉证"一篇 10 条，后列三白散证 1 条；少阴是先列"少阴脉证"一篇 21 条，后次列麻黄附子汤证、附子汤证、真武汤证、桃花汤证、四逆汤证、吴茱萸汤证、白通汤证、黄连阿胶汤证、猪苓汤证、猪肤汤证和四逆散证11个证类；厥阴是先列“厥阴脉证”一篇6条，后次列乌梅丸证、白头翁汤证、热厥利证、复脉汤证、阴阳易证和诸寒热证6个证类。以上六经，凡38证，其中33证是以方名证，从而又体现了柯氏以方名证、以方类证的编次思想。

“其有变证化方，如从桂枝证更变加减者，即附桂枝证后，从麻黄证更变加减者，附麻黄证后。”（《伤寒论注·凡例》）即柯氏在前述38个六经“所重”证的基础上，又将《伤寒论》中的其他方证按性质或作用类附其后，使之形成了一个个相对独立的方证系统。如桂枝汤证，分上、下二篇。上篇有原文20条，桂枝汤方1首，内容主要是桂枝汤的主治证与禁忌证；下篇有原文19条，分别是桂二麻一汤、桂枝加附子汤、桂枝新加汤等19首桂枝汤化裁方的主治证。

三、柯编的形式与特点

整理编次《伤寒论》，既是一个研究过程，也是一种研究方法。这种研究，发端于西晋王叔和，不仅源远流长，而且在渐次发展中形成了多种以王编为蓝本的各具特色的编次形式，其中既有以方类证的，也有以法括证的，还有以脉、因、症、理等多种方式加以类归的。而柯氏所编实际上就是把《伤寒论》每一个方证视为一个独立存在的证候，并将论中有关条文悉汇其后加以互勘对照，进而以明其理的一种以方类证式的整理编次。这种编次，唐有孙思邈《千金翼方》“方证同条，比类相附”倡之于前，宋有朱奉议《类证活人书》“将病对药，将药合病”应之于后。但如果将孙、朱之编与柯编加以比较，就不难发现，柯编有着许多独具特色的地方，可谓是继承中的发展，其中主要者有以下几点。

1. 不拘原文条序，却依旧因循六经之章次 也就是说，柯氏在重编《伤寒论》时，虽已打乱了王叔和编次后的条文次序，却并没有破坏仲景原有的六经框架，只是根据自己的研究体会，以有利于临床辨证论治为目的，对论中之“证”及其相应条文给予了明确的六经定位或归属。其是太阳病证者分列太阳，是阳明病证者隶归阳明，即所谓“其证是某经所重者分列某经”之义。在这一点上，朱奉议不循六经章次的编排自是与之明显有别，而孙思邈尽管也是按经分编，但其具体做法上又与柯编存在着很大差异，且不乏幼稚与欠妥之处。如仅以比较全面、醒目的《太阳病篇》而言，孙氏将之分为“太阳病用桂枝汤法第一”“太阳病用麻黄汤法第二”“太阳病用青龙汤法第三”“太阳病用柴胡汤法第四”“太阳病用承气汤法第五”“太阳病用陷胸汤法第六”和“太阳病杂疗法第七”7大部分，这种编排不仅不够全面，而且也说明孙氏尽管很早就提出了“方证同条，比类相附”的编次原则，为以方类证式编次例开了先端，但其具体编法尚属幼稚，尤其将柴胡、承气类归太阳病下的做法，实际上就是依据太阳病原篇之用方情况所进行的一种简单类归，而这种类归就不如柯氏将其分编于少阳和阳明的那种明确六经归属的编排醒目、实用。

2. 按经分证，而又以证为主 这是柯编的一个中心思想，也是柯编的一个重要特点。盖证者，既是论治的准则，又是用药的依据。而辨证以论治，则是贯穿《伤寒论》全书始终的一个活的灵魂。如何更好地揭示《伤寒论》辨证论治的基本规律，继承张仲景丰富多彩而又科学实用的临证学术思想，又是各种整理编次者孜孜以求的共同旨趣所在。而柯编中以证为主，并尽力突出六经各主要方证的做法，则更是诸多编次者中的佼佼者，它不仅起到了一定的典范作用，而且亦使《伤寒论》中“证”的概念渐趋明朗和具体。在这一点上，它较之同属以方类证式编次的孙编和朱编来说，自是明显前进了一步。因为孙、朱之编，仅仅具备了以方类证之雏形，尚缺乏明确的概念，不具有完整的体系。他们对于“证”的理解，还处于证、症不分之阶段，亦即孙氏所谓的“方证同条”及朱氏提及的“药证”之“证”，其含义多系指“症”而言的。而柯编中诸如桂枝汤证、麻黄汤证之“证”，其含义绝非“症”的同义语，而当是对论中有关脉、症进行综合分析后的一种具有高度概括力的诊断性结论，其作用在于因证可以明治，据证可以言方。

3. 以方名证与以方类证 这是柯编的又一重要特点，其中以方名证更是柯氏编次过程中的一种创举。在此以前，孙思邈于《太阳病篇》中虽然也是以桂枝汤、麻黄汤等方直接标目，且在每方内容上有似于柯编，但他毕竟是言桂枝汤法、麻黄汤法，而不是说桂枝汤证、麻黄汤证，自然就不能算作以方名证。而朱奉议虽于《类证活人书》卷十二首段提出了“药证”概念，认为“药证者，药方前有证也”，但他于其后的具体编排时，则又是仅言某方之名，不说某方之证,况且从其前后内容综合来看,所及之“证”多系指“症”而言的,此自然也就不能看作以方名证。再者,从以方类证而言,柯编所类之证有两种,一是六经“所重”的主方证,如桂枝汤证中的有关桂枝汤方的主治条证;二是其类方或化裁方证,如桂枝汤证中的桂二麻一汤等19首方的主治条证。这种类归,有主有次,层次井然,能起到执简驭繁的积极作用。而在这一点上,朱氏以《伤寒论》113方单独标目,分别命节,就缺乏纲举目张的整体效应。孙氏虽然在类证形式上有似于柯编,但这种类似仅限于《太阳病篇》,显得不够全面与系统。因此可以认为,柯氏以方名证、以方类证的重新编次,是《伤寒论》以方类证式编次史上使之渐趋明确、具体,而又系统、实用的一个重要标志。

四、柯编的优点与不足

就柯编的总体情况而言,它章法清楚,主次明确,除前述特点亦属优点以外,尚有以下几点:其一,可以比较完整地体现《伤寒论》各方证的具体脉症,反映其间的内在联系,方便后学者的系统掌握与临床实践。其二,可以比较明确地反映每个方证的主症和次症,从而展现其证的重点所在,为临床应用其方提供原则性导向。其三,可以让后学者在掌握每个具体方证的同时,对其类证作出鉴别,也可以对其禁忌证做到心中有数。其四,有助于对每个方证病机的总体认识与把握,尤其像桂枝汤证这些既能属于外感,又可隶属杂病的方证来说更是如此。其五,可以便利每个方证条文的检索研究,能使后学者、使用者仓卒之间对其精神旨趣得以全面或大体把握,此即孙思邈所谓的“须有检讨,仓卒易知”也。

再就柯编的每个方证来说,所汇条文,层次井然,能使读者因循以求,渐次深入,从而得以全面、系统地掌握。如栀子豉汤证,计列《伤寒论》原文15条,方6首,并大体可分作三部分:其一,先列了栀子豉汤原文6条,其中3条出自《太阳篇》,2条源自《阳明篇》,1条源自《厥阴篇》,同时载明方之组成与用法。其二,继列了栀子豉汤类方的条证与方药,即栀子干姜汤、栀子厚朴汤和栀子柏皮汤3方6条,其中前2方各1条,后1方《伤寒论》本是1条,而柯氏于此又增3条,认为亦可用栀子柏皮汤以治,这3条分别相当于宋本《伤寒论》的第199、第200和第206条。另外,栀子甘草豉汤和栀子生姜豉汤2个类方因原系与栀子豉汤合作1条，故被列入上项内容中了。其三，后列了栀子豉汤的禁忌证1条。柯氏这种编排，既整体类归了原本散见于太阳、阳明和厥阴诸篇的栀子豉汤证条文，也汇列了源自太阳和阳明2篇的5个类证条文，还标明了栀子豉汤禁忌证条文。此种先列主方主证，次列类方类证，后列禁忌证的重新编次更能使人易于掌握。

当然，柯编也存在着一些欠妥或值得商榷的地方，如柯氏按经分证时，将建中汤证分属少阳、三物白散证分属太阴等，证后汇列条文亦有不够全面的，如柴胡证中有关小柴胡汤条文就缺宋本第37、第231和第394三条。此外，证后类方亦有不够全面和欠妥之处，如前述栀子豉汤证中，就把瘥后劳复篇中的枳实栀子汤未列其中，反把用治黄疸的栀子柏皮汤例归其中了。

（《国医论坛》，1993年第6期）

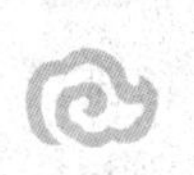

谈对柯韵伯运用《内经》疏证《伤寒论》的认识

浙江省中医药研究所　　薛　盟

清初柯韵伯所著《伤寒来苏集》，根据本论原序有“撰用《素问》”的记载，认为：“仲景治法，悉本《内经》，先圣后圣，其揆一也。”因而其中有较多段落，运用《灵枢》《素问》的藏象、运气、脉诊、病机、病能等学说以阐释《伤寒论》，颇具有洞中窾要、说理透彻的特点，现就个人肤浅体会，举要浅谈如下。

一、六经分证和定位

关于六经见证及其受邪部位，《伤寒论翼・六经正义第二》讨论颇详。《伤寒论注》引《素问・邪气脏腑病形》云：“邪中于项，则下太阳；中于面，则下阳明；中于颊，则下少阳，其中膺背两胁，亦下其经。"又经文："中于阴者，从臂胻始。"上两条都是按经络循行通路而划定病邪的境界，这是一条总纲。先论三阳受病之地，再论三阴受邪的起点。柯氏推广其义，谓"伤寒一日太阳，二日阳明，三日少阳"，见证日期的迟早，是因经脉部位不同，而病的传变亦无定律，"气有高下，病有远近，适其所至为故也。"由此推论，对三阴证亦作如是观。

又辨三阳实邪，中项则头项强痛，中背则肩背几几也；阳明中面则目疼鼻干，中膺则胸中痞鞕也；少阳中颊则口苦咽干，中胁则胁下痞鞕也。此岐伯"中阳溜经"之义，三阴皆有自利证，则系"中阴溜府"之义。时腹自痛者，则因"太阴脉布胃中，又发于胃，胃中寒湿，故食不内（同纳），故吐利交作也，太阴脉从足入腹，寒气时上，故腹时自痛"。释"少阴病吐利，手足不逆冷，反发热者不死。脉不至者，灸少阴七壮"的条文，谓少阴动脉在太溪，其穴在足内踝从跟骨上动脉陷中，主手足厥冷寒至节，是少阴之原，此脉绝则死。若"少阴病吐利，手足厥冷，烦躁欲死"之证，引岐伯说："四末阴阳之会，气之大路也，气街者，气之经络也。络绝则经通，四末解则气从合。故用吴茱萸汤以温之。"再如解释厥阴脉证之见消渴，气上撞心，心中疼热，饥不欲食，食即吐蛔者，乃因"厥阴经上膈贯肝"，"肝脉挟胃"，病机多属肝旺乘心，胃亦受侮之故。上述循经辨证的方法，对于六经的主证、兼证或合并证，通过各种证候群的观察分析，见其证在何部位，即可知病在何经而确定制方用药的步骤。柯氏论证六经部位，虽从《素问·皮部论》"皮有分部，脉有经纪，其生病各异，别其分部，左右上下，阴阳所在，诸经始终"经文中获得启示，并创立"百病兼赅于六经，而不能逃六经之外"的著名论点，但他却没有拘守经络学说，指出经络之"经"，是六经的道路，不能理解为六经的地面，因此说："六经来路各不同。太阳是大路；少阳是僻路；阳明是直路；太阴近路也；少阴后路也；厥阴斜路也。客邪多由三阳来，正邪多由三阴起。"所以强调六经之病证，并非专指伤寒，而是概括风、寒、杂病立法和由六经分司的提纲范围，这些见地，既为前人所未道，更大大拓宽了后世学者的眼界。

二、脉证和阴阳的关系

《伤寒论翼·平脉准绳》说："上古以三部九候决死生，是遍求法，以人迎、寸口、趺阳辨吉凶，是扼要法。”又说：“脉有十种，阴阳两分，即具五法，浮沉是脉体；大弱是脉势；滑涩是脉气；动弦是脉形；迟数是脉息，总是病脉而非平脉也。”柯氏还对诊脉法介绍了他的“对看、正看、反看、平看、互看和彻底看”的脉法经验。在如何理解仲景“脉有阴阳”的涵义方面，柯氏从脉象的正负两方面去分析。例如浮大滑动数，为有余之阳脉；沉弱涩弦迟，为不足之阴脉。阳胜则阴病，阳进则阴退，这一规律是柯氏从《经》旨中悟出的。《内经》说：“夫阴阳之在天地间也，有余而往，不足随之，不足而往，有余随之。知从知随，气可与期。”这种相对真理，它提示脉气的盛衰，通过脉象观察，可以辨明脏腑的虚实，阴阳的消长，以候疾病的吉凶，才能在诊断、治疗上指挥若定。

脉不离证，切脉自可识证。原条文“伤寒脉浮滑，此表有热，里有寒(柯注本作里有邪)”的白虎汤证，虽未具体描述其症状，但《论注》却根据“脉缓而滑曰热中”的《经》旨，大胆地把有疑问的“里有寒”之“寒”字，作为误文而改作“里有邪”，肯定为“结热在里”，符合应用白虎汤的病理标准。再按另条“伤寒脉滑而厥者，里有热也，白虎汤主之”的滑脉，证明以上印证《内经》所作的判断是正确的。又论少阴病麻黄附子汤证时，因须与太阳病类证相鉴别，但出现沉脉，所以举经文“逆冬气则少阴不藏，肾气独沉”及“少阴之阴，其入于经也，从阳部注于经；其出者，从阴内注于骨”之说，而充实其辨证论治的内容。以发热脉沉，无里证者，是从阳注经，故用麻黄、细辛；身体骨节痛，手足寒，背恶寒，脉沉者，是从阴注骨，故用参苓术芍，口中和，枢无热，皆可用附子。由此，我们得以窥见柯氏对仲景脉、证、治认识的精卓。

三、伤寒和温病的辨识

历代医家，对伤寒与温病在病名定义和证候分析方面，颇多争议或混淆不清，往往从条文中寻章摘句，见证论证，笼统地把“太阳病或已发热或未发热，脉阴阳俱紧者，名曰伤寒”和“太阳病发热而渴，不恶寒者为温病”两者作为太阳初期表证，或径纳入广义的热病范畴。柯氏开宗明义，首先提出：“伤寒与温病不相似，何不为之另立耶?”谓温病内外皆热，有别于中风伤寒之恶寒发热，“要知《内经》热病，即温病之互名……观温病名篇，亦称《评热病论》，其义可知”。他对伤寒与温病的辨惑，不拘执于季节和六经的界限，而主张因证论病，将风温与《内经》伏寒病温严格加以区别。认为前者不因于寒而因于风，意指当时即发之温邪；后者由冬时触寒所致的春夏温暑乃“偏在饱暖淫欲之人，不知持满，竭津耗真，阳强不能密，精失守而阴虚，故遗祸至冬夏也”。此节完全从伏气立论，法与《内经》“热病皆伤寒之类”和“凡病伤寒而成温者，先夏至日为病温，后夏至日为病暑”随时易名的说法，在辨证时不能等同；这就对“冬伤于寒，春必病温”理解更深入一层。柯氏根据《素问·热论》，对照仲景原文，求同存异，基本上把温病划分成两种类型。谓：“夫温与暑，偶感天气而病者轻，因不藏精者其病重，此为自伤。”前者属于外因，后者则以内因为主。所以他独创新见，认为“虽由于冬时之伤寒，而根实种子其人之郁火”，以及“虚阳不得外散，仍下陷于阴中”。这一段文字，柯氏尽管未明言伏邪，但解释说：“冬时收藏之令，阳不逮发，寒愈久而阳愈匿，阳日盛而阴愈虚。若寒日少而蓄热浅，则阳火应春气而病温，寒日多而郁热深，则阳火应夏气而病暑。此阴消阳炽，从内而达于外也。”不言而喻，他的这些见解，充分反映了《内经》“冬不藏精，春必病温”的精神实质，并对清代医家倡导伏气温病的学术思想产生一定影响。

四、痉和湿的病机探讨

痉湿暍证原系仲景《伤寒杂病论》一个组成部分。《伤寒来苏集》用“痉湿暑证”名篇，比较明确，因三证病邪均从营卫而入。且条文中有“以伤寒所致，与伤寒相似，故此见之”句，所以附于太阳方证之末。柯氏对本篇第一条，疑非仲景原著，而认作王叔和手笔，持否定态度。他提出：“伤寒之中最多杂病，内外夹杂，虚实互呈，故将伤寒杂病而合参之，此扼要法也。叔和不明此旨，谓痉湿暍三种，宜应别论，则中风温病，何得与之合论耶。”这确是一针见血之谈。至于有关痉和湿的发病机制，在《伤寒论翼·痉湿异同》中却有较多论述和发明。

如论致痉的原因，首先着眼于一“燥”字，柯氏从经文“病机十九条”中指出“燥证独无”，表示对“诸痉项强，皆属于湿”有存疑之处。谓“太阳病发汗太多，因致痉，则痉之属燥无疑。”又说：“夫痉以状命名，因血虚而筋急耳。六气为患，皆足以致痉，然不热则不燥，不燥则不成痉矣。”他观察到本论既有痉湿之分，复有刚、柔二痉之别，进一步阐明："若痉之挟风寒者，其症发热无汗而恶寒，气上冲胸而小便少，其脉必坚紧，其状必强直而口噤，此得之天气。《内经》所云'诸暴强直，皆属于风'者是也，其势勇猛，故曰刚痉，病因外来，当逐邪而解外。痉有挟本邪而为患者，其邪自内出，故发热汗出而不恶寒，其脉则沉迟，其状则项背强几几，此得之地气。《内经》云'诸痉项强，皆属于湿'者是也。其势弱软，故名柔痉。病因于内，当滋阴以和内。"此处虽未彻底排除湿邪致痉的可能，然而湿从燥化，验之于证，则是符合客观实际的。

再如讨论湿病，其理论基础大多源于《内经》并加以发挥。湿为阴邪，燥为阳邪，就证型而言，两者截然不同，但燥与湿可以相互影响而逐渐转化，在同一条件下，各自形成的证候和转归则有一定差异。柯氏阐发"六气为病……寒与热相因，暑与湿相从，独燥与湿相反"，湿邪一般不独中于人，必有兼挟为患，或主寒湿，或主湿热及风湿，或如《内经》风寒湿三气合而成痹。本论又合风寒湿热四气而名湿痹。在湿与燥的正负关系上，谓"同一湿也，湿去燥极则为痉，久留而着则为痹。痹为实，痉为虚"。这些论证，眉目都较清楚。又对病症的归属问题进行论述，如脾主湿，寒湿是太阴本病，故引经文说"诸湿肿满，皆属于脾"，以及"湿胜则濡泻"，是湿伤于内；"地之湿气感，则害人皮肉筋骨"，或"因于湿，首如裹"，这是湿伤于外。若湿与热合，则"大筋緛短，小筋弛长"而形成柔痉，或阳明瘀热在里而见身热发黄症，示人以湿家寒热虚实之分，应细心体认。而风湿一证，亦本《内经》"阳受风气，阴受湿气，故伤风上先受之，伤湿下先受之"之说，认为风湿相合，则阴阳相搏，上下内外皆病，"血之与邪，并客于分腠之间"，其证候往往见身体烦疼，不能转侧，骨节掣痛，不能屈伸，小便不利，大便反快。柯氏解释说："湿气留着于身形，脾气不能上输，肺气不能下达，膀胱之液不藏，胃家之关不启，故小便不利。"风湿相搏，宜发汗透表，设若风去湿留，当利小便，则大便自硬（反快即便溏之互词）。此两大法，已包含"开鬼门，洁净府"的治则在内，当毋庸置疑。

五、结束语

众所周知，仲景《伤寒论》是一部集理、法、方、药之大成的医学巨著，它的一方一法、一字一句，无不贯穿着六经病证的病机、诊断、治疗学知识。柯韵伯《伤寒来苏集》能契合本论宗旨，融汇《灵》《素》的法度，在注疏中往往运用辩证思想，论阴必及阳，论脏必及腑，论脉必及病证。凡原文之简略部分，多能探幽发微，加以充实提高。在辨证论治方面，印证经义以说明问题的，颇有荦荦之见。

柯氏善于审证求因，为了候病机的出入，病因的逆从，主张用问诊以察病情和掌握重点，说"《内经》所云：一者因得之，审其上下，得一之情是也"。举"太阳病，饮水多，小便利者，必心下悸。少小便者，必苦里急也"为例，指出："见其饮水，即问其小便，小便利，则水结上焦，不能如雾，故心下悸可必，小便少，则水蓄下焦，不能如渎，故里急可必。"此外，对各种证候的出现，也一再参证经义，如建中汤证之"腹中急痛"，指明是厥阴相火攻腹而痛，合"暴注腹大，皆属于热"的性质，此腹痛用芍药之意。"热利下重"的白头翁汤证，认为"暴注下迫属于热"，"小肠移热于大肠为虚瘕"。讨论病机，皆有所本，绝非向壁虚构之谈。

综观《伤寒来苏集》全书内容，见解独超，读之能引人入胜。其特点是在原著整理校订过程中，注疏立论的基础始终不离《内经》法度。若非读书有得，在学术上经过千锤百炼，欲获如此巨大成就，那是难以设想的。

（《浙江中医学院学报》，1982年第2期）

柯琴《伤寒来苏集》学术思想评述

浙江省嘉兴市第一医院　　盛燮荪
浙江省嘉兴市王店中心医院　　沈敏南

柯琴精于伤寒之学，《伤寒来苏集》是其代表作。该书因编著风格独具，说理精深，在伤寒学的重大学术理论上有所创见，至今仍不失是研究《伤寒论》的重要著作之一。

一、分篇汇论，编例独树一帜

柯氏重编《伤寒论》的动机，是认为原《伤寒论》编次杂伪脱简、章次混淆之处颇多。为此，从以下四个方面对《伤寒论》进行重新校正、注疏、分篇汇论。

1. 对杂伪脱简，大胆进行修改 如第45条："太阳病，先发汗不解，而复下之，脉浮者不愈，浮为在外，而反下之，故令不愈。今脉浮，故知在外，当须解外则愈，宜桂枝汤。"该条中"而反下之，故令不愈，今脉浮，故知在外"之文是冗句，删去后反使隐旨明而尘句新。柯氏还认为："仲景分别六经，各经俱有中风、伤寒脉症治法，叔和时《太阳篇》存者多，而失者少，他经存者少，而失者多，《阳明篇》尚有中风脉症二条，少阳经只有症一条而不及脉，三阴俱有中风欲愈脉，俱无中风脉症。"类此脱简之处，均详加辨析。

2. 对章次混淆，重加编次 柯氏认为《伤寒论》原篇不可复见，凡章次混淆，已失仲景原旨之处，须重加编次。如第98条："伤寒五六日，中风，往来寒热，胸胁苦满，默默不欲饮食，心烦喜呕，或胸中烦而不呕，或渴，或腹中痛，或胁下硬，或心下悸，小便不利，或不渴，身有微热，或咳者，小柴胡汤主之。"柯氏移于《少阳病篇》，作为少阳经主证，以补充少阳病提纲之不足。

3. 突出辨证，以类相从 这是柯氏重编《伤寒论》的主要学术思想。他主张不必孜孜于考订仲景旧论的编次，重要的是应把仲景辨证心法阐发出来。因此，他采用了各经之首先立脉证数条，再方证相合，各以类从编次。如少阳脉证篇，柯氏先立脉证8条，即少阳病提纲，少阳病中风、伤寒，少阳病欲已2条，少阳病、太阳病并病3条。这表明了少阳病脉证之大概，又提示向愈之脉证，以挈辨证之纲。然后分列柴胡汤证、建中汤证、黄连汤证、黄芩汤证等编次，这样更能体现出辨证施治精华所在。同时还酌选了部分《金匮要略》(痉湿暑证)条文以补其阙，这对完善、充实仲景的辨证施治，甚为有益。

4. 主张六经分司乃百病之宗 自唐宋至明清，伤寒学者多以《伤寒论》为辨证外感之书。惟元王好古曾用六经分类法归纳若干杂病以辨证施治，但析理不清，系统性欠强。柯氏认为《伤寒论》的六经分司，是包括了外感伤寒与杂病的证治；六经表证、合病、并病不独三阳经有，三阴经亦有。柯氏曰：

“凡条中不冠伤寒者，即与杂病同义。如太阳之头项强痛，阳明之胃实，少阳之口苦咽干目眩，太阴之腹满吐利，少阴之欲寐，厥阴之消渴气上撞心等症，是六经之为病，不是六经之伤寒，乃是六经分司诸病之提纲，非专为伤寒一证立法也。”从长期临床实践及近年所见报道，均能证实伤寒六经辨证也适用于杂病。柯氏这一理论的创立，揭示了《伤寒论》的又一精华所在，为阐发《伤寒论》的理论及扩大方药运用范围开辟了新的途径。

《伤寒论》中惟太阳病最详，分类较细，其他五经，略而不详，或有症无方，有脉无症。柯氏认为六经俱有表证。“麻黄、桂枝，太阳、阳明表之表药；瓜蒂、栀豉，阳明里之表药；小柴胡，少阳半表之全药。太阴表药桂枝汤，少阴表药麻黄附子细辛汤，厥阴表药当归四逆汤。六经之用表药，为六经风寒之出路也。”柯氏又认为“合病”“并病”不独为三阳所有，三阴病中亦存在，特别是三阳、三阴的合病、并病更为普遍。他说：“夫阴阳互根，气虽分而神自合，三阳之底，便是三阴，三阴之表，则是三阳。如太阳病而脉反沉，便合少阴……虽无合并之名，而有合并之实。”此说较之《内经》两感于寒而成病之论，更为熨帖。这种新颖的见解，阐发文外之隐微，深得仲景心法之要旨。

二、综合开阖枢、气化、脏腑、经络学说，探讨六经实质

《伤寒论》六经之实质，历代学者见仁见智，各有所执，但欠完备。柯氏在《伤寒论翼》尝谓：“夫仲景之六经，是分六区地面，所赅者广，虽以脉为经络，而不专在经络上立说。”后世学者认为柯氏对六经实质是作区域之解，但综看《伤寒来苏集》全书，大为不然，六经地面之说，仅是柯氏六经学说一部分。柯氏对六经是以《内经》开阖枢之说，持经络、脏腑、气化合论，使六经之实质理明义晓，堪称谙合《经》旨，巧思独具。

开阖枢学说首见于《素问·阴阳离合论》《灵枢·根结》之中，但仅述大略而已。柯氏在《伤寒来苏集》中宗《内经》三阴三阳离合之旨，加以发挥运用，如伤寒三阳病，太阳主开、阳明为阖、少阳主枢，因开阖枢功能失常，因而致病。如185条：“阳明之为病，胃家实是也。”柯氏注曰：“阳明为阖，凡里证不和者，又以阖病为主，不大便固阖也，不小便亦阖也，不能食，食难用饱，初欲

食，反不能食，皆阖也。自汗出，盗汗出，表开而里阖也，反无汗，内外皆阖，种种阖病，或然或否。故提纲独以胃实为正。”柯氏宗《内经》阖之理论，执简驭繁地概括了阳明病的病理变化。

伤寒三阴病，太阴主开，少阴主枢，厥阴主阖。《伤寒来苏集》用“枢”之理论来解释少阴病之症状、病机及治法（按：“枢”之原意，《说文解字》曰：“户枢也。”引申其义，即机关多变也）：从症状而言，少阴病欲吐而不得吐，欲寐不得寐，或咳，或悸，或小便不利，或腹中痛，症状不一，多或然症，即枢之兆也。从病机而论，少阴病易于脏病传腑，成少阴病大承气汤证；气病伤血，成少阴便脓血之病；寒病变热，成少阴热化的黄连阿胶汤证。这种病机变易，即枢之象也。从治法来说，猪苓汤之五味药，皆润下之品，柯氏认为乃少阴枢机之剂也。

柯氏不仅应用《内经》三阳三阴离合之理论来阐明六经实质，更重要的还糅合了脏腑、经络、气化学说。如对第 273 条“太阴之为病，腹满而吐，食不下，自利益甚，时腹自痛，若下之，必胸下结鞕”的太阴病提纲，柯氏注曰：“太阴为开，又阴道虚，太阴主脾所生病，脾主湿，又主输，故提纲主腹满时痛而吐利，皆是里虚不固，湿胜外溢之症也。”又曰：“脾为湿土，故伤于湿，脾先受之，然寒湿伤人，入于阴经，不能动脏，则还于府，府者胃也，太阴脉布胃中，又发于胃，胃中寒湿，故食不内而吐利交作也。太阴脉从足入腹，寒气时上，故腹时自痛。”对太阴病是脏（脾）腑（胃）、经络（太阴、阳明）、气化（开阖、升降）功能失调所致病的分析，甚为全面。

柯氏对六经实质用开阖、气化、脏腑、经络理论进行综合讨论，在伤寒学术理论上是一个创举，对解惑释疑，阐发精微，丰富伤寒学的内容，厥功非浅。

三、类比分析，首创制方大法

柯氏不仅在阐发《伤寒论》理论上匠心独运，在伤寒方剂学中，首创制方大法，其主要内容是六经理论及名、症（证）、机有机结合释明方义。这些理论创立，便组成了仲景方剂学说体系。

1. 方随经分 柯氏在《伤寒附翼》二卷的方剂中，均以方随经分之原则来排列和解释方义。如《伤寒附翼·太阴方总论》太阴病以吐利腹满为提纲，立理中丸为首方；以四肢厥逆为太阴之主要症状，选四逆汤为主方。因太阴主内，为阴中之至阴，最易虚寒，脾脏虚寒在内，则吐利腹满为理中汤证；脾经虚寒现于外，则四肢厥逆成四逆汤证。太阴误汗后成寒实腹满，治以厚朴生姜半夏甘草人参汤；太阴误下后为寒实结胸，治以三物白散。若脾不能为胃行津液，而成大便难之脾约证，立麻仁丸。凡此皆方随经设，法随理出，虽打乱了原书之编次，但举纲张目，条理更为清晰。

六经之中有主证，六经之中必有主方，主方统率附方，这是柯氏的又一见解。如太阳病有桂枝汤、麻黄汤等主方，并在方义中把葛根汤、大青龙汤、麻黄连翘赤小豆汤归属于麻黄汤类。虽然柯氏的方剂排列尚未打破六经之范畴，但对后世研究伤寒方颇有启发，徐灵胎《伤寒类方》中据方分证，方不分经之论述，实张本于此。

2. 类比析理 柯氏用名、症、机三方面进行类比，来解析方义。

(1) 以病类比：是以不同疾病、不同方剂，来类比求同。如少阳病之主方小柴胡汤，厥阴病之主方乌梅丸。柯氏曰："二方虽不同，而寒温互用，攻补兼施之法相合者，以脏腑相连，经络相贯，风木合气，同司相火故也。其中皆用人参补中益气，以固逐邪。"少阳病与厥阴病是两种疾病，小柴胡汤、乌梅丸是不同之方剂，经柯氏返本之释，探得阳枢（少阳）、阴枢（厥阴）之共同之处。

(2) 以证类比：是用相同证候的不同方剂，来进行类比异同。以水证为例，柯氏尝谓："小青龙治伤寒未解之水气，故用温剂，汗而发之；十枣汤治中风已解之水气，故用寒剂，引而竭之。此寒水、风水之异治也。小青龙之水动而不居，五苓散之水留而不行，十枣汤之水纵横不羁，大陷胸之水痞鞕坚满，真武汤之水四肢沉重。水气为患不同，所以治法各异。"这种证候类比，对阐发方义，颇觉精深。

(3) 以机类比：是用相同病机的不同方剂，来进行类比释义。如"大肠、小肠皆属于胃，胃家实则二肠俱实矣。若三分之，则调胃承气胃家之下药，小承气小肠之下药，大承气大肠之下药……桂枝加大黄，太阳转属阳明之下药；桂枝加芍药，太阳转属太阴之下药。凡下利兼表药者，以未离于表故也。柴胡加芒硝，少阳转属阳明之下药；大柴胡下少阳无形之邪；柴胡加芒硝，下少阳有形之邪；桂枝加芍药，下太阴无形之邪；三物白散，下太阴有形之邪；四逆散，下少阴、厥阴无形之邪。"这种以病机类比，不但阐发了《伤寒论》之理论，对方剂学说的发展也有一定影响。

如上所述，可见《伤寒来苏集》之学术思想确有创见。后世《伤寒论纲目》

《医宗金鉴》取柯氏之见解甚多，但柯氏对有些问题也有牵强之弊，如少阴病仅分证未提及热化、寒化两类。

（《陕西中医》，1983年第4卷第1期）

柯琴《伤寒来苏集》主要学术思想及临床应用

陕西中医药大学　　杨　军

一、柯琴主要学术思想

1. 创“六经地面说”　自朱肱在其《类证活人书》首次将《伤寒论》的三阴三阳称为“六经”以来，其实质是什么，历来众说纷纭，莫衷一是，有脏腑说、经络说、气化说、六经层次说等，柯琴则在其《伤寒论・六经正义》中提出了著名的“六经地面说”。

柯氏否认“六经”来源于《素问・热论》的观点，认为《伤寒论》之六经与《素问・热论》之六经，虽然名同，而在实质内容上则大不同，后世医家则将两者等同起来，导致后世医家误认为《伤寒论》六经即《内经》经络；反对王叔和将《素问・热论》作为《伤寒论》之“序例”以六经为经络，认为伤寒六经是以地界分而不专以经络立论。因此在《伤寒论翼》中说明确指出：“叔和不知仲景之六经，是经界之经而非经络之经，妄引《内经・热病论》，作《序例》以冠仲景之书，而混其六经之症治，六经之理因不明。”他提出六经理论应源于《素问・皮部论》：“按皮部论云，皮有分部，脉有经纪，其生病后异，别其部分，左右上下，阴阳所在，诸经始终，此仲景创立六经部位之原。”

柯氏认为，《伤寒论》六经是“地面”，经络是“道路”，道路是线，地面是片；“道路”是“地面”的“线”，“道路”可以通达身体各处，但范围较为狭窄，但“地面”则是大片区域。伤寒论的六经就是六大块“地面”，此所谓“六经犹列国也”，即六大区域：“腰以上为三阳地面，三阳主外而本乎里。”“腰以下是三阴地面，三阴主里而不及外。”“若六经之经，是六经道路，非六经地面。”具体而言，柯氏对六经六区地面的具体划分为“太阳经，内自心胸，外自巅顶，后至肩背，下及手足，内合膀胱。阳明经，内自心胸，至胃及肠，外自头颅，由面及腹，下及手足。少阳经，由心至咽，出口颊，上耳目至巅，外自胁内属胆。太阴经，自腹由脾及肠、魄门。少阴经，自腹至两肾及膀胱溺道。厥阴经，自腹由肝，上膈至心，从胁下及小腹宗筋”。

综上而言，柯琴对六经的分区，除依据经络循行外，还依据伤寒六经病证涉及的范围来确定，力求把伤寒六经病证的发生与演变落实到具体的区域（病位），使医者在临床中具有实际可操作性，根据发病的部位及症状，按图索骥，达到迅速发现、治疗、预防疾病病变的最终目的，即“明六经之地形，始得握百病之枢机；详六经之来路，乃能操治病之规则”。是故六经地面理论对伤寒论的临床具有重要的实践指导意义。

2. 倡导伤寒六经为百病立法 自西晋以来，众多医家认为《伤寒论》是论述外感病的专著，六经辨证是针对外感疾病而设的辨证纲领，混淆了伤寒通治内外疾病的本质。柯琴则认为，《伤寒论》创立的六经辨证体系，不仅适用于外感病，而且同样也适用于内伤杂病，指出“六病之外无奇疾，方证之中有活法”“原夫仲景之六经，为百病立法，不专为伤寒一科，伤寒杂病治无二理，咸归六经之节制，六经各有伤寒，非伤寒中独有六经也”的学术思想，提出了“六经为百病立法”的学术观点，为后世医家所广泛认同和使用。

六经为百病立法有其理论和现实意义。在理论上，柯氏在《伤寒论翼》“全论大法第一”指出：“按仲景自序言作《伤寒杂病论》合十六卷，则伤寒杂病，未尝分两书也。凡条中不冠伤寒者，即与杂病同义。如太阳之头项强痛，阳明之胃实……是六经之为病，不是六经之伤寒，乃是六经分司诸病之提纲，非专为伤寒一证立法也。”同时又强调“观仲景独于《太阳篇》，别其名曰伤寒、曰中风、曰中暑、曰温病、曰湿痹，而他经不复分者，则一隅之举，可以寻其一贯之理也”“岂知仲景约法，能合百病，兼赅于六经，而不能逃六经之外，只在六经上求根本，不在诸病名目上寻枝叶”。所以，六经为百病辨证的方法，不仅仅为外感病而设，如果一叶障目，岂不湮灭了仲景大法。在临床实践中，柯氏认为：“凡条中不冠伤寒者，即与杂病同义。”虽此言有点广泛化，但验之临床，确有实效，考《伤寒论》398条原文，冠有伤寒或者中风者共97条，冠三阴三阳者166条，不冠名者135条。其中很多方证，既可以治疗外感病，但更多是治疗内伤杂病。

此外，柯氏还提出六经提纲说，反对方有执提出的“三纲学说”，坚持阴阳学说（认为原文第7条是伤寒研究的总纲）等，无不体现着其注重理论联系实践的治学态度。

二、柯琴学术思想临床应用举隅

杨某，女，37岁。2018年12月10日初诊。

主诉：心慌气短、畏寒肢冷、失眠半年，加重1周余。

患者素体瘦弱，单位体检时发现有低血压病，时常出现头晕眼花、疲乏无力等症，口服生脉口服液、益气养血口服液等，血压可维持在正常范围，余无他证。半年前无故出现失眠、心烦易怒，偶尔夜梦多，自以为是工作压力太大，不予重视。3个月前，失眠、多梦越来越重，尤其是心慌心悸之症导致失眠越发严重，遂入院治疗。检查结果：血压87/60 mmHg，窦性心动过缓，腔隙性脑梗死（磁共振扫描显示），诊断：焦虑症，低血压，腔隙性脑梗死。医院对其进行对症治疗，血压基本恢复正常，睡眠好转，每晚可以休息4 h左右，心慌心悸毫无改善，遂出院在家休养。出院后，睡眠渐渐又变差，心悸越来越严重，甚至到了难以忍受的地步，患者要求中医治疗。

刻症：患者身体消瘦，面色苍白不华，精神颓废，情绪无常，不停诉说自己心慌心悸的痛苦。一经追问病史，患者自谓畏寒严重，头晕眼花，疲乏无力，大便不通，睡眠欠佳，夜尿频多，夜间有睡意准备休息时，有一股寒气从小腹上冲到胸部，于是睡意全无，心悸随之加重。如此反复折腾，于是体质越来越差，心慌心悸更甚，睡眠进一步不佳，心慌尤其以夜间为甚，白天稍减。伴随月经不调，经期有血块，情绪烦躁，舌淡苔白腻边有齿痕，脉细弦。

观其携带曾经服用的处方，大多为安神镇静、养心解郁的归脾汤、温经汤、乌灵胶囊等，但皆效果不佳。

辨证：患者病久，服药无数，查其曾经服用的药物处方，大多为养心安神、解郁镇静的安神定志汤、温经汤、乌灵胶囊等，但皆效果不佳，因此需要另辟蹊径，寻找他法。该患者关键症状为心慌心悸，因心慌心悸导致失眠多梦加重。根据柯氏理论，《伤寒论》六经是“地面”，经络是“道路”，道路是线，地面是片；“道路”是“地面”的“线”，“道路”可以通达身体各处，“地面”则是大片区域。该患者心慌心悸，病变部位应该为心，畏寒肢冷，夜间甚，判断病机是心阳不足（地面），心阳不足，则心推动气血功能减退，于是出现头晕眼花，疲乏无力；“心为五脏六腑之大主”，气血不足则心主神志功能减退；“阳不入于阴”则眠差；女子以血为本，血不足则经不调，血气失调，则烦躁易怒。舌淡苔白为气血虚弱之证，细脉为气血不足之象，弦脉为肝气郁结之证。根据《太阳病篇》（原文第118、第177条）“火逆下之，因烧针烦躁者，桂枝甘草龙骨牡蛎汤主之”“伤寒，脉结代，心动悸，炙甘草汤主之”。辨为心悸，病机为心阳不足，心神逆乱。

治疗：温补心阳，镇静安神，以桂枝甘草龙骨牡蛎汤合炙甘草汤加减。处方：桂枝30 g，炙甘草30 g，生龙牡各24 g（先煎），生地30 g，红参15 g，鸡血藤24 g，火麻仁20 g，当归20 g，阿胶10 g（烊化），浮小麦30 g，麦冬15 g，生姜20 g，大枣（擘）5枚。7剂，加黄酒、水煎温服，每日2次，饭前服。

二诊：患者面有喜色，自述服药7剂后，夜寐转佳，心慌心悸几乎消失，疲乏无力明显减轻，大便正常，夜尿频稍减，畏寒转佳，舌淡苔白腻，脉象细弱，血压110/70 mmHg，但又添加偶然自感心慌向腋下放射的症状。胁为肝之分野，此乃心阳未能恢复完全，又兼少阳病变的证象，“有是证用是方”，继续以桂枝甘草龙骨牡蛎汤合小柴胡汤加减：柴胡24 g，法半夏30 g，桂枝30 g，炙甘草30 g，生龙牡各24 g（先煎），生地30 g，红参15 g，当归20 g，阿胶10 g（烊化），浮小麦30 g，生姜15 g，大枣（擘）5枚。7剂，加水煎温服，一日2次，饭前服。

三诊：自谓其睡眠良好，心慌心悸消失，大小便佳，心情愉悦，精力充沛，舌淡苔嫩，脉象细弱，血压125/80 mmHg，适值月经来潮，也无腹痛、血块现象。为防止该病反复，嘱咐其继服十全大补丸、八珍益母丸疏肝养血安神，防微杜渐。

【按】《伤寒论》第118条“火逆下之，因烧针烦躁者，桂枝甘草龙骨牡蛎汤主之”，第177条“伤寒，脉结代，心动悸，炙甘草汤主之”。二方皆可以治疗心阳不足的心神不安、惊悸怔忡、失眠多梦等症，但炙甘草汤还可以治疗心的气血不足导致的疾病。

案中患者素体瘦弱，加之疾病时间较长，气血耗伤，心主气血、神志，心的气血不足，无以滋养，故心主神志功能减退，因此患者面色苍白不华，精神颓废，头晕眼花，疲乏无力，大便不通，睡眠欠佳，心阳不足则畏寒，夜尿频多。白天身体得到自然阳气的补充，故心慌为轻，夜间阴气上升，心阳进一步被抑制，不能发挥其效能，则夜间心慌心悸尤甚。女子在血为肝，故月经不调，所有种种，均与《伤寒论》原文第118、第177条内容符合，“病皆与方相应者，乃服之”，故用桂枝甘草龙骨牡蛎汤合炙甘草汤加减，疗效明显。二诊时，心慌心悸减，又出现少阳兼证，故加小柴胡汤化裁。三诊时，诸症均减，加服十全大补丸、八珍益母丸，以培补后天，增强养血安神功效。

以上病案，体现了柯氏六经地面说中病情的判断方式，除根据经络循行外，还依据伤寒六经病证涉及的范围来确定，力求把伤寒六经病证的发生与演变落实到具体的区域（病位）。本病案根据患者心慌心悸、眠差、畏寒等症，确定病变部位在心，病机为心阳不足，用桂枝甘草龙骨牡蛎汤、炙甘草汤、小柴胡汤加减，均效如桴鼓。当然，从实际证明了《伤寒论》的方剂不但可以治疗外感，同时可以根据实际病情，随症加减治疗内伤疾病。

（《陕西中医药大学学报》，2019年第42卷第6期）

《伤寒来苏集》辨证论治思想浅探

广州中医药大学　　薛　军

《伤寒论》一书，自叔和编次后，章次混乱，仲景原篇已不可复见，柯琴“逐条细勘，逐句研审”，以证名篇，重新编次，各从其类，使仲景之作从此一新，同时也为后人进一步研究《伤寒论》开辟了崭新的道路。《伤寒来苏集》凝集了柯氏学术思想之结晶，著述宏富，本文仅就个人的肤浅认识，对贯穿该书始末的辨证论治思想浅探于次。

一、以六经统方证，力倡辨证论治

柯氏认为王叔和整理虽按六经编次，因六经是六个大证候群，而各经之中包含了许多方证，只有将这些方证有机编次，才能有效地体现仲景的辨证论治思想，故《伤寒论注》是以六经统方证的方法整理的。《凡例》曰："起手先立总纲一篇，令人开卷便知伤寒家脉证得失之大局略矣；每经立总纲一篇，读此便知本经之脉证大局矣；每篇各标之证为题，看之便知此方之脉证治矣。"如太阳经除有伤寒总论、太阳脉证二章概论外，其他均以方证汇编，有桂枝汤、桂枝汤服法、桂枝汤方禁共 20 条，桂枝汤类方 19 条，麻黄汤、麻黄汤方禁 15 条，麻黄汤类方 11 条，葛根汤及类方 4 条，大小青龙汤 5 条，五苓散 11 条，十枣汤 1 条，陷胸汤 11 条，泻心汤 10 条，抵当汤 6 条，各汇成篇章。还有火逆诸证 12 条、痉湿暍证 16 条亦各编成章。其他五经也按六经统方证进行编次。正如柯氏在《凡例》中所述："是编以证为主，故汇集六经诸论，各以类从。其证是某经所重者，分列某经。如桂枝、麻黄等证列太阳，栀子、承气等证列阳明之类。其有变证化方，如从桂枝更变加减者，即附桂枝后；从麻黄证更变加减者，附麻黄证后。"柯氏认为，不必拘泥于仲景的编次，重要的是传仲景的辨证心法，使"仲景之道，至平至易，仲景之门，人人可入"。柯氏这种证因类聚、方随附之、纲举目张的编次方法，突出了六经学说在《伤寒论》中的主导作用，使每方的主证从各条文中归纳起来，完整地体现各个方证的脉证，明确指出主证、次证及类证的鉴别，对于临床推广应用仲景之方及掌握其辨证论治的思想，无疑有很大的帮助。

二、探幽发微，立法组方不离辨证论治

柯氏在《伤寒论翼·制方大法》开门见山地提出"仲景制方，不拘病之命名，惟求证之切当，知其机，得其情"，提纲挈领地概括了辨证论治的重要性。诊病的关键在于方与证符，明察病机。柯氏还说："仲景之方，因证而设，非因经而设，见此证便与此方，是仲景之治法。"指出每个方剂都有相应的证候，只要有此证，便可用此方，一定会取得满意的疗效；相反，无是证而用是方，非但

无效，有时还会遗患无穷。如“桂枝下咽，阳盛则毙；承气入胃，阴盛以亡”等，皆是柯氏临床实践的经验总结。

柯氏以六方为纲，统领113方。113方被归纳为汗、吐、攻、和、寒、温六种类型，无疑是针对表、里、寒、热、半表半里等而设。此乃八法之雏形，八纲之先着，意在突出证。柯氏在临床实践中体会到“仲景方精而不杂，其中以六方为主，诸方从而加减焉”。他还进一步指出“六经各有主治之方，而他经有互相通用之妙”。如麻、桂二汤，为太阳营卫设，而阳明之病在营卫者亦用之；真武汤为少阴水气设，而太阳之汗后亡阳者亦用之；四逆汤为太阴下利清谷设，太阳之脉反沉者亦宜之；五苓散为太阳消渴水逆设，阳明之饮水多者亦宜之等，不胜枚举。强调“合是证便用是方，方各有经，而用不可拘，是仲景之法也”。

仲景用药的加减变化，也不离辨证。柯氏指出“理会仲景加减法，知其用药取舍之精”。如腹中痛者，病在少阳加芍药，病在少阴加附子，病在太阴加人参等，皆因病机、症状表现不同之故。其他如药物配伍、剂量加减、剂型转换、诸多方禁，亦均从证入手，方随证转，辨证论治。

三、注疏从辨证论治出发，符合临床实际

柯氏在注释《伤寒论》时，独具匠心，实事求是，结合自己的临床经验，时刻不忘辨证论治，在条文斟酌之间，尽可能符合临床实践。“条中有衍文者删之，有讹字者改之，有阙字者补之。然必详本条与上下条有据，确乎当增删改正者，直书之。如无所据，不敢妄动，发明注中，以俟高明之定夺。”对临床没有根据的条文，即是仲景之文也不采入；反之，尽管是叔和之笔亦一并录用，所谓“叔和序例……合于某证，即采附其间，片长可取，即得攀龙附骥耳”。《伤寒论》第176条云：“伤寒脉浮滑，此表有热，里有寒，白虎汤主之。”柯韵伯直接将“表有热，里有寒”改为“表有热，里有邪”，因为据《内经》“脉缓而滑曰热中”，是浮为在表，滑为在里，此条文虽表里并言，而重在里热。邪当热字解，里有热才能以白虎汤主之。这种认识是符合临床实际的。又如，《伤寒论》麻杏甘石汤证有2条，即第63条“发汗后，不可更行桂枝汤，汗出而喘。无大热者，可与麻黄杏仁甘草石膏汤”。第162条与第63条相同，只有“下后”二字之别。柯氏注

释时说："二条无字，旧本讹在大热上，前辈因循不改，随文衍意，为后学之迷途。"他索性将原文"汗出而喘，无大热者"改为"无汗而喘，大热者"，从而备受争议。其实，柯氏提供的是另一个侧面的经验。无汗，热不得泄，自然大热；汗出，且热得泄，所以无大热。据近代郭协熏氏对60例属于麻杏甘石汤证患者的观察[上海中医杂志，1957(4)：44]，有汗者占65%，无汗者占35%，以有汗者居多，但无汗者亦占三分之一强。现代艾华和谭素娟也曾对367例属于麻杏甘石汤证的古今患者临床症状进行统计[《黑龙江中医药》，1991(1)：44－46]，有关汗症统计仅见31例，其中出汗17例，无汗14例，皆说明汗之有无不能作为本证的主症。但艾氏和谭氏发现367例患者中发热的有231例，占63%，可见各种热型，特别是少儿病例，体温均较高，甚者出现热盛神昏等表现。可见，柯氏的修改并不是凭空想象，而是以自己的临床辨证论治经验为基础的。

四、以病为体，以脉为用，脉症结合，辨证论治

柯氏在《伤寒论翼·平脉准绳》中指出："阴阳之十脉，表里脏腑之四诊，皆指脉之体用而言。"而诊脉辨证，绝不能离开证而孤立地言脉，应该"以病为体，以脉为用"。特别是在临证过程中，遇到脉证不符时，更要辨明疾病的寒热虚实真假，抓住本质，或舍证从脉，或舍脉从证，通过辨证论治，去假存真，才能给予正确的治疗。

具体而言，在辨证论治过程中，当脉与证表现不一致时，以临床症状为主来审定病机、确定治疗方案者谓"舍脉从证"。《伤寒论》中有许多舍脉从证的例子，柯氏在注释中均加以进一步的阐述发挥。如"太阳病，关节疼痛而烦，脉沉而细者，此名湿痹"一条，柯氏注释认为："此条为太阳变脉。太阳之气不宣，故烦；湿气痹闭而不行，故脉应其象而沉细。太阳之脉，从风则缓，从寒则紧，从湿则细，伤上则浮，伤下则沉。"又如《伤寒论》第57条"伤寒，发汗已解，半日许复烦，脉浮数者，可更发汗，宜桂枝汤。"柯氏云："浮弱是桂枝脉，浮数是麻黄脉。仲景见麻黄证用麻黄汤，见桂枝证即用桂枝汤，此不更进麻黄却与桂枝者，盖发汗而解，则麻黄证已罢。脉浮数者，因内烦而然，不得仍认麻黄汤脉矣，故用桂枝汤。""当因证而舍脉，勿据脉而断证。"(《伤寒论注·太阳

脉证篇》)言虽简,但却道出临床医家之切要。而在证假脉真的情况下,则应舍证从脉。如《伤寒论》第50条:“脉浮紧者,法当身疼痛,宜以汗解之。假令尺中迟者,不可发汗,何以知然?以荣气不足,血少故也。”柯氏云:“脉浮紧者,以脉法论,当身疼痛,宜发其汗。然寸脉虽浮紧,而尺中迟,则不得据此法矣。尺主血,血少则营气不足,虽发汗决不能作汗。正气反虚,不特身疼不除,而亡血、亡津液之变起矣。”又云:“脉浮数者,法当汗出而愈。若尺中脉微,此里虚不可发汗。”等等。所以,在临床诊病过程中,不能单凭证或脉妄下断言,而应脉证结合,审定病机,辨证论治,才能不被假象所迷惑。

综观《伤寒来苏集》,柯氏能本《伤寒论》的宗旨,融汇《灵枢》《素问》的法度,凡原文之简略部分,多能探幽发微,加以充实提高,“处处突出辨证施治精神”(南京中医学院丁光迪教授语)。难怪叶天士说:“以为有如是注疏,实阐先圣不传之秘,堪为后学指南。”认为“柯韵伯之注疏,透彻详明,可谓精而不乱”。孙介夫在序评《伤寒论翼》中亦有“上下千载,驰骋百家,前无古,后无今,竭志谈心,穷晰至理”之评。总之,仲景辨证论治的思想,经柯氏的阐述和发挥,其义更彰。柯氏堪为仲景之功臣,后学之良师。

(《国医论坛》,1999年第14卷第6期)

从《伤寒来苏集》编次方法浅析柯琴辨证论治思想

广州中医药大学　　赵军礼

仲景《伤寒论》自叔和重编而流芳百世。此后,众多医家致力于《伤寒论》的研究,出现了错简重订派、维护旧论派、辨证论治派三个伤寒学术流派,其学术争鸣大大推动了《伤寒论》研究的发展。柯琴作为辨证论治派的杰出代表,深悟仲景《伤寒论》之精髓,采用“以方类证,方不拘经”的方法,使散乱无章的《伤寒论》条文明晰化,对指导临床辨证论治实用价值颇大,深受后世许多医家的推崇和效法。因此，从其编次方法来探究柯琴辨证论治思想，对学习和研究《伤寒来苏集》大有裨益。

一、以方类证，证从经分，倡仲景辨证论治心法

首先，从柯氏编注《伤寒论》的背景谈起。柯氏认为，《伤寒论》一书，自王叔和编次后，仲景原篇不可复见，虽章次混淆，但还可寻得仲景面目，至林亿、方有执、喻嘉言等倡伤寒397法、113方之说，“既不见于仲景原文，又未载于叔和序列”，不但没有恢复《伤寒论》旧貌，反而离仲景原著更远。他极力反对方、喻之说，尤其喻氏“三纲鼎立”之说。他在《伤寒论注·自序》中曾辩驳“独怪大青龙汤，仲景为伤寒中风无汗而兼烦躁者设，即加味麻黄汤耳，而谓其伤寒见风，又谓之伤风而寒，因以麻黄汤立寒伤营，治营病而卫不病；桂枝汤立风伤卫，治卫病而营不病；大青龙主风寒两伤营卫，治营卫俱病，三方割据瓜分，太阳之主寒多风少，风多寒少，种种蛇足，羽翼青龙，曲成三纲鼎立之说，巧言簧簧，洋洋盈耳，此郑声所为乱雅乐也。”

柯氏也反对维护旧论派对仲景条文“不敢增添一字，移换一节”的主张。他认为《伤寒论》的精神实质是辨证论治，不管是仲景旧论或叔和纂集，只要符合辨证论治精神，其真伪就不是主要的，要想把《伤寒论》的理论应用于临床，最实际的就在于弄清楚仲景辨证的思想方法，最重要的是阐发仲景辨证心法。

于是，他大胆提出按方类证，以方名证，方不拘经，汇集诸论，各以类从的方法，对伤寒条文证类进行重新编次。如《太阳篇》他汇列了桂枝汤证、麻黄汤证、葛根汤证、大青龙汤证、五苓散证、十枣汤证、陷胸汤证、泻心汤证、抵当汤证、火逆证、痉湿暑证十一证类；《阳明篇》汇列了栀子豉汤证、瓜蒂散证、白虎汤证、茵陈汤证、承气汤证五大证类；《少阳篇》汇列了柴胡汤证、建中汤证、黄连汤证、黄芩汤证四大证类；《太阴篇》汇列了三物白散证一大证类；《少阴篇》汇列了麻黄附子细辛汤证、附子汤证、真武汤证、桃花汤证、四逆汤证、吴茱萸汤证、白通汤证、黄连阿胶汤证、猪肤汤证、猪苓汤证、四逆散证十一大证类；《厥阴篇》汇列了乌梅丸证、白头翁汤证、热厥利证、复脉汤证、阴阳易证、诸寒热证六大证类。各方证的归属和顺序安排也不是凌乱无章的，而是按证

候的性质和形层浅深加以排列。例如,每一大证类下,又汇列了有关的方证及变证、坏证、疑似证等。如在桂枝汤证大类下,其汇辑有关脉证 16 条,桂枝汤坏证 18 条,桂枝汤疑似证 1 条,又附以加减方,像桂枝麻黄各半汤、桂二麻一汤、桂枝加附子汤、桂枝去芍药生姜加人参汤等 19 首。又如太阳病的方证排列顺序:桂枝、麻黄、葛根、青龙、五苓、十枣、陷胸、抵当等证,就体现出病势由表及里、自上而下的演变规律。柯氏按方类证及其排列方式,实际上是把一个个方证看成独立而又彼此联系的证候,能全面体现出各个方证的脉证和病机,从而克服了仲景条文或单提一脉,或单提一证,又彼此不连贯的叙述的缺陷,因而颇为实用。柯氏不拘于仲景旧论的考订,着重辨证论治精神的阐发,深受后世医家的推崇。在他的启发下,后世有按法类证、按因类证、按症类证、按理类证等,从不同角度更深刻地揭示仲景辨证论治规律。

二、随证立方,方不拘经,深得辨证论治精髓

柯氏曾详细论析了《伤寒论》的制方大法,提出仲景的制方特点在于"随证立方"。如《伤寒论翼·制方大法》云"仲景制方不拘病之命名,唯求症之切当,知其机,得其情。凡中风、伤寒、杂病,宜立某方,随手拈来,无不合法",因而其所治病证"只有表里、寒热、虚实之不同,并无伤寒、中风、杂证之分别"。

柯氏很赞同仲景诸方随证而设。他认为证有表里、寒热、虚实之异,治有发表攻里、驱寒除热、补虚泻实之法。随法立方,灵活应用。如发表攻里为逐邪大法,方如青龙、柴胡、陷胸、承气各有大小之制。大青龙治表寒里热,小青龙治表热里寒,二方在表中便兼解里;小柴胡汤防半里之虚,大柴胡汤除半里之实,二方在表中便兼和里。又如里邪在上焦,有夹水夹痰之异,因制小陷胸以清胸膈之痰,大陷胸以下胸膈之水;里邪在中焦有"初便后溏"及"燥屎定鞕"之分,故以小承气转胃家之矢气,大承气以攻肠胃之燥屎。此外,轻可去实,有麻黄、葛根汤;宣可去壅,用栀豉、瓜蒂汤;通可行滞,如五苓、十枣汤;泄可去闭,如陷胸、承气汤;滑可去着,如胆导、蜜煎法;涩可固脱,如赤石脂桃花汤;补可扶弱,如附子理中丸;湿可润燥,如黄连阿胶汤;寒能胜热,如白虎、黄

连汤；热能胜寒，如白通、四逆汤。

柯氏还指出仲景用药特点，是“六经各有主治之方，而他经有互相通用之妙”，其用法总以相同见证为依据，而不为六经所局限，即所谓“合是证便用是方，方各有经而用不可拘”。如桂枝汤为太阳病营卫而设，但诸经之病在营卫者皆可用之；抵当汤为太阳瘀血在里而设，而阳明蓄血亦可用之。另外，柯氏倡“六经为百病立法说”，认为“原夫仲景之六经，为百病立法，不专为伤寒一科，伤寒、杂病，治无二理，咸归六经节制”。由柯氏执着的辨证论治精神，可推知六经方证不但不拘泥于外感伤寒，而且不拘泥于内伤杂病。许多报道证明，《伤寒论》的理法方药，大量运用于杂病的治疗。如十枣汤用于肝硬化腹水、胸腔积液；桂枝汤用于神经症、消化道疾病、心血管疾病；真武汤用于心衰、肾病综合征；小柴胡汤用于乙型病毒性肝炎等，都属于杂病范围。

此外，代表柯氏学术思想的“六经为百病立法说”“阴阳总纲说”“六经地面说”“三阴百病说”，也都是建立在辨证论治思想基础之上。

总之，掌握了柯琴辨证论治思想，就等于找到了一把深入学习研究《伤寒来苏集》的钥匙，而且有助于加深对中医学辨证论治特点的理解。

（《中医研究》，2001年第14卷第1期）

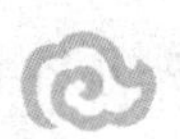

《伤寒来苏集》阴阳之所指

甘肃省瓜州县医院　　李庆胜
甘肃省中医学校　　任红艳

《素问·阴阳应象大论》云：“阴阳者，天地之道也，万物之纲纪，变化之父母，生杀之本始，神明之府也，治病必求于本。”因而柯韵伯之《伤寒来苏集》就阴阳便从症状、脉象、部位、性别及人体之阴阳气诸多方面进行了丰富透彻的探讨。

一、阴阳之症状所指：发热与否

《伤寒来苏集》论病有发热恶寒者，发于阳也；无热恶寒者，发于阴也。云："发于阴，指阳证之阴，非指直中于阴，阴阳指寒热，勿凿分营卫经络。按本论云：太阳病，或已发热，或未发热。已发热，即是发热恶寒；未发热，即是无热恶寒。斯时头项强痛已见，第阳气郁闭，尚未宣发，其恶寒，体痛呕逆，脉紧，纯是阴寒为病，故称发于阴，此太阳病发于阴也。又《阳明篇》云：病得之一日，不发热而恶寒，斯时寒邪凝敛，身热恶寒，全然未露，但不头项强痛，是知阳明之病发于阴也。推此则少阳往来寒热但恶寒而脉弦细者，亦病发于阴，而三阴之反发热者，便是发于阳矣。"由此番论述可见，柯氏认为"病有发热恶寒者，发于阳也；无热恶寒者，发于阴也"。发于阳，实指疾病症状当中的发热而言；发于阴，实指疾病症状当中的未发热而言。而非指表里、三阴三阳或是阴病阳病，因为其论中区分发于阴抑或阳时，所抓住的核心便是发热。

二、阴阳之脉象所指：阴、阳脉，有胃气脉抑或真脏脉，浮、沉取脉及寸、尺脉

1. 阴阳指阴脉及阳脉而言 《伤寒来苏集》论问曰："脉有阴阳何谓也？"答曰："凡脉浮大滑动数，此名阳也；脉沉弱涩弦微迟，此名阴也。"云："脉有十种，阴阳两分，即是五法，浮沉是脉体，大弱是脉势，滑涩是脉气，动弦是脉形，迟数是脉息。"从此处可见，柯氏认为浮沉、大弱、滑涩、动弦、迟数十纲脉又可总括为阴阳两大纲，即凡脉浮大滑动数，"此名阳也"之阳脉；脉沉弱涩弦微迟，"此名阴也"之阴脉。

2. 阴阳指有胃气脉及真脏脉而言 《伤寒来苏集》论凡阴病见阳脉者生，阳病见阴脉者死。云："阳脉指胃气而言，所谓二十五阳者是也，五脏之阳和发见故生；阴脉指真脏而言，胃脘之阳不至于手太阴，五脏之真阴发见故死。"显而易见，此处之"阳脉"实指脉之有胃气，"阴脉"实指脉之无胃气，即真脏脉；与前处所论之阳脉（浮、大、滑、动、数）、阴脉（沉、弱、涩、弦、微、迟）无混

淆之由也。

3. 阴阳指脉之浮取、沉取而言 《伤寒来苏集》论太阳中风，阳浮而阴弱，阳浮者热自发，阴弱者汗自出，啬啬恶寒，淅淅恶风，翕翕发热，鼻鸣干呕者，桂枝汤主之。云："上条(太阳病，外证未解，脉浮弱者，当以汗解，宜桂枝汤)言脉浮而弱者，是弱从浮见，此阳浮者，浮而有力，此名阳也，风为阳邪，此浮为风脉，阳盛则阴虚，沉按之而弱；阳浮者，因风中于卫，两阳相搏，故热自发，是卫强也；阴弱者，因风中于营，血脉不宁，故汗自出，是阴弱也。"由此段论述当中"沉按之而弱"见阴弱之阴，当为诊脉时之沉取之意也，互文显义，阳浮之阳当为诊脉时浮取之意耳。显然，阳浮而阴弱者，其脉浮取有力，沉取弱小，阳指浮取，阴言沉切；然浮取者不同于前论阳脉中之浮脉，而沉取者亦有别于前述阴脉中之沉脉。因沉脉、浮脉永不互见，而沉取浮取必须兼行。另如《伤寒来苏集》论太阴中风，四肢烦疼，阳微阴涩而长者，为欲愈。云："风为阳邪，四肢为诸阳之本，脾主四肢，阴气衰少，则两阳相搏，故烦疼，脉涩与长不是并见，涩本病脉，涩而转长，病始愈耳。风脉本浮，今而微，知风邪当去。涩则少气少血，而长则气治，故愈。"观此论中"风脉本浮，今而微"，便知"阳微"之阳当为浮取之意，互文显义，"阴涩而长"之阴当为沉取意明矣。

4. 阴阳指寸脉、尺脉而言 《伤寒来苏集》论风湿为病，脉阴阳俱浮，自汗出，身重多眠睡，鼻息必鼾，语言难出；若被下者，小便不利，直视失溲；若被火者，微发黄色，剧则如惊痫，时瘛疭。云："脉浮为风，阴阳俱浮，自汗出者风湿相搏于内也，湿流关节，故身重。"因此段文字是就风湿而论，风为阳邪易袭阳位，故上先受之；湿为阴邪易袭阴位，故下先受之。然就脉见于寸口而言，寸以候上，关以察中，尺以显下。故而可见，阴阳俱浮之阴阳当为寸尺之属。再如《伤寒来苏集》论伤寒阳脉涩，阴脉弦，法当腹中急痛，先用小建中汤，不瘥者，小柴胡汤主之。云："尺寸俱弦，少腹受病也，今阳脉涩而阴脉弦，是寒伤厥阴，而不在少阳也；寸为阳，阳主表，阳脉涩者，阳气不舒，表寒不解也；弦为木邪，必挟相火，相火不能御寒，必还入厥阴而为患，厥阴抵少腹，挟胃属肝络胆，则腹中皆厥阴部也；尺为阴，尺中主里，今阴脉弦为肝脉，必当腹中急痛矣。"显而易见，"伤寒阳脉涩，阴脉弦"之阳当为寸脉，而阴则指尺脉耳。如此者还有《伤寒来苏集》论少阴中风，脉阳微阴浮者，为欲愈等，兹不详论。

三、阴阳之人体部位所指：人身之内与外

《伤寒来苏集》论病发于阳而反下之，热入因作结胸，病发于阴而反下之，因作痞，所以成结胸者，以下之太早故也。云："阳者指外而言，形躯是也，阴者指内而言，胸中心下是也。此指人身之外为阳，内为阴，非指阴经之阴，亦非指阴证之阴；发阴发阳俱指发热，结胸与痞，俱是热证。作痞不言热入者，热原发于里也，误下而热不得散，因而痞硬，不可以发阴作无热解也。若作痞为非热证，泻心汤不得用芩、连、大黄矣。栀子豉汤之心中懊侬，瓜蒂散之心中温温欲吐，与心下满而烦，黄连汤之胸中热皆是病发于阴。"从此段落可见柯氏认为"病发于阳而反下之，热入因作结胸，病发于阴而反下之，因作痞，所以成结胸者，以下之太早故也"之阴阳，作人身之内外言不辨明矣。

四、阴阳之性别所指：男女而言

《伤寒来苏集》论伤寒阴阳易之为病，其人身体重，少气，少腹里急，小便不利，阴中拘挛，热上冲胸，头重不欲举，眼中生花，膝胫拘急者，烧裈散主之。云："此证无内外因，本非伤寒而冠以伤寒者，原其因也，无恶寒发热之表证，无胃实自利之里证，因淫情之不禁，而余邪得以投其隙，移祸于不病之人，顿令一身之精气神形皆受欲火为害，是不病于伤寒，而病于阴阳之易也。"观此，"阴阳易"之阴阳，指性别之男女不言自明矣。

五、阴阳直指人体阴阳气

《伤寒来苏集》论寸脉下不至关，为阳绝；尺脉上不至关，为阴决，此皆不治决死也。若计余命生死之期，期以月节克之也。云："阴阳升降，以关为界，阳生于尺而动于寸；阴生于寸而动于尺，阴阳互根之义也；寸脉居上而治阳，尺脉生下而治阴，上下分司之义也；寸脉不至关则阳不生阴是为孤阳，阳亦将绝矣；尺脉不至关则阴不生阳，是为孤阴，阴亦将绝矣。"如此可见"阳绝"之阳

则为卫外而为固之阴使，而“阴绝”之阴则为藏精而起亟之阳守。如此者尚有《伤寒来苏集》论凡病若发汗，若吐，若下，若亡血，亡津液，阴阳自和者，必自愈等，此处不再赘述。

六、结　语

柯韵伯《伤寒来苏集》阴阳所指：一指疾病症状之发热言；二指脉象之阴阳言（阳脉、阴脉；有胃气脉、真脏脉；浮取脉、沉取脉；寸脉、尺脉）；三指人身躯体之内外言；四指性别之男女言；五指人体藏精而起亟之阴气与卫外而为固之阳气，言此五方面含义。

（《亚太传统医药》，2011 年第 7 卷第 12 期）

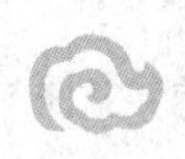

从《伤寒来苏集》初窥柯韵伯六经新论

中国中医科学院眼科医院　　李　敏　荆　鲁

《伤寒来苏集》是清代著名医家柯韵伯所著，是研究伤寒学术思想的上乘之作。柯韵伯采用“以方类证，方不拘经”的方法对《伤寒论》原文次序进行重新编排和归纳，使仲景之作在理法方药等方面得到重新诠解。其对伤寒六经进行多方面研究，发前人所未发，批前人注解之谬，参悟仲圣本旨，为后世传承和发展六经体系开辟新道路。笔者现将其书中六经思想择其一二，加以阐述，以期能窥仲圣学术一隅。

一、首立六经地面学说

对于六经实质，以往医家多以《素问・热论》为凭，举经络理论分解立说以证实六经之理。方有执在《伤寒论条辨》说“经络筋脉，类皆十二，配三阴三阳而总以六经称，六经之经与经络之经不同。若以六经之经断然直作经络之经看，则不尽道，惑误不可胜言”，推翻了朱肱所创的经络六经学说，认为六经非六条经络，而是人体的六大分部，故以人体解剖部位和五脏六腑分属六经。柯韵伯在其基础上和在《伤寒论》的研究发展中，更多地运用了“六经地面学说”，认为仲景六经以阴阳大法为旨，非单纯拘泥经络循行之说。《素问·皮部论》曰“皮有分部，脉有经纪，其生病各异，别其部分，左右上下，阴阳所在，诸经终始”，此为六经分部思想源泉。柯韵伯指出，伤寒六经为人体分界之六经，虽冠以经络之名，实以经络为载体。伤寒六经为“地面”，经络如“地面”之“道路”，六经借经络通调各方，外涉皮、脉、肉、筋、骨，内及五脏六腑，此是对整体观念的进一步发展，在藏象学说基础上，以六经分类对机体重新进行整体划分。机体正气受损时，六经地界杂合内伤外感、表里寒热、阴阳虚实等多种因素，称为六经病。机体不同部位分布气血有异，所受邪气从本经所禀阴阳气血多寡而变化，六经如诸列国，风土人情不同，邪气从化因经而异。正如柯韵伯所云：“夫病寒热，当审人阴阳之盛衰，不得拘天气之寒热。天气之寒热必因人阴阳之多少、元气之虚实为轻重，不全凭时令之阴阳为转移也。所以仲景制方，全以平脉辨证为急务，不拘于受病之因，不拘于发病之时为施治。”

柯韵伯否认太阳为膀胱所主的观点。六经以阴阳为经纬，腰为阴阳出入升降之关隘，腰以上为阳，由三阳主持；腰以下为阴，为三阴宰制。膀胱位于腰下，属阴，故不得为六经之太阳。柯韵伯提出，心为阳中之太阳，外统一身气血，营卫防护体表而为御敌之将。因此，心为太阳之大主。太阳经界为“内至心胸，外至巅顶，前至额颅，后至肩背，下及于足，内合膀胱”，居人身最表，如防御抗敌之边疆；柯韵伯认为，心胸为太阳之里，阳明之表，为太阳、阳明营卫气血流转出入之通衢，营卫环周不休，自表及里，故“内自心胸至胃及肠，外自头颅，由面至腹，下至于足”，为阳明之地；阳明界上，少阳主之，“由心至咽，出口颊，上耳目，斜至巅，外自胁，内属胆”，为少阳地面；腹为三阴夹界之地，“自腹由脾及二肠魄门，为太阴地面”“自腹至两肾及膀胱溺道，为少阴地面”“自腹由肝上膈至心，从胁肋下及于小腹宗筋，为厥阴地面”。柯韵伯将人体分为六经地面，内接脏腑，外达肢体，上达于巅，下及胸腹，在部位上相互嵌合、功能上相辅相成，正常时相互为用，异常时相互影响。此种划分在生理上可囊括人体全部功能,病理上则可反映人体各种病变。柯韵伯曰:“四经部位,有内外出入、上下牵引之不同,犹先王分土域民、犬牙相制之理。”将六经形象化、具体化,是对六经学说的丰富和补充,为后人学习、利用六经辨证提供有利的理论依据。

柯韵伯对《伤寒论》的阐释可谓独辟蹊径,俞根初的“六经形层说”即是对柯韵伯学术思想的继承与发展,俞氏以六经为依据将人体分为六个层次,以辨明病邪的浅深与进退。现代伤寒大家李培生肯定了柯韵伯“六经地面学说”的观点,认为柯韵伯独具慧眼,洞见仲景之精髓,意义非凡,并对柯韵伯六经观点进行补正,指出其否定经络学说的偏激之处,强调应将六经地面学说与手足十二正经相结合解释伤寒六经。当代医家宋俊生认为,柯琴就《伤寒论》六经提出了与众不同的“经界说”,这种划分较好地揭示六经疾病传变规律。六经地面学说是对单纯以经络来解释六经的一大补充,扩大了六经的范围,对六经的辨治系统贡献了坚实的理论基础。孙金芳对《伤寒来苏集》“六经地面”学说进行了归纳,认为“六经地面”既可用来阐释人体各个脏腑的生理功能和特点,又可说明脏腑功能之间相互辅佐又相互制约的关系,奠定了诊断疾病和遣方用药的基础。

二、匠心独具,详辨六经通路之来去出入

柯韵伯除创制“六经地面学说”以外,对于“六经邪路”之隐旨,尚未见人掘取,笔者读书稍见此间微理,故起笔略陈管见,以使前贤高论得以出潜离隐。《读医随笔》云:“大抵治病必先求邪气之来路。而后能开邪气之去路。”正邪斗争是疾病发生发展的主要矛盾,病邪在人体脏腑组织出入皆有通路可循。柯韵伯明确将六经视作病邪通行道路,《伤寒论翼》曰:“兵法之要,在明地形,必先明六经之路,才知贼寇所从来,知某方是某府去路,某方是某郡去路。”六经地形是根据人体的形态结构、生理特性所划分,各经地形藏邪深浅与祛邪之难易程度均有差别,故柯韵伯称:“太阳是大路,少阳是僻路,阳明是直路。太阴为近路,少阴为后路,厥阴为斜路也。”诸邪以六经地形为交通,视正气之强弱而出入。阳经位居体表,守城卫护,倘三阳正气不足则风寒邪气得以乘虚伤之,因此柯韵伯认为三阳经为邪气来路;伤寒之中多阴邪,喜趋阴

传里，伏三阴之地，故柯韵伯认为三阴经为邪气去路，所谓去路即邪气传变趋向。当世为医者多从解决疾病去路一端入手，常忽略疾病来路。建立疾病从何而来、由何而往的双向辩证思维，可先安未受邪之地，预先截止疾病发展变化，于临证有重要指导意义。《伤寒论》载“太阳病，头痛至七日以上者，是行其经尽故也。若欲作再经者，针足阳明，使经不传则愈”，预先通运阳明以防止疾病内传；再如大柴胡汤、柴胡桂枝汤、麻黄附子细辛汤等，皆同时考虑了疾病的来路和去路，并分别轻重，来路往往是病变首因，是去路的先导。可见仲景对于疾病的终始进退认识深刻，其知常达变、治中兼防的临床思想值得后世医家学习。若临床见少阴证只着眼肾阳受损、阴邪内侵于少阴，未曾意识到寒湿袭虚的来路在于太阳之表不开，单用补肾扶阳祛寒之品则不能从根本上解决问题。

《类经》载：“大凡疾病之生，必有所自，是有道以来也。知其所自而径拔之，是有道以去也。”柯韵伯认为治病应使邪气有所出路，因势利导，顺应机体生理自然，着手于病势所趋之向，以截断疾病出路为大忌。《伤寒附翼》曰“三阴之表自三阳来，所以三阴表剂，仍用麻黄、桂枝为出路”，三阴经邪气自三阳而来，生邪之地亦为外出之通路，以来路为通路，明晰疾病邪气通行路径，是祛邪外出时要注意的问题。如对于“伤寒，阳脉涩，阴脉弦，法当腹中急痛，先与小建中汤不差者，小柴胡汤主之”，柯韵伯认为此肝乘脾证，更方为小柴胡汤是为欲使亢盛之厥阴肝木有转少阳之机、有路可出，邪气得透则克乘脾土之势衰减，即“阴出之阳而愈”之意。正如岳美中先生所言：“祛邪于体外，所取之路就其近便之处。”

病邪亲和趋向和正气抗邪趋向，就辨析最佳病邪出路而言，大多较就近祛邪更为重要，更具有决定性。因势利导往往为医家所重视，如后世医家魏长春认为“治病需从生理自然，用药当视病势所趋，祛邪应乘势利导，切忌截病出路”，寥寥数语，即点中审病求法之要旨。在治病过程中，若有邪，应当做到因势利导，祛邪而不伤正，以求“屈人之兵不如趋人之兵”。已故名医李可先生在应用伏邪理论对急危重症的治疗中，针对顽固性疾病提出“表是邪之入路，亦是邪之出路”，开创了扶阳托邪法。李可认为医者治病，当助人体之本气也，制之得法，则阴证化阳，由里出表，治不得法则表邪内陷三阴，危矣。观李可临证处方，其搭建方药格局框架之时，同时着手病邪的来路与去路，分别轻重，方向清晰，诚为方药格局的境界高妙之处，也是其考虑周全缜密之处，值得学习与借鉴。

三、重新釐定六经提纲证

《伤寒论条辨》指出："曰六而言本之三阴三阳者，道生于三，一阴一阳之维也。是故言六，则十二在其中，言十二则五脏六腑，四肢百骸，周身内外，所有无一物不在其中矣。"六经提纲之说发于方有执，经柯韵伯发扬光大。柯韵伯认为六经名目并非概括六经内涵，故将《伤寒论》的条文以六经分证的形式加以整理，重新规划六经脉证，并从六经脉证中列举可概括该经病证全貌的条文作为本经纲领标准。柯韵伯认为"六经提纲各主一局"，六经提纲中当包括病因、病机、病性、病位、病证等多方面内容，并可体现该经的传变过程。

如太阳经，柯韵伯认为"表证表脉独太阳得其全"，故太阳病特别突出"表象"重要性。柯韵伯另将"项强"作为太阳必备症，因太阳主寒水之化，故恶寒亦较他经尤甚。病在三阳，正盛邪实，正邪交争体表，相持不下，脉当浮而有力。心外统一身气血，心火不足，风寒有机可乘，故柯韵伯创造性地提出太阳经为心所主。太阳诸方皆以麻黄、桂枝汤为统领，二者皆含桂枝甘草汤，以扶心阳，温通营卫。阳明主阖，胃气不降，阳气内壅是阳明病根源。柯韵伯提出，"胃家实"为阳明提纲证，所指"胃家实"非燥屎坚硬，只是针对"不下利"而言，如《伤寒论翼》："故阳明必以阖病为主，不大便故阖也，不小便亦阖也，不能食、食难用饱、初欲食反不能食，皆阖也。自汗盗汗，表开而里阖也。反无汗，内外皆阖也。种种阖病，或然或否，故提纲独以胃实为主。"少阳主枢，是气机交接转枢之地，位于半表半里、半阴半阳，有输转表里、斡旋内外之效。柯韵伯根据口、咽、目三窍为表入里、里出表之处，能开能阖，符合少阳枢机特性，故认为三者为少阳经气循行出入场所，少阳枢机不利，相火郁极上扰发病，故提纲证为"口苦、咽干、目眩"。太阴提纲证是"腹满，时痛而吐利"，太阴位三阴之表，卫护三阴经，邪犯太阴，里气不足则运化失调，水湿流溢，腹痛吐利，符合"太阴主开"特点。少阴为阴枢，病理变化有从阳化热而阴虚者、有从阴寒化而阳虚者、有阴盛极而转为厥阴者、有转阳出表类同太阳者、有转阳入府而归阳明者，百般变化，不一而全。少阴枢折，既济受损，神明不通，血弱气竭，故以“脉微细，但欲寐”为提纲。厥阴为风木之脏，邪气侵袭，风生火起，机体一派内热之象，故柯韵伯认为“厥阴提纲是温病”，“要知温乃风木之邪，是厥阴本病”，但该经仅涉病性，未明确指出厥阴提纲证，为本书一大遗憾。

柯韵伯言：“仲景六经各有提纲一条，犹大将立旗鼓，使人知有所向。故择本经至当之脉证而标之。读书者应当谨记提纲以审病之所在。”但关于《伤寒来苏集》中的六经提纲证，后世医家意见分歧，伤寒学家尤在泾著《伤寒贯珠集》时，对提纲之说颇为赞同，但也指出其中破绽，如“然阳明条下无口干恶热之文；少阳证中无往来寒热之目；少阴病欲寐，仅举一端；太阴、厥阴，多言脏病，学者当参合他条，毋徒执一可也”。后世日本学者丹波元简、伤寒大家刘渡舟教授等均认为六经提纲条文所述，脉证是六经病所必备的，具备某经提纲之脉证，则属某经病，反之则非，均对六经提纲证持肯定观点。恽铁樵、陆渊雷等认为柯韵伯所述六经提纲证不尽完备，将错综复杂的病证简单、教条化，从而扼制了仲景辨证论治思想。若机械地依据提纲之脉证、病机辨识某病所属的各种病证，易混淆六经本经发病与由他病“转属”者在症状或病机上的区别，给六经之辨识造成混乱。姜春华亦认为六经提纲证不符合各经主要证候，实用价值不大。肖和聚认为前人沿袭的六经提纲证是一个错误的命题，否定六经提纲证有利于正确认识、全面理解和准确发扬仲景学说和经验。张正昭认为伤寒六经病为“病”的概念，其中包括了很多证，而“提纲证”其实是六经病初起时的脉证，随着病情的转归发展，“证”发生了变化，临床症状也不仅仅局限于“提纲证”。综上，柯韵伯所立六经提纲证，一定程度展示了人体正气盛衰递减过程及疾病传化发展特点，有利后世提纲挈领地把握《伤寒论》主要精神，但提纲证只对本经最具有代表性的疾病特征加以概述，适用范围难以详尽概括本经全部病理变化。对此，学者仍应抓住六经根本，遵循张仲景的思维方法，从常与变的思维方法和辩证观去认识及正确对待提纲证。

四、别开只眼，五郁理论探讨六经证治

柯韵伯认为“夫诸病皆因于气，秽物不去，由气不顺也”，六经病机纲领在于气机愆滞郁结。其以“开阖枢”为出发点探索六经病变化发展，气机的升降出入运动推动和调节六经经气的开闭状态。流水不腐，户枢不蠹，气机郁滞

与否关系到人体枢机的功能。如《通俗伤寒论》中指出“伤寒为病，虽然病症复杂，但究其根本乃一气之通塞，凡伤寒病均以开郁为先”。柯韵伯对六经的阐述中，将五郁理论贯穿其中。“五郁”理论实际包括两方面内容：一为疾病的病机，包括病位和病理状态；二为治疗手段，以何种方式祛邪外出。将经典理论与伤寒具体病证结合，对丰富经典内涵和拓宽临证思路有重要意义。

1. 木郁达之 历代医家多认为“木郁”为肝胆郁结，疏泄不利。柯韵伯对此有自己独到见解，他根据“厥阴中风，脉象不浮反沉”悟出：厥阴病因里气虚馁，风木升发无力，陷入地中，木郁不疏故脉沉，此当行草木升发之令。《素问·天元纪大论》：“金木者，生成之终始也。”气机升降，咸赖金木为之，升降有序则万物悉成。此时之“木”，并非局限有形脏腑，而是指气机升降中“升发”之势。但凡“升发”之机受阻，则成木郁之态。“达之”即是恢复气机升发之机也。木郁为病，或升达不利，无以宣上、卫外，或反气馁败陷，扰于中下，或郁而化火，冲灼诸窍。如风邪袭表，卫阳不固，以桂枝汤辛甘升散，透达外邪；小柴胡汤中，柴胡与黄芩配伍，升阳降火相兼，标本咸宜，则上焦得通，又以参、姜、枣顾护中气，恐中焦被扰；再如白头翁汤中，以黄芩、黄连泻下陷之火，佐秦皮升达风气则下利得解。柯韵伯认为“温温欲吐”之瓜蒂散证亦是阳气郁结，升达无力之过，当因势利导，助其升发。瓜蒂色青味苦，象东方甲木之化，得春升之机，可升提胃气；豆豉腐糜之品，引阳气上升，皆为“高者越之”之法。

2. 火郁发之 气机郁久化火成火郁，火郁是在木郁的病理基础上产生的无形、燔灼之邪热。“发”者，发泄也。在疏畅气机的基础上，注意透泄郁火。《伤寒论》中第一次出现“发之”，当为“大青龙汤证”。大青龙汤证为麻黄证兼内热证，以麻黄汤提壶揭盖，宣通周身气化，恢复气机升降出入，兼以石膏清泄郁热，达热出表，其火必消。栀子豉汤为火郁证最具代表性的方剂，柯韵伯认为此为阳明涌泄之剂，热结心中，上焦火郁不达之象。豆豉轻浮上行，生发气机于上；栀子苦寒泄热，火郁发之也。柯韵伯视治疗阳黄之茵陈蒿汤、栀子柏皮汤、麻黄连翘赤小豆汤，不拘于何经，皆可治疗热不得越的火郁证，三者皆可升阳散火，与栀子豉汤有异曲同工之妙。

3. 土郁夺之 《伤寒论》云：“阳明居中，主土也，万物所归，无所复传。”柯韵伯认为阳明处于中土，包容万象，表里寒热之邪皆可转属阳明，从燥化为土实之证。俞根初认为“阳明之地清肃，则太、少两路之阳邪不攻自解”，如邪气结于三阳，内结有形者，太、少邪气往往不能自出，需借阳明以通达。如太阳蓄血证，治疗需要桃核承气汤，使蓄血自阳明之道而出；少阳腑证（大柴胡汤证），其内实之邪亦需借道阳明。柯韵伯谓：“阳明为三阴之表，故三阴皆看阳明之旋转。”如太阴病，治疗得当，胃阳渐复，则可转出阳明为实热；再如阳明实热壅盛，土实而克伐肾水出现口燥咽干、自利清水、腹满不大便等急下之证，当与大承气汤急下之方可土和水静，故有“少阴负趺阳为顺”之语。

4. 金郁泄之　通过上文分析，“金郁”的概念是指气机斡旋状态中，气机下降的道路为邪气所阻，结热在里致烦渴引饮、能食而大便等症状。柯韵伯以白虎汤为代表，以石膏为君，石膏大寒可胜热，质坚硬主降，色白通肺，具有金生水之象；知母体肥白且外覆皮毛，具肺金之象，为臣药，君臣相合，清热降气，使金清气肃。白虎主西方金也，秋金得令、气化得行而火热自可清解。

5. 水郁折之　水气泛滥所致疾病，集中见于《太阳病篇》，因太阳为心火所主，邪水犯溢最易袭火。柯韵伯对苓桂剂降饮平冲的解释较详细，如苓桂草枣汤治“脐下悸，欲作奔豚”，柯韵伯认为此为肾水乘心而上克，君茯苓之淡渗，以伐肾邪，佐桂枝、甘草护卫心气，草枣培土制水，取用甘澜水煎煮，以流利灵动之性散水邪之郁结。另有以桂枝加桂汤治疗奔豚，柯韵伯指出加桂非温阳，而是制衡木邪以折水气。从这一点，可得到启示，水郁为木郁进一步而来。当人体气机上升之势为邪气郁滞，气化不利，水亦运转无权。轻灵活泼之正气非坐以待毙，反会奋起上冲，打破被制约的状态，上发为奔豚。加桂者，实借桂枝辛散之性，疏散气机于四方，则上冲之势自然衰弱。

《素问·六元正纪大论》所论述的五郁及其治疗原则是郁邪致病辨治学说的起源。魏景景等认为《伤寒论》中以“四方神”命名的青龙汤、白虎汤、真武汤及以“泻心”命名的五张泻心汤方，皆可揭示五郁治则在《伤寒论》中的深刻含义与应用特点。张玉苹等认为仲景继承了《内经》“五郁”学说，结合外感病的特点，认为六经的发病均与“郁”密切相关，并创立了“开郁泄热”的治疗法则，贯穿六经病始终。裴卉等亦认为，五郁可导致多种疾病的发生，《伤寒论》中的六经病本证均可从五郁理论进行辨证，其主要方证也可从郁解释其治疗原理，并指出吾辈今后当继续对《伤寒论》进行研究与探讨，以期在多层面上加强对五郁所致六经病证学说的理论学习与实践运用。

五、结 语

《伤寒来苏集》一书阐发医理精辟，见解多独到之处，体现柯韵伯深谙医道、尊古而不泥古的精神。本文仅简述其六经思想，未涉制方大法等思想，但其中蕴含着宝贵的思想财富。从该书可探柯韵伯学术思想渊源及处方用药之法，是研究伤寒学术思想不可或缺的书籍。

（《环球中医药》，2019 年第 12 卷第 11 期）

从《伤寒论翼》看柯韵伯在学术上的创见

广州中医药大学　　宋俊生

《伤寒来苏集》是柯氏的代表作，由《伤寒论注》《伤寒论翼》和《伤寒附翼》三部组成。其中《伤寒论注》四卷撰于 1669 年，内容主要是柯氏对《伤寒论》条文进行重新编次，采用“以方名证，以证为纲”的编排方法将《伤寒论》原文进行归类，是《伤寒来苏集》的主要部分。《伤寒论翼》两卷撰于 1674 年，是柯氏对《伤寒论注》的补充。上卷论述全论大法、六经、合并、风寒、温暑、痉湿、平脉法；下卷系统论述六经病的病机、脉证、治法和转归，并讨论了治疗大法。《伤寒附翼》两卷，撰写年代不详。该书专论《伤寒论》方，以六经类方。每经先列总论，对本经各方剂作了综合性介绍，然后结合病因病机及脉证阐明方义及适应证，包括用药意义及具体运用方法。《伤寒论翼》特点是将《内经》理论与《伤寒论》的内容紧密结合，又不泥于《内经》的条文而人云亦云，往往能发前人之未备，令人折服。笔者仅就《伤寒论翼》的读后感简述之。

一、以经释论，创“经界”说

柯琴在深入研究《内经》和《伤寒论》的基础上，就《伤寒论》的六经提出了与众不同的“经界”说。柯氏首先否认六经理论来源于《素问·热论》，他在《伤寒论翼》中说：“叔和不知仲景之六经，是经界之经，而非经络之经。妄引《内经·热论》作序例，以冠仲景之书，而混其六经之症治，六经之理因不明。”柯氏认为仲景之“六经”非来源于《素问·热论》，在否认源于《素问·热论》的同时提出了六经理论源于《素问·皮部论》。柯氏说：“然仲景既云撰用《素问》当于《素问》之六经广法之。按《皮部论》云：皮有分部，脉有经纪，其生病各异，别其部分，左右上下，阴阳所在，诸经始终，此仲景创立六经部位之源。”并将六经分区的理论依据规定为：“内由心胸，外自巅顶，前至额颅，后至肩背，下及于足，内合膀胱，是太阳地面也。”“内自心胸至胃及肠，外自头颅，由面至腹，下及于足，是阳明地面。”“由心至咽，出口颊，上耳目，斜至巅，外自胁内属胆，是少阳地面。”“自腹由脾及二肠魄门，为太阴地面。”“自腹至两肾及膀胱溺道，为少阴地面。”“自腹由肝上膈至心，从胁肋下及于小腹宗筋，为厥阴地面。”柯氏将人体划分为六区地面，认为此六区地面，内接脏腑，外连肢体，上达巅顶，下及胸腑，在部位上相互嵌合，功能上相辅相成，正常时相互为用，异常时相互影响。此种划分，生理上可以囊括人体全部功能，病理上充分反映人体的各种病变。这种观点虽未成定论，但其反对单纯以经络来解释六经，显然扩大了六经的范围，对后世医家全面地认识疾病，进行有效的辨证论治，提供了切实可行的理论依据。正如柯氏所说：“夫仲景之六经，是分六区地面，所赅者广。虽以脉为经络，而不专在经络上立说。”又说：“凡风寒、温热、内伤、外感，自表及里，有寒有热，或虚或实，无乎不包。”其别开生面的经界地面说，在当时对深入研究《伤寒论》的六经涵义起到了积极的作用。

二、以经释论，阐明“治则”

柯琴在《伤寒论翼》中，运用《内经》理论，详细分析了《伤寒论》的治法，使《内经》理论与《伤寒论》的治则紧密结合。柯琴说：“当知仲景治法，悉本

《内经》。”柯氏以《内经》理论为指导，将《伤寒论》中具体治法为例证进行说明，为后世医家更深刻地理解和运用《内经》理论，指导临床实践打下了坚实基础。故柯氏进一步解释说：“岐伯曰，调治之方，必别阴阳。阳病治阴，阴病治阳，定其中外，各守其乡。外者外治，内者内治。从外之内者，治其外；从内之外者，调其内。从内之外而盛于外者，先调其内，后治其外；从外之内而盛于内者，先治其外，后调其内。”又说：“本论所称发热恶寒发于阳，无热恶寒发于阴者，是阴阳之别也。阳病制白虎、承气以存阴，阴病制附子、吴萸以扶阳，外者用麻桂以治表，内者用硝黄以治里，其于表虚里实，表热里寒，发表和表，攻里救里，病有浅深，治有次第，方有轻重，是以定其中外，各守其乡也。太阳、阳明并病，小发汗，太阳、阳明合病，用麻黄汤，是从外之内者，治其外也。阳明病，发热汗出，不恶寒，反恶热，用栀子豉汤，是从内之外者，调其内也。发汗不解，蒸蒸发热者，从内之外而盛于外，调胃承气，先调其内也。表未解而心下痞者，从外之内而盛于内，当先解表，乃可攻痞，是先治其外，后调其内也。”柯氏将《素问·阴阳应象大论》“治病必求于本”的治疗原则，用《伤寒论》的具体治疗实践进行阐述，其思想方法实属理论与实践结合之典范。

三、倡仲景为“百病立法”

柯氏认为仲景之六经，为百病立法，非伤寒一科。他主张伤寒杂病，治无二理，它们都归六经之节制，故治伤寒者须究其中有杂病之理；论杂病者，须知《伤寒论》也有关杂病之治。他在《伤寒论翼》中说：“岂知仲景约法，能合百病，兼赅于六经，而不能逃六经之外。”柯氏最早提出六经为百病立法的观点，他认为一身之病俱在六经范围之中，伤寒不过是六经中之一证，六经病既包括外感病，又包括杂病在内。并认为伤寒杂病治无二理，六经各有伤寒，非伤寒独有六经。在说明伤寒与杂病关系时，柯氏认为仲景杂病论，即在《伤寒论》中，且伤寒之中，又最多杂病夹杂其间，故伤寒与杂病合论。他在《伤寒论翼》中说：“按仲景自序言作《伤寒杂病论》合十六卷，则伤寒、杂病，未尝分两书也。凡条中不冠伤寒者，即与杂病同义。如太阳之头项强痛，阳明之胃家实，少阳之口苦咽干目眩……是六经之为病，不是六经之伤寒。乃是六经分司诸病之提纲，非专为伤寒一证立法也。观五经提纲，皆指内证，惟太阳提纲为寒邪伤表立……因太阳主表，其提纲为外感立法，故叔和将仲景之合论全属伤寒。不知仲景已自明其书不独为伤寒设，所以《太阳篇》中，先将诸病线索，逐条提清，比他经更详也。其曰：太阳病或已发热，或未发热，必恶寒体痛呕逆，脉阴阳俱紧者，名曰伤寒。是伤寒另有提纲矣。此不特为太阳伤寒之提纲，即六经伤寒总纲，亦不外是。观仲景独于《太阳篇》，别其名曰伤寒、曰中风，曰中暑，曰温病，曰湿痹，而他经不复分者，则一隅之举，可以寻其一贯之理也。其他结胸、脏结、阳结、阴结、瘀热发黄、热入血室、谵语如狂等症，或因伤寒，或非伤寒，纷纭杂沓之中，正可思伤寒杂病合论之旨矣。盖伤寒之外皆杂病，病名多端，不可以数计，故立六经而分司之。伤寒之中最多杂病，内外夹杂，虚实互呈，故将伤寒、杂病合参之，正以合中见泾渭之清浊，此扼要法也。"柯氏从伤寒、杂病论本为一书谈起，谓该书中"最多杂病、内外夹杂，虚实互呈，故将伤寒、杂病合参之，正以合中见泾渭之清浊"。"合中见泾渭之清浊"一则说明了伤寒与杂病可以互相比较，区别正邪内外，二则说明两者是相互关联的。当然柯氏的上述观点尚未被医家所共识，但六经为百病立法，不专系伤寒，已被医家所接受。柯氏还强调说："明六经地形，始得握百病之枢机。详六经来路，乃得操治病之规则。"实乃对《伤寒论》方治百疾，提供了理论依据，从而对指导医者拓展临床应用范围，起到了推动作用。柯氏这一观点受到后世医家的赞誉，正如曹禾在《医学读书志》中评曰："伤寒、杂病异轨同辕，六经本为百病立法，不专系伤寒，实传仲景数千年未火之薪，厥功伟矣。"

柯氏将《内经》理论与《伤寒论》的内容灵活紧密地相结合，可见其研究之深，应用之当。这为后世医家更深刻地理解《内经》理论以指导临床实践树立了榜样。当然仔细玩味，书中未免也有矫枉过正之词，如"仲景之六经，非经络之经"。此论似自相矛盾，柯氏确定六经分区以经络为途径，因此六经分区"经界"说的物质基础，应包括脏腑、经络及气化功能所及的部位，否则为"无源之水，无本之木"。但柯氏在学术上的创新精神对于如何在继承的基础上发展中医学术，仍将为后人借鉴。

（《广州中医药大学学报》，2002 年第 19 卷第 2 期）

对柯琴的《伤寒论翼》浅识

湖南中医学院　　郁保生

一、《伤寒论翼》的主要内容及其在《伤寒来苏集》中的地位

《伤寒论翼》分上、下两卷,每卷7篇,合14篇。上卷主要为柯氏对《伤寒论》中某些重点问题的专篇论述和发挥,如"全论大法第一"首明仲景六经分证是为百病约法,以及《伤寒论》与《内经》的渊源关系;"六经正义第二"详论六经的来源、含义、实质及作用;"合并启微第三"专论《伤寒论》中有关合病、并病的内容及二者的异同;"风寒辨惑第四""温暑指归第五""痓湿异同第六"三篇论述风与寒、温与暑、痓与湿六病的含义、证候特点和治疗;"平脉准绳第七"讨论《伤寒论》脉诊的内容。这7篇论说比较集中地反映了柯氏对《伤寒论》学术研究的特点。下卷从"太阳病解第一"至"厥阴病解第六"6篇分别论述六经病的提纲、证候类型、病理特点及治疗方法,其间参以症与症、证与证、病与病之间的鉴别,同中求异,异中求同,示人以六经病之梗概;"制方大法第七"专门讨论《伤寒论》据法制方、选方遣药的原则和方法,广及六经、八法,表里先后,既言其常又道其变。总之,《论翼》充分体现了柯氏的学术观点及其对《伤寒论》的研究贡献,诚如任应秋所说:"我们选读《伤寒来苏集》,应取他的《论翼》——疏发大义,可以解决在学习中所遇到的困难。"此论足以说明《论翼》在《来苏集》中的重要地位。

二、《伤寒论翼》的主要学术特点、成就及其评价

1. 六经分证兼赅伤寒杂病　认为《伤寒论》的六经,是为百病立法,不专为伤寒一科,这是柯韵伯的著名论点之一。其于《论翼》一书中,开宗明义地指出:"按仲景自序言作《伤寒杂病说》合十六卷,则伤寒、杂病未尝分两书也。凡条中不冠伤寒者,即与杂病同义。"认为六经提纲不是六经之伤寒,"乃是六经分司诸病之提纲,非专为伤寒一证立法也"。自《伤寒论》问

世以来，历代注家多执《伤寒》论外感、《金匮》治杂病的观点，视《伤寒论》为阐述外感热病辨证论治的专著，而柯氏不落前人窠臼，标新立异，自具卓识，“令百病赅于六经，而不能逃六经之外”，使《伤寒论》所确立的辨证论治方法推而广之。

从《伤寒论》所论述的病证来看，其间或为外感，或为杂病，或参伍互见，确非伤寒一病所能囊括。仅就六经病而言，除“太阳主表，其提纲为外感立法”之外，其余各经病证既可见于外感，又可见于杂病，而非伤寒一病所独有。其方的运用亦然，公认为阐述内科杂病辨证论治的专著《金匮要略》，其所载170余首方剂中，有相当一部分就是《伤寒论》原方，或据此加减化裁的。至于《伤寒论》中所述种种失治误治后产生的变证、坏病，如结胸、脏结、痞证、瘀热发黄、热入血室等，在内科杂病中，更是屡见不鲜。故柯氏有言：“盖伤寒之外皆杂病，病名多端，不可以数计，故立六经而分司之。伤寒之中，最多杂病，内外夹杂，虚实互呈，故将伤寒、杂病而合参之。正以合中见泾渭之清浊，此扼要法也。”学习《伤寒论》当如是观之。

2. 伤寒六经非经络之经　对《伤寒论》六经，柯氏亦有独特的见解和发挥。他认为仲景创六经证治之旨在于：“于诸病之表里阴阳，分为六经，令各得所司，清理脉症之异同，寒热之虚实，使治病者只在六经中下手，行汗、吐、下、和解、温、补等法而无失也。”因此它兼赅表里、寒热、虚实、阴阳，是临床错综复杂证候的概括，“犹《周礼》分六官而百职举，司天分六气而万物成”，有着提纲挈领、执简驭繁的作用。其较之专主经脉为病，但有表里之实热，并无表里之虚寒，但有可汗可泄之法，并无可温可补之治的热论六经，已有了很大发展，不可同日而语。正因如此，柯氏针对不少注家限六经为经络之说，极力申而辩之。他说：“夫仲景之六经，是分六区，地面所赅者广。虽以脉为经络，而不专在经络上立说。凡风寒湿热，内伤外感，自表及里，有寒存热，或虚或实，无乎不包，故以伤寒、杂病合为一书，而总名为《伤寒杂病论》。所以六经提纲，各立一局，不为经络所拘，弗为风寒划定也。”明示六经是统百病，赅八纲，无乎不包的六区而非经络之经所能尽括，补偏救弊，精义独明。柯氏创六区之说，结合脏腑、经络、气化及证候类型论六经，切中肯綮，对后人启发颇大。

3. 重视辨证论治　辨证论治是贯穿于《伤寒论》全书的指导思想，柯氏对此颇有心得，于其书中阐述甚详。

（1）见病须知机得情：柯氏认为，凡病有名、有证、有机、有情，"因名立方者，粗工也；据证（指症状——笔者注）定方者，中工也；于证中审病机察病情者，良工也"。因此他主张，临证立法处方应"不拘病之命名，惟求证之切当，知其机，得其情"，方可获桴鼓之效，示人以辨证论治之法。

（2）有是证便与是方不为经拘：《伤寒论》分六经证治，六经皆有其主治之方。如汗解太阳之表的麻黄、桂枝；清下阳明里实的白虎、承气；和解少阳之枢的柴胡、黄芩；温健太阴之虚的理中、四逆；急回少阴之阳的通脉、白通；平调厥阴寒热的乌梅丸等。柯氏认为，此乃仲景治病之定法，然"仲景之方，因证而设，非因经而设，见此证便与此方，是仲景之活法"，并指出：六经主治之方，亦可互相通用，如真武汤为少阴水气而设，而太阳之汗后阳虚水停亦用之；四逆汤为太阴下利清谷而设，太阳之脉反沉亦宜之；猪苓汤为少阴下利设，阳明病小便不利者亦宜之；抵当汤为太阳瘀热在里而设，阳明蓄血亦用之等，不胜枚举。可见"方各有经，而用不可拘"，实为《伤寒论》辨证论治之大法，充分体现了仲景异病同治的思想。

（3）治病当因证立方，忌随时定剂：柯韵伯鉴于宋、元以来的医书，多有"论麻黄、桂枝汤者，谓宜于冬月严寒，而三时禁用。论白虎汤者，谓宜于夏，而大禁秋分后与立夏之前"等随时用药之迂论，根据其"夏月盛暑而伤寒吐利，多有用姜、附、吴萸而始效；隆冬严寒而病温，多有用石膏、硝、黄而热乃解"的临床经验，竭力匡而正之。他指出："仲景制方，全以平脉辨证为急务，不拘于受病之因，不拘于发病之时为施治。"又说："汗吐下者，因病而施也。立法所以治病，非以治时。""若分四时以拘法……遇病之变迁，则束手待毙矣。"柯氏此说，言似偏激，但细玩其味，又觉理通义明，平允可从，诚为经验之谈。由此足见柯氏重视辨证论治之一斑。

4. 反对拘日传经之说 对伤寒六经的传变次第，历代注家多拘于《内经》"一日太阳，二日阳明，三日少阳，四日太阴，五日少阴，六日厥阴"日传一经之说，柯氏对此亦疑而否之。他认为，六经之部位有深浅、高下之异，故受邪的日期有远近、迟早之殊，所谓日数之说，"皆言见证之期，非六经以次相传之日也"。而疾病的传变与否，以及病传何经则当视人的体质等内在因素而定，故他说："太阳阳盛而不罢，便转属阳明；阳已衰而不罢，便转系少阳；若阳陷则转系太阴,阳虚则转入少阴,阳逆则转入厥阴矣。”证之临床,疾病的传变确如柯氏所说,即多从患者的体质而变化,那种把疾病的传变看作按日数固定不移进行的观点殊难令人信从。

此外,在发病学上,柯氏亦特别强调体质内因的作用,他认为:“夫病寒、病热,当审其人阴阳之盛衰,不得拘天气之寒热,天气之寒热伤人,必因其人阴阳之多少,元气之虚实为轻重,不全凭时令之阴阳为转移。”这也正是他主张辨证论治,反对随时定剂的理由之一。

5. 合病、并病非独三阳所有 柯氏对《伤寒论》中的合病、并病研究较深,颇得其要领,著有《合并启微》专论而阐述之,指出:“病有定体,故立六经而分司之,病有变迁,更求合病、并病而互参之,此仲景立法之尽善也。”肯定了合病、并病在《伤寒论》中的地位和作用。至于合病、并病的内容,他认为非独三阳病所专有,如表里阴阳二经及三阴病“虽无合并之名,而有合并之实”。故他说:“夫阴阳互根,气虽分而神自合,三阳之底,便是三阴,三阴之表则是三阳矣。如太阳病而脉反沉,便合少阴;少阴病而反发热,便合太阳;阳明脉迟,即合太阴;太阴脉缓,则合阳明;少阳细小,是合厥阴;厥阴微浮,是合少阳。”“阴与阴合,不合于阳,即是三阴合病。”不仅如此,柯氏还清楚地认识到,合病、并病虽常相提并论,但二者有着“合则一时并见,并则以次相乘”这种在发病顺序上的差异,为后人学习和理解合病、并病提供了方便,使仲景隐而未发之旨,抉以表著,实补前人不逮。

综上所述,可以清楚地看到,柯韵伯氏对《伤寒论》一书有着精深的研究,于论中的某些重点、难点及历代注家争论不休的问题,均有具体、详尽的阐述或独创的见解,立言精彻,匠心独运,确为阅历有得之论。故昔叶天士先生及诸伤寒大师亦极盛赞之。由此可见,《伤寒论翼》确是一部研究《伤寒论》所不可多得的重要文献。

(《福建中医药》,1982 年第 1 期)

柯韵伯《伤寒论翼·平脉准绳》学术思想探讨

南京医科大学第二附属医院　　李惠义

自从《脉经》问世以来，诸家继起，分别使用各自的脉名，广泛但不切合实用，范围漫无边际，不能统一。柯韵伯认为“仲景立法，只在脉之体用上推求，不在脉之名目上分疏。故以阴阳为体，则以浮大动滑数为阳之用，沉涩弱弦迟为阴之用”，脉理浩繁，大纲不外名阳名阴之10种，指出了辨脉的总纲。

一、病有阴阳，脉有阴阳

柯氏认为，仲景言平脉辨证为《伤寒杂病论》之要，是脉与证未尝两分。因病而平脉，则平脉即在辨证中。病有阴阳，脉有阴阳。发热恶寒发于阳，无热恶寒发于阴，是病之阴阳，当列全论之首。浮、大、动、滑、数名阳，沉、涩、弱、弦、迟名阴，是脉之阴阳，此条当为之继。叔和之搜采仲景旧论，寻其证候诊脉，另立脉法，即从此搜采。柯氏即以《太阳篇》“脉浮者，病在表；脉浮紧者，法当身疼痛；脉浮数者，法当汗出愈”为例，批评了叔和有些诊脉的方法没有被载入辨证诊脉的篇章里，是“搜采未尽，犹遗仲景旧风”。阴阳两分，自成对峙，阴阳配偶，惟见五端，浮沉是脉体，大弱是病势，滑涩是脉气，动弦是脉形，迟数是脉息，不得概以脉象视之。具体而言，如表里区分，浮脉主表，沉脉主里；脏腑区分，数脉为腑，迟脉为脏等，表里脏腑之法，总赅括于浮沉迟数。然四者之中，又以独见为准则，而独见何部，即以其部定表里脏腑之所在，病无遁情矣。柯氏从脉象的正负两方面去分析“脉有阴阳”的涵义，这一规律是柯氏从《经》旨中悟出的。《内经》说：“夫阴阳之在天地间也，有余而往，不足随之，不足而往，有余随之。知从知随，气可与期。”这种相对真理，提示了脉气的盛衰，通过脉象的观察，可以辨明脏腑的虚实，阴阳的消长，以候疾病的吉凶，才能在诊断、治疗上指挥若定。

二、弃假从真，审定病机

我们在临证过程中，发现存在许多脉证不相适应的情况，必须辨明疾病的寒热虚实真假；抓住本质而舍弃假象，或舍证从脉，或舍脉从证，才能做出正确诊断，给予恰当的治疗。具体举例而言，在辨证施治过程中，当脉与证表现不一致时，经过分析，以临床症状为主来审定病机、确定治疗方案者谓“舍脉从证”。《伤寒论》对脉证从舍有许多精辟的论述。试就三阴病为例。阴病见阴脉，乃脉证相应，但在疾病过程中，若正气衰败，或邪气独盛之际，亦可见虚阳外越、搏指有力而类似“阳脉”之象。柯氏进一步加以阐述，他认为“如浮大动滑数之脉体虽不变，然始为有力之强阳，终为无力之微阳，知阳将绝矣。沉涩弱弦迟之脉，虽喜变而为阳，如忽见浮大动滑数之状，虽阴极似阳，知反照之不长，余烬之易灭也，是为彻底看法”“阴病见浮大动滑数之脉，多阴极似阳，未必即可生之机也”。验之临床，此种脉体，或浮大而按之不足，或虽数而终嫌无力，毕竟与阳强之脉，大有区别。如原文第315条“少阴病，下利，脉微者，与白虎汤。利不止，厥逆无脉……服汤脉暴出者死……”柯韵伯认为“脉暴出者，孤阳独行也，故死”。指出脉暴出的病机是正气衰微，邪气独盛，病势沉重。虽脉暴出，亦不可凭，此时如能并投回阳救逆之品，尚有回生之一线希望，故死字宜活看。因此，凡脉证不相应，必有一真一假，须细辨之。

诊脉是中医诊断的宝贵经验，所以《内经》认为“微妙在脉，不可不察”。在症假脉真的情况下，当正邪相争的主要矛盾表现为正气衰时，亦可见气息微弱、搏指无力之“阴脉”，此乃正不压邪之表现。是时，即应舍证从脉，投以扶正之品而治之。若妄用攻伐之剂，则将致虚虚之弊。原文第50条：“脉浮紧者，不可发汗，何以知然，以荣气不足，血少故也。”尺脉主阴，寸关浮紧尺脉独迟，为外有表证，阴血不足之证。《内经》曰“夺血者无汗”，故舍证从脉，不用麻黄重发其汗，养血发汗之品，尚可酌情用之。正如柯氏云：“脉浮紧者，以脉法论，当身疼痛，宜发其汗；然寸脉虽浮紧而尺中迟，则不得据此法矣。尺主血，血少则营气不足，虽发汗决不能发汗，正气反虚，不特身痛不除，而亡血亡津液之变起矣。”

三、以病为体，以脉为用

柯氏在《伤寒论翼・平脉准绳》中指出：阴阳之十脉，表里脏腑之四诊，皆指脉之体用而言。而诊脉辨证，绝不能离开证而孤立地言脉，应该以病为体，以脉为用。柯氏认为脉浮，只讲得脉体之正面，诊者当于浮中审其强弱、迟数、紧缓、滑涩、弦芤。故太阳一证但有浮、浮弱、浮缓、浮迟、浮数等脉，散见于诸条，或阳浮而阴弱，或阴阳俱紧，或阴阳俱浮，或尺中迟，或尺中脉微，或寸缓关浮尺弱，必须根据具体情况，斟酌其里虚或实，这是张仲景的索隐的方法。以浮脉为例，其他的脉象可以依次类推。如："脉浮者病在表，则必有发热恶寒之表证。然浮有不同，有但浮者，其三部皆同，息数无迟数，其气象亦无滑涩动弦大小，此太阳之脉体然也。"因为风寒在表，太阳之阳气抵御病邪，内里没有太过和不及的疾病，所以见到这样的脉象，是属病脉中的平脉，可用麻黄汤发汗即可立即解除病邪。柯氏《伤寒论注・太阳脉证篇》说"当因证而合脉，勿据脉而断证"，柯氏认为不可以脉概括其他，言虽简而为临床医家之切要。"如脉浮而大，是阴中见阳，此两阳合明之脉……若脉浮而迟，面热赤而战栗者，是阳中见阴，故面见微热，而身见真寒。此因迟为在脏，故无阳不能作汗；而浮为在表，浮因大而从里，浮兼数而反虚，紧入浮而成实，则表里、脏腑、阴阳、虚实之间，悉属定不定法也。"(《伤寒论翼・平脉准绳》)说明脏腑疾病，可相互影响，在脉象上就会产生多种变态。临床所见，脉象参互错见者多，独见者少。诊法最关紧要处，必本之于病，合之于脉，则虽证候万千，脉象复杂，自能得心应手矣。

四、补充注释，以助理解

无论古今，不少医家或医学著作，存在着将促、结、代脉混称不分，互相代称的混乱现象。如促、结不分，混称"结脉"(《景岳全书》)；"疾数代结，皆属促脉……凡迟缓代涩皆属结类"；目前临床上将间隙脉统称为"结代脉"等。《伤寒论》所描述的"脉来动止，更来小数，中有还者反动"现象，即为后世所谓"雀啄脉"，"动"者数而短，如鸟雀啄食，连连急数，三五不调，断续不定，时有止而复动数。仲景尚未明确地将促结二脉区别开来，混称而论。柯氏对此提出争议。他对结脉的注释为“阴阳相搏而动，伤寒见此，是形冷恶寒，三焦皆伤矣，况有动中见止，更来小数，中有还者反动，究如雀之状，不以名促，反以结名者，以其为心家真藏之阴脉也，更有动而中止，不能自还，因而复动，宛如虾游之状，不可名结……”这种见解已经认识到仲景所描述的“结脉”不同于“脉来缓，时一止复”之结脉。促脉是脉来数而时一止，止无定数；结脉是脉来缓而时一止，止无定数，鉴别要点在脉率。至于代脉，是脉来数或缓而有中止，不能自还，止有定数。它们迥然有异。《伤寒论》第276条云：“太阴病，脉浮者，可发汗，宜桂枝汤。”提出太阴病有发汗之法。但《伤寒论》曾云：尺寸俱沉细者，太阳受病也。论中第277条又云：“自利不渴者，属太阴，以其脏有寒故也，当温之，宜服四逆辈。”据此，有人提出疑问，今脉不沉细而反浮，不温之而反发汗，这是什么样的太阴病？柯氏对此作出了补充：“此浮为在表，当见四肢烦痛症。”从“当见四肢烦痛症”来推断，其所谓“太阴病脉浮”是指太阴中风而言。这样，难解不清的问题，一经柯氏注释，便使人容易理解。

脉诊是中医学“四诊”中的重要组成部分，脉不离证，切诊自可识证。这种诊断方法“以常衡变”“以变识病”，与望、问、闻三者密切配合，成为辨证施治不可缺少的依据。

（《南京中医药大学学报》，1995年第11卷第3期）

《伤寒附翼》学术思想述评

陕西中医学院　唐　凯

《伤寒附翼》（以下简称《附翼》）共二卷，是《伤寒来苏集》中专论六经方药的部分，为清代名医柯琴所著。此书解方析药，注重实际，主张以法制方，强调气味形色，善于前后比较，颇有卓识，实为论述《伤寒》方药之佳作。然历代研究柯氏学术思想者，多注重于对《伤寒来苏集》中《伤寒论注》和《伤寒论翼》的探讨，对此书则未作深究。本文评述《伤寒附翼》的学术思想，仅作抛砖引玉之用。

一、六法制方，参合经气理论

《附翼》认为："仲景以病分六经，而制方分表里寒热虚实六法，六经中各具六法……"并将六法贯于各经方论之首，名之为"某某方总论"，提纲挈领，发明仲景制方要旨。继而条分缕析，详论各方制法。六法实指表里、寒热、虚实、六纲，六法制方即是根据六经疾病的病位浅深、病变属性和邪正盛衰等不同证候分别鉴制方药。《附翼》所言"六经各具六法"，并非以六法配六经机械套用，而是认为其"各有偏重"，如"太阳偏于表寒，阳明偏于里热，太阴偏于虚寒，厥阴偏于实热……制方亦因之而偏重矣"。以太阳方制法为例，柯氏既云："太阳主表，立方以表为主。"而"表有虚实不同，故立桂枝、麻黄二法"。又言："太阳一经，寒热互见，虚实递见，治之者当于表中顾里，故发表诸方多兼用里药……"如"麻黄汤于发表中降气……葛根汤于发表中升津，大青龙汤与麻杏石甘汤于发表中清火……"可见柯氏以法制方，全面周详，唯以切合临证为准，颇有见地。

此外，《附翼》还认为仲景六经制方不仅依于六法，且"因乎经气"。如云："人身表里之寒热虚实，皆因经气而异。""风寒暑湿伤人，六经各有所受，而发见之脉不同，或脉同而证异，或脉证皆同而主证不同者，此经气之有别也。"各经受病，均随经气之化而显出某经病的特征，制方亦需参此而定。如"少阳之经气主虚热，故立方凉解，每用人参。太阴之经气主虚寒，故立方温补，不离姜附。少阴之经气多虚寒，故虽见表热而用附子……"不仅如此，"盖六经分界如九州之风土，人物虽相似，而衣冠食饮言语性情之不同，因风土而各殊"。由此得知，柯氏所言经气不仅在气血之多少，且与各人体质和禀赋有关，即与柯氏所说人物之言语性情密切相关。总之，《附翼》用六法结合经气理论精研经方，对后学不无启迪。

二、解方析药，注重气味形色

历代医家论方议药，多本药物之四气五味，柯氏论方药则既重气味，又重形色法象之说，每以四气五味、颜色形态联系脏腑功能，详细注解方药效用，确为释方有道。归纳之有三。

1. 说明方之君药 如论述治疗湿热兼表发黄之麻黄连翘赤小豆汤，柯氏通过对气味形色的分析认为："小豆赤色，心家谷也。酸以收心气，甘以泻心火，专走血分，通经络，行津液而利膀胱。梓白皮色白，肺家药也。寒能清肺热，苦以泻肺气，专走气分，清皮肤，理胸中而散烦热，故以为君。"

2. 解释全方功效 以瓜蒂散为例。柯氏云："瓜蒂色青，象东方甲木之化，得春生升发之机，能提胃中阳气以除胸中之寒热，为吐剂中第一品。赤小豆形色象心，甘酸可以保心气。黑豆形色象肾，性本沉重，微熟而使轻浮，能令肾家之精气交于心，胃之浊气出于口中……"

3. 订正论中伪谬 如认为三物小陷胸汤即是三物白散，而非治结胸证之小陷胸汤。书中云："三物白散以三物皆白，欲以别于小陷胸汤之黄连，故以白名之。方中贝母善开心胸之气，桔梗能提胸中陷下之气，然微寒之品，不足以胜结硬之阴邪。非巴豆之辛热，斩关而入，何以使胸中之阴气流行也……按本论小陷胸汤是黄连、瓜蒌、半夏三物，而贝母、桔梗、巴豆亦是三物。夫黄连、巴豆寒热天渊，岂有可服黄连之证，亦可服巴豆之理。"

凡事应以两方法而视。论方联系形色，应用法象，虽较为周详，但若纯用法象为解，则未必妥当。如旋覆代赭汤本为胃虚痰阻、气逆不降而设，柯氏注云："心为太阳，通于夏气，旋覆花开于夏，咸能补心而软痞硬。半夏根成于夏，辛能散结气而止噫。二味得夏气之全，故用之以通心气。心为贼邪伤残之后而反苦急，故加甘草以缓之……代赭石秉南方赤色，入通于心……"全方始终以心为解，似难与证相合。

三、前后互参，善于比较分析

注重方药之间的相互联系，将关系密切、功用相近的方药前后对照，彼此互勘，比较中求得鉴别，分析后洞悉精微，是《附翼》解析经方的重要方法。此法既使学者易明方理，且便于诵记，概括起来可分为以下三个方面。

1. 方药机制的比较分析 论方的目的即是要阐明方药的作用机制。《伤寒论》中许多方药其所治疾病的主证虽有的相同或相似，但各方作用原理却不同，故《附翼》对此仔细比较。如云："桂枝新加汤与四逆汤治身疼脉沉之法同，但彼在未汗前而脉反沉，是内外皆寒，故用干姜、生附大辛大热，协甘草以逐里寒……此在发汗后而脉沉迟，是内外皆虚，故用人参之补中益气，以助桂枝、甘草而通血脉……"

2. 方药剂量的比较分析 《伤寒论》中由两方合成的新方，其各自剂量需严格比较，知法制方。如云："桂枝二麻黄一汤证，此因风邪泊于营卫……邪气稽留于皮毛肌肉之间，故取桂枝汤三分之二、麻黄汤三分之一，合而服之，再解其肌，微开其表……"而桂枝麻黄各半汤证是"阳气拂郁在表不得越，因此前当汗不汗，其身必痒。法当小发汗，故以麻桂二汤各取三分之一，合为半服而急汗之"。

3. 方药名称的比较分析 《伤寒论》中同一方名而有大小之分，如大小承气汤、大小青龙汤，柯氏认为其中自有妙理。以承气汤而言，《附翼》云："此方分大小，有二义焉：厚朴倍大黄，是气药为君，名大承气。大黄倍厚朴，是气药为臣，名小承气。味多性猛，制大其服，欲令泄下也，因名为大。味少性缓，制小其服，欲缓和胃气，故名曰小。二方煎法更有妙义。大承气用水一斗，先煮枳、朴，煮取五升，内大黄煮取三升，内硝者。以药之性生者锐而先行……仲景欲使芒硝先化燥屎，大黄继通地道……若小承气则三物同煎，不分次第……此求地道之通，故不用芒硝之峻……"

四、注重实际，勇于破旧立新

柯氏认为"仲景制方不拘病之名，惟求证之切当，知其机得其情"，其注方亦多本于求实精神，不泥于众家之旧说，独抒己见，破旧立新。于此，《附翼》有较为突出的表现。

1. 仲景方有一方数法 多数医家认为《伤寒论》397 条，条条皆法，而柯氏则认为一方可有数法。如《附翼》注解桂枝附子汤时，其认为本方所治的身痛而不能转侧，是风少而寒湿胜，必赖附子雄壮之力，以行痹气之着。然附子治在下焦，故必同桂枝，始能令在表之痹气散；同白术，又能令在表之痹气内行。故桂枝附子汤是上下二焦之表剂。去桂枝加白术汤是中下二焦之表剂。附子白术汤仍加桂枝，是通行三焦之表剂。是又一方三法。世以仲景方、法分两，动称113方、397法，不知从何处而起。柯氏认为桂枝附子汤去桂，加术、加桂等随证取舍，各适其宜，并立一方三法之说，颇有新意。

2. 大青龙汤非风寒两解剂　关于大青龙汤，大多数医家均宗“太阳三纲学说”，从风寒两伤营卫注释。柯琴则反对此说，认为：“许叔微云……大青龙治中风见寒脉，伤寒见风脉……大青龙之证治自此不明于世。”大青龙汤是：“加味麻黄汤也，诸证全是麻黄……烦躁是热伤其气，无津不能作汗，故特加石膏之甘以生津……更用姜枣以调和营卫，一汗而表里双解，风热两除。”此以大青龙汤与麻黄汤彼此互勘，注释方药，确能揭示方药的实质。

3. 大陷胸丸重在治气结　多数医家认为大陷胸丸证乃水热互结，病势偏于上部。《附翼》则云：“身无大热，但头汗出，项亦强，如柔痉状，寸脉浮，关脉沉，是病在上焦，因气之不行致水之留结耳……此水结因为气结，用杏仁之苦温开胸中之气……气结因于热邪，用葶苈之大寒以清气分之热。水结之所必成窠臼，甘遂之苦辛直达其窠臼……”柯氏认为本证重在气结，自属探本求源之论，似属可仿。因肺主一身之气，为水之上源，气郁则水热结实而为结胸。

（《国医论坛》，1988年第3期）

柯琴对仲景“合病、并病”理论的阐述与发挥

南京医科大学第二附属医院　　李惠义

疾病的发展过程，是邪正抗衡力量对比过程。正盛邪微，病情常较稳定而单纯；邪盛正衰，病情常较多变而复杂。《伤寒论》于六经分证以外，另有“合病”“并病”的提示，是仲景针对某些病机善变、病情复杂的疾病所设立的辨证施治方法。清代柯琴对此有进一步的阐发。正如他在《伤寒来苏集》一书中所说：“病有定体，故立六经而分司之，病有变迁，更求‘合病’‘并病’而互参之，此仲景立法之尽善也。”

一、病有相关

六经是一个整体，各经之间并不孤立存在，彼此相互配合。合病和并病，正是补充说明了伤寒六经在疾病发展中的整个复杂过程。

合病与并病有所不同，柯氏云："并病与合病稍异者，合则一时并见，并则以次相乘。"其说甚为恰当。他把表里阴阳、病的深浅层次和参差互见情况，概括得十分清楚。

柯氏指出"病有相关"，并举例说明，颇具说服力。如太阳地面最大，内邻少阴，外邻阳明，以太阳与阳明、少阴脏腑经络之气相贯，传化最易。阳明病腹满而喘，为实邪壅滞胃肠，浊气上逆所致。太阳与阳明合病，因病情偏重于表，当有发热恶寒、头颈强痛、无汗等症。更兼喘而胸满，仍为表寒外束，肺胃二气被阻所致。即使兼有阳明里证，一般比较轻，故宜麻黄汤发汗解表，表解里自和。

太阳中风鼻鸣干呕乃因肺主气，其合皮毛，风寒凑于肌表，肺气因而不利；肺胃同司降令，肺气上逆，胃气亦不能下降所致，柯氏称其为"太阳风邪侵及阳明之界"。

伤寒不大便数日，伴见头痛有热，小便黄赤，证明里热已盛，阳明结实已成。里热蒸腾，故热象明显，热扰清窍，故发头痛。由此可见，头痛有热不属太阳而属阳明，故用承气类方药，使里热得去，腑气得通，则头痛发热可愈，柯氏称其为"阳明热邪侵及太阳之界"。

我们在临床所遇到的各种疾病，符合六经中各个证候群的典型病例较少，而以六经合并所造成的复杂病例为多，不能片面地认为某经只能出现某证。因此，我们必须根据病情的合并变化，灵活运用治疗方法。症状相似的病证，必须探明病证的本质。例如，在症状相似的下利中，太阳、阳明合病的下利，邪尚在表，可用葛根汤；太阳、少阳合病的下利，邪在半表半里，可用黄芩汤；阳明、少阳合病的下利，邪已入里，可用大承气汤。同一性质的疾病，要掌握症状的主、次、轻、重。例如，在太阳、阳阴合病中，汗出、微恶寒的，可用桂枝汤；喘而胸满的，可用麻黄汤；颈背强几几的，可用葛根汤。

由此可见，合病、并病在伤寒六经中确实具有重要意义。

二、无名有实

柯氏认为，在《伤寒论》中以论述三阳经的合病、并病为多，但这不等于说三阴经及三阳经和三阴经之间就没有合病和并病。

柯氏云："夫阴阳互根，气虽分而神自合，三阳之底，便是三阴，三阴之表，则是三阳。"他认为表里阴阳二经之间"虽无'合并'之名，而有'合并'之实"。例如《伤寒论》云："少阴病始得之，反发热，脉沉者，麻黄附子细辛汤主之。"少阴病的基本脉证是脉微细，但欲寐。本不发热，今始得少阴病而发热，所以称为"反发热"。一般来讲，发热是为太阳表证，但太阳病应脉浮，现在却是脉沉，沉脉为少阴里证，是少阴兼太阳表证，亦即后人所谓少阴与太阳两感证。此为太阳、少阴两经同病，非纯属少阴病，亦非纯属太阳病。治疗方法既不同于太阳，亦不同于少阴，但又不离乎太阳和少阴，故选用麻黄附子细辛汤两解表里之邪。因邪在表，故用麻黄以发之，少阴阳虚故用附子以温之，更以细辛内散少阴之寒，外解太阳之表。三味同用是在温经助阳之中以微微发汗，从而达到既散外感之风寒，又固护里阳，以免阳气随汗外泄，而有亡阳之虑。

"阳明脉迟，即合太阴"，柯氏阐述欠全。查考仲景《伤寒论》，阳明脉迟，有虚实之别。"阳明病，脉迟，食难用饱，饱则微烦，头眩，必小便难。此欲作谷瘅，虽下之，腹满如故。所以然者，脉迟故也。"此脉迟，由胃阳虚弱，寒湿中阻所致，属虚。"阳明病，脉迟，虽汗出，不恶寒者，其身必重，短气，腹满而喘，有潮热者，此外欲解，可攻里也。手足濈然汗出者，此大便已硬也，大承气汤主之。"此脉迟，是由于实热壅结于里，气血阻滞之故，其脉必迟而有力，不得概为寒。"阳明病，脉迟，汗出多，微恶寒者，表未解也，可发汗，宜桂枝汤。"此脉迟，汗出多，微恶寒，则非单纯阳明病，而是太阳病初传阳明，表邪未解所致。汪苓友云："脉迟者，太阳中风缓脉之所变，传至阳明，邪将入里，故脉变迟。"可见，阳明脉迟，理当细辨。

三、三阴合病

柯氏云："阴与阴合，不合于阳，即是三阴合病，则不发热而吐利厥逆，为四逆症也。"四逆症，乃阳气衰微，阴寒内盛所致。四肢为诸阳之末，阳气不足，阴寒内盛则阳气不能敷布，以致手足厥逆；寒盛于内，脾肾阳衰，故吐利并作，寒邪深入于里，脾肾阳衰，则见下利清谷；阳虚不能温运全身，故见恶寒。《素问·生气通天论》说："阳气者，精则养神。"今阳气虚衰，不能鼓动血液运行，故见脉沉微。此时阳气虚，阴寒盛，非用大温大热之药不能振奋阳气以祛寒邪，宜用四逆汤。本方以附子大辛大热，温发阳气，祛除寒邪，为主药；辅以干姜温中散寒，协助附子加强回阳之力；佐以甘草温养阳气，并能缓和姜、附之过于燥烈，共成回阳救逆方剂。《内经》说"寒淫于内，治于甘热"，即四逆汤的立方本旨。《医方论》云："四逆汤为四肢厥冷而设，仲景立此方以治伤寒之少阴证。若太阴之腹痛下利，完谷不化，厥阴之恶寒无汗，四肢厥冷者宜之，盖阴寒之气深入于里，真阳几几欲绝，非此纯阳之品，不足以破阴气而发阳光，又恐姜附之性过于燥烈，反伤上焦，故倍用甘草以缓之。四逆者，必手冷过肘，足冷过膝，脉沉细无力，腹痛不利等象咸备，方可用之，否则不可轻投。"

柯氏所云四逆症，乃是四肢厥逆，属于阳虚阴盛之证。如四肢厥逆由于阳气内郁，不能外达四肢者，此乃四逆散证，当不属三阴合病，又非本方所宜。

柯氏对"合""并"理论的阐述和发挥，为后世识别复杂病证提供了有力的依据。

四、益趋完善

柯琴"生于慈水，卒于虞山"，一生著述态度极其认真严肃。他对《伤寒论》"逐条细勘，逐句研审"，删改补充，详加说明，发其创见。他的著作《伤寒来苏集》对中医学的继承和发扬做出了杰出的贡献。

柯氏《伤寒论翼》，是金元以来诸家《伤寒论》注本中一部优异的作品，是《伤寒来苏集》全书的概括和精华，包括理论阐述和临床经验的丰富内容，在学术上有很大的研究价值，亦为历代医家所推崇。

（《南京医学院学报》，1983 年第 2 期）

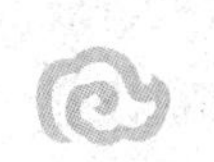

柯韵伯力斥传经之非

南京医学院第二附属医院　　李惠义

柯韵伯，清代著名的伤寒注家之一，他在《伤寒论翼·风寒辨惑》中云"仲景六经，各有提纲，非定次以相传""本论传字之义，各各不同，必牵强为传经则谬"。柯氏对《伤寒论》中所谓"一日太阳、二日阳明"的说法持否定态度，若执定日传一经，否则非是，则和仲景的论点相为矛盾，故力斥传经之非。

一、见证之期，非传经之日

六经的传变关系，柯氏认为是一经地面的邪气转移到另一经地面的结果。《伤寒论翼·六经正义》举例说："太阳地面最大，内邻少阴，外邻阳明，故病有相关。"又说："太阴阳明地面虽分，并无阻隔，元气有余，则邪入阳明；元气不足，则邪入太阴。"《伤寒论翼·厥阴病解》说："少阳、厥阴，同一相火，相火郁于内是厥阴病，出于表为少阳病。"认为太阳与少阴，阳明与太阴，以及少阳与厥阴之间，地面关系非常密切，所以最多相互传变。《伤寒论》第4条云："伤寒一日，太阳受之，脉若静者为不传；颇欲吐，若躁烦，脉数急者，为传也。"第5条云："伤寒二三日，阳明少阳证不见者，为不传也。"可以看出，传与不传决定在于脉证的变化，并不拘于日数多寡。此外，太阳病"六七日""八九日""过经十余日""经不传则愈"（第8条）、"无所不传"（第184条）等均能说明伤寒皆非遍六经，三阴病不必自三阳传至，更无一日传一经之说。三阴亦未见"传"的字样。若误信一日传一经之说，按图索骥，以论伤寒，非徒南方所无，北方亦不得见也。柯氏云："旧说日传一经，六日至厥阴，七日再太阳，谓之再传，自此流行，而仲景之堂无门可入矣。"从而否定"日传一经""传足不传手""循经传"之说。《灵枢·邪气脏腑病形》明确指出："邪之中人，或中于阴，或中于阳，上下左右，无有恒常。"这说明对疾病的发生发展，应该灵活看待。正如章次公先生说"仲景本未用'经'字，不烦改义""我们必须认识到《伤寒论》的六经与《内经》绝对不同……仲景的六经是旧名词赋予新定义，含义各别，与仲景的六经混合解释，以致造成极大错误，我们一定要跳出前人窠臼，才能发现《伤寒论》的真正价值，以往的疑窦就涣然冰释了。”

二、传经的论据不足

柯氏不同意以《素问·热论》的一日一经来说明仲景六经的传变。《伤寒论注》注解原文第5条“伤寒二三日，阳明、少阳证不见者，为不传也”说：“伤寒一日太阳，二日阳明，三日少阳者，是言见证之期，非传经之日也……盖太阳部位最高，故一日发；阳明经位次之，故二日发；少阳经位又次之，故三日发；是气有高下，病有远近，适其至所为故也。夫三阳各受寒邪，不必自太阳始……若伤寒二日当阳明病，若不见阳明表证，是阳明之热不传于表也；三日少阳当病，不见少阳表证，是少阳之热不传于表也。”又，注解原文“伤寒三日，三阳为尽，三阴当受邪，其人反能食而不呕，此为三阴不受邪也”说：“三阴各自受寒邪，不必阳经传授，所谓太阴四日、少阴五日、厥阴六日者，亦以阴经之高下，为见证之期，非六经部位以次相传之日也。”认为所谓一日太阳、二日阳明等是指六经病的见证日期，不是传经日期。充分说明了病情是否传变，应以证候为主，绝不可以日数印定眼目，这正是仲景师古而不泥古，理论善于结合实践的范例，同时体现出仲景的学说是在《内经》基础上的进步发展。六经病的见证之所以有先后，是由于地面部位有高下不同。六经病除了由于地面的关系从别经传变过来外，也可以直接自受外邪。太阳部位高，受邪后见证早，阳明部位较低，受邪后见证较迟。因而反对伤寒六经日传一经，进而否认传经学说。

柯氏伤寒六经来自《内经》，赅诸阴阳、表里、寒热、虚实、经络、脏腑等各方面的含义，和十二经脉不完全相同。他把六经确定为六个分区地面，藉以说明六经的病证和传变的关系。如《伤寒论注》注解原文“太阳病，头痛至七日以上自愈者，以行其经尽故也”说：“阳明经出大指端内侧，太阳经出小指端外侧，经络不相连接，十二经脉，足传手，手传足，阳传阴，阴传阳，与伤寒之六经先阳后阴、先太后少之次第迥别，不知太阳传六经、阳明传少阳说，何据乎？”认为伤寒六经的次序和十二经脉不同，而且经脉不相连接，传经的论点没有根据。

三、入阴、转属

历代医家对“阳去入阴”一语，意见颇不一致。舒驰远认为当是邪传阳明，并疑非仲景之字；张隐庵认为病少阳而传入少阴，是将阴字局限于阴经来理解，均嫌片面。柯氏从三阴三阳举例证明阳去入阴者指“阳邪下陷言，非专指阴经也”。伤寒一日，太阳受之，即见烦躁，是阳气外发之机。六七日乃阴阳自和之际，反见躁烦，是阳邪内陷之状。有的进入太阳之腑，热邪结于膀胱；有的进入阳明之腑，胃中出现干燥；有的进入少阳之腑，胁下感觉硬满；有的进入太阴，出现突然烦躁和下利；有的进入少阴，出现口舌干燥；有的进入厥阴，出现心中疼热，以上都属太阴的范围。故柯氏云：“后人惑于传经之谬，因不知有阴转属阳等义也。”柯氏见解颇为客观，条文正反缕析，最宜深思。

热病传变的时期次序，往往要受各种因素的影响，如病邪的轻重、人体正气的强弱、治疗是否及时和恰当等，这些都可以左右疾病的发展，所以并不完全是按固定日期和次序而传变的。仲景所著《伤寒论》对热病的循经、越经、直中等不同传变，合病、并病的证型，六经的证候，都结合临床实际作了相应的补充，这正是在《素问・热论》的基础上一大发展。所以我们今天对六经的传变更不能机械地去理解，而应该从精神上去领会。

（《中医药研究》，1992年第6期）

柯琴“温病症治散见六经”学术思想探讨

南京医科大学第二附属医院　　李惠义
扬州中药厂　　李　飞

柯琴立言明彻，不落前人窠臼，提出“伤寒、杂病治无二理，咸归六经之节制”等论断，阐发了六经的重要意义。本文进一步探讨柯氏“温病症治，散见六经”的学术思想，可以提高我们对伤寒、温病异同的认识，扩大六经分证的应用。

一、外邪伤人从表而入，温邪亦不例外

《伤寒论》以六经为辨证纲领，六经辨证施治的精神法则对临床各科具有普遍的指导意义。《内经》有“冬伤于寒，春必病温”的记载，《难经》只是论述“伤寒有五”，而未再提伏寒变温之说。仲景本《内》《难》之旨而著《伤寒论》，绝不会持一偏之见立论，当系两者兼赅于其中。《伤寒论》第 6 条云“太阳病，发热而渴，不恶寒者，为温病”，论述了太阳温病主证及误治变证。柯氏深悟其旨，云：“此条不是发明《内经》‘冬伤于寒，春必病温’之义，乃概言温病之证如此。”又，该条只言证而不言脉，亦与此有关。《难经》云：“温病之脉，行在诸经，不知何经之动也，各随其经所在而取之。”可见，仲景不言脉象正是要人不应拘一面看问题。《伤寒论》中包括了一切外感的治法，温病应当在内。从广义的角度来讲，六经辨证不仅适合于外感，也适合于杂病和温病。因此，柯氏提出了“仲景约法能合百病，兼赅于六经，而不能逃六经之外，只在六经中求根本，不在诸病名目上寻枝叶”的主张，为我们打开了广阔的思路。

二、阳明为成温之薮

温病学虽然已经形成卫气营血与三焦的辨证体系，但并未完全离开六经。《伤寒论》第 124 条云：“太阳病六七日……其人发狂者，以热在下焦，少腹当硬满；小便自利者，下血乃愈……”这明显是血分受病。故柯氏注：“气病传血，上焦病而传下焦也。”柯氏指出：“寒去而热罢，即伤寒欲解证；寒去而热不解，是温病发见矣。”又说：“夫相火寄甲乙之间，故肝胆为发温之源，肠胃为市，故阳明为成温之薮……若夫温热病不因伤寒而致者，只须扶阴抑阳，不必补中益气矣。”（《伤寒论翼・温暑指归》）阳明病是里热实证，里热熏蒸，所以不恶寒，反恶热。但阳明病初起的时候也每有恶寒，这是本经自感寒邪而发生的症状，然其恶寒的程度也很轻微，而时间亦很短暂，很快就化热化燥而自

然消失。这是因为阳明以燥气为本，虽受寒邪，亦必从燥化，所以不论表证、里证、寒证、热证，只要传到阳明，就必然反映出燥气证候。经典伤寒派的代表人物之一陆九芝赞同柯氏"阳明为成温之薮"的论点，指出："温病者，阳明也。""病之始自阳明者为温，则邪自太阳已入阳明者亦为温。"他分析了一些温病学家的经验方，认为皆不外《伤寒论》的阳明方。如杨栗山的治温疫十五方，"特将僵蚕、蝉蜕之不担重任者加入芩、连、膏、黄方内，使人看似杨氏新方，而又不知不觉已暗将《伤寒论》方参入"。他认为温病学家学说虽多，实际上不过是以他经或他证之名来代替阳明之实而已。由此可见，柯氏之论确属阅历之语。

三、治温诸出，多寓六经辨证之中

《伤寒论》确定的辨证施治原则，是后世温病学发展的基础，其中不少治疗方药，亦可运用于温病。如"通阳不在温，而在利小便"，其言从《伤寒论》五苓散方悟出；泻心汤苦辛通泄，其法开于仲景；甘寒生津，原为白虎加人参、麦门冬汤化裁而得；凉血散血、咸寒救液等法，亦自《伤寒论》黄连阿胶汤方加减出入，仲景早启其端。若属温病初起，邪热闭肺之时，麻杏石甘汤亦为常用之方。柯氏认为，该方是"温病发汗逐邪之主剂"。他如葛根芩连、栀豉、陷胸、三承气、竹叶石膏，治温诸出，亦多以此为臬，直到现在，上述类似方剂的临床使用价值仍然很高。柯氏认为六经之中，包括了中暑、温病和湿痹的实际内容。如《伤寒论翼·风寒辨惑》说："消火、凉解、吐下等剂，正为温暑时疫而设，所以治热，非以治寒，治热淫于内，非伤寒伤于表也。"《伤寒论翼·厥阴病解》说："厥阴提纲是温病……要知温乃风木之邪，是厥阴本病，消渴是厥阴之本，厥利是温病之变。"更加肯定了阳明、厥阴是温病，驳斥了后人忽视《伤寒论》是温病学说发展基础的不正确看法。再看温病学派，吴鞠通本人亦承认："虽为温病设，实可羽翼伤寒。"温病学导源于《伤寒论》当无疑义。柯氏云："温邪有浅深，治法有轻重，此仲景治温之大略也。"充分肯定了张仲景的伟大业绩。后世温病学家实是在继承《伤寒论》辨证论治的学术思想基础上，大大发展了伤寒学说，赋予温病学以新的内涵。因此，温病学与《伤寒论》在学术上实是一脉相承不可分割的，应将两者结合学习和研究。

陆九芝《世补斋医书》云:“今之治伤寒也,即从《来苏集》入手,故不能以病名病,而以证名病;亦不能以药求病,而以病求药,即治杂病,亦能以六经分之,是皆先生之教也。”徐灵胎云:“凡病不外六经,精于伤寒法,乃可通治杂病,盖杂病之规矩准绳,乃毕具于伤寒中也。”曹氏《医学读书志》表彰柯氏说:“伤寒杂病,异轨同辕,六经本为百病立法,不专系伤寒,实传仲景数千年未火之薪,厥功伟矣。”领会柯琴“温病症治,散见六经”的学术思想,能够有助于我们理解“寒温统一”的深刻意义。学习《伤寒论》,是学习它对一切疾病的辨证施治的方法,凡说伤寒方不能治杂病,把杂病或温病等和《伤寒论》对立起来,都是极其错误的。

(《江苏中医》,1995 年第 16 卷第 3 期)

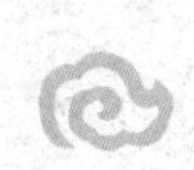

柯琴六经类方法的由来及意义

山东中医药大学　　杨金萍

按六经类方,即将《伤寒论》方按六经分类,这种分类法较早见于元代王好古《阴证略例》及喻昌《尚论后篇》,而对这种分类法发明较多的是清代的柯琴。

首先,王好古在《阴证略例》中按三阴分经遣方,如“伤在厥阴,当归四逆汤、当归四逆加吴茱萸汤、吴茱萸汤”“伤在少阴,通脉四逆汤加减、四逆汤”“伤在太阴,理中汤”,只是粗略的六经类方法。其次,喻昌《尚论后篇》卷二、卷四将《伤寒论》方按六经分类,即“太阳经风伤卫方”15 方,“太阳经寒伤营方”39 方,“太阳经风伤卫寒伤营方”10 方,“太阳合阳明方”9 方,“阳明少阳各方”6 方,“三阴及各证方”39 方,共 113 方(除去重复)。其体例是以“某某病证之法”冠首,后列方。对于太阳经“风伤卫方”“寒伤营方”“风伤卫寒伤营方”分别以“辨中风证用桂枝汤解肌大纲总法”“辨伤寒证用麻黄汤发汗大纲总法”“大青龙汤风寒两伤大纲总法”冠首,以示“三纲鼎立”之意。实际上,喻昌在此篇中对于《伤寒论》诸方分类排列的顺序，与其《尚论篇》诸方排列顺序相同，而多方剂分类而已。

柯琴继而在《伤寒论附翼》中按六经类方，即为“太阳方”“阳明方”“少阳方”“太阴方”“少阴方”“厥阴方”，特点是先列六经方总论，如“太阳方总论”“阳明方总论”“六经方余论”等，每一经方总论后析列代表性方，如“太阳方总论”下列桂、麻、青龙、抵当等汤，“阳明方总论”下列栀子豉、白虎、承气等方，“少阳方总论”下列小柴胡、大柴胡、黄连、黄芩汤等，方后皆有方论。

柯琴的六经类方法，实际上体现了六经辨证论治。柯琴极力推崇六经辨治，在《伤寒来苏集》之《伤寒论翼》《伤寒附翼》中多次阐发六经之义，认为《伤寒论》之六经非《素问·热论》中之六经，仲景乃以地界分而不专以经络立论，“夫仲景之六经，是分六区地面，所赅者广，虽以脉为经络，而不专在经络上立说”。柯氏反对六经专属经络之说，实与仲景三阴三阳之义相符。在《伤寒论》原文中并无“六经”之名，只有太阳、阳明、少阳、太阴、厥阴、少阴之名，最先以六经为经络者为宋代朱肱《活人书》，如曰“治伤寒先须识经络，不识经络，触途冥行，不知邪气之所在”，并绘制足六经“经络图”。朱氏以经络立论并不能很好地反映三阴三阳的本义，三阴三阳中的太、少实际上反映了阴阳气血盛衰的情况。如《素问·六元纪大论》曰：“阴阳之气，各有多少，故曰三阴三阳。”柯氏之六经辨证，以三阴三阳之阴阳气血多少的不同作为出发点，认为六经病证之所以不同，是由于人体阴阳气血不同，从而使疾病表现的表里虚实寒热各异。曰：“盖六经分界，如九州之风土，人物虽相似，而衣冠、饮食、言语、性情之不同，因风土而各殊，则人身表里之寒热虚实，亦皆因经气而异也。”“夫风寒暑湿之伤人，六经各有所受，而发见之脉不同，或脉同而证异，或脉证皆同而主证不同者，此经气之有别也。”根据六经病证的不同而立法处方，也就是六经辨证论治的实质。“仲景制方，因乎经气。《内经》‘审其阴阳，以别柔刚，阳病治阴，阴病治阳，定其血气，各守其乡’之理也，所以表里攻补阴阳之品，或同或异，亦因其经气血之多少而为之定剂也。”

柯琴充分发挥了仲景的六经辨证，进而指出，六经辨证实涵八纲辨证。“仲景以病分六经，而制方分表里、寒热、虚实六法，六经中各具六法而有偏重焉。太阳偏于表寒，阳明偏于里热，太阴偏于虚寒，厥阴偏于实热，惟少阳与少阴司枢机之职，故无偏重，而少阳偏于阳，少阴偏于阴，制方亦因之而偏重。”柯琴并以六经辨证结合八纲辨证进行立法处方,指出“于诸病之表里阴阳,分为六经,令各得其司。清理脉症之异同,寒热之虚实,使治病者只在六经下手,行汗、吐、下、和解、温、补等法而无失也。”具体辨证立法为:“太阳主表,故立方以发表为主。”“表有虚实之不同,故立桂枝、麻黄二法。”“阳明之病在胃实,当以下为正法矣,然阳明居中,诸病咸臻,故治法悉具。”“以棋喻之,发汗是先着,涌吐是要着,清火是稳着,利水是闲着,温补是忿着,攻下是末着。”“少阳提纲有口苦、咽干、目眩之症,法当清火,而火有虚实,若邪在半表,则制小柴胡以解虚火之游行,大柴胡以解相火之热结,此治少阳寒热往来之二法。若邪入心腹之半里,则有半夏泻心、黄连、黄芩等剂。”“太阴主内,为阴中至阴,最畏虚寒,用温补以理中,此正法也。”“少阴偏于阴。”“然少阴之阴中有阳,故其表证根于里,热证因于寒,治表证先顾其里,热证多从寒治,盖阴以阳为主,固肾中之元阳,正以存少阴之真阴也。”“知其虚,得其机矣。”“厥阴以乌梅丸为主,丸者,缓也。”“厥阴之缓,所以制相火之逆也。”由此可见,柯氏之六经分类法,是抓住了六经、八纲辨证论治的精髓,体现了仲景辨证论治的精神。

另外,柯琴虽以六经类方,但不泥于经,主张“方各有经,而用可不拘”。曰:“六经各有主治之方,而他经有互相通用之妙。”“如麻、桂二汤,为太阳营卫设,而阳明之病在营卫者亦用之。真武汤为少阴水气设,而太阳之汗后亡阳者亦用之。四逆汤为太阴下利清谷设,太阳之脉反沉者宜之。五苓散为太阳消渴水逆设,阳明之饮水多者亦宜之。猪苓汤为少阴不利设,阳明病小便不利者亦宜之。抵当汤为太阳瘀血在里设,阳明之蓄血亦用之。瓜蒂散为阳明胸中痞硬设,少阴之温温欲吐者亦用之。”其本质是抓住了辨证论治的实质,“合是证便用是方,方各有经,而用可不拘,是仲景法也”。如桂枝汤不但见于《太阳篇》,亦见于阳明、厥阴、太阴等篇。“桂枝汤为治伤寒、中风、杂症解外之总方。凡脉浮弱、汗自出而表不解者,咸得而主之,即阳明病脉迟、汗出多者宜之,太阴病脉浮者亦宜之,则知诸经外证之虚者,咸得同太阳未解之治法,又可见桂枝汤不专为太阳用矣。”

总之,柯氏之六经类方,体现了六经辨证论治,打破了经络说的局限性。虽按六经类方而不泥于经,其灵活变通的思想,对临证有很大的启迪作用。

(《江西中医药》,2004 年第 9 期)

柯琴的《伤寒论》六经观初探

黑龙江省中医研究院　　高桂郁

《伤寒论》六经是仲景学术思想与方法的精华。准确地理解六经，是正确运用六经辨证法则的基础。历代医家对“六经”的解释颇多，值得注意的是，仲景在《伤寒论》原序中说“撰用《素问》《九卷》《八十一难》《阴阳大论》《胎胪药录》并《平脉辨证》”，可见仲景著《伤寒论》是总结了他以前的各种学术精华，博采众方，并融合了自己的学术经验，因而它不可能是某个单一学说的产物。“六经”作为《伤寒论》的支柱，也必然是多方面学术成就的结晶，因而任何以单一学说立论去解释“六经”的论断都是片面的，柯琴在《伤寒来苏集》中对“六经”进行了多方面的研究，兹浅析如下。

一、对六经运用范围的探讨

六经的辨证范围既包括伤寒，也包括杂病。柯氏云：“原夫仲景之六经，为百病立法，不专为伤寒一科，伤寒杂病治无二理，咸归六经之节制，六经各有伤寒，非伤寒独有六经也。”柯氏认为：“《灵》《素》已具诸病之体，而明针法之巧妙，至仲景复备诸病之用，而详方药之准绳。”又说：“王叔和于《伤寒杂病论》中削去杂病，留而未去者尚多，实际上也无法尽削，故虽有《伤寒论》之专名，终不失伤寒、杂病合论之根蒂。”所以说六经病证多为杂病。

柯氏从《份寒杂病论》本为一书谈起，谓该书中“最多杂病，内外挟杂，虚实互呈，故将伤寒、杂病合参之，正以合中见泾渭之清浊”。“合中见泾渭之清浊”，一则说明了伤寒与杂病可以相互比较，区别正邪内外；二则说明二者之间是相互关联的。

笔者认为，柯琴对六经运用范围的看法是符合实际的，但是其中也有不当的论点。例如他说，从六经提纲的内容看，只有太阳一经是为寒邪伤表立，其他五经皆内证，而五经提纲除有太阳之外，皆指热证等，这样他就把伤寒的传变病证排除在伤寒病之外了。他又说：《伤寒论》中，凡不冠“伤寒”者，即与杂病同义，而六经提纲均不冠“伤寒”二字。这种说法，就更错误了。以太阳提纲为例，“太阳之为病，脉浮，头项强痛而恶寒。”提纲不冠“伤寒”二字，难道能说它是杂病吗？

二、对六经病位的探讨

确定六经病位，对辨证论治有重要意义，根据脏腑经络和八纲相结合，通过宏观的观察去划定每经的病位。因人体呈圆锥形，因而柯琴从平面上去划分六经经界，从纵剖面结合气化趋势去确定六经表里，兹简述如下。

1. 从平面上看六经 柯琴根据《素问·皮部论》“皮有分部，脉有经纪，其生病各异”的原则划定六经地面如下。

太阳经：内自心胸，外自巅顶，后至肩背，下及手足，内合膀胱。

阳明经：内自心胸，至胃及肠，外自头颅，由面及腹，下及手足。

少阳经：由心至咽，出口颊，上耳目至巅，外自胁内属胆。

太阴经：自腹由脾及肠、魄门。

少阴经：自腹至两肾及膀胱溺道。

厥阴经：自腹由肝，上膈至心，从胁下及小腹宗筋。

2. 对六经表里的研究 直立位的人，恰似一个圆锥体，体表为外，胃肠道居中央为里，又不能简单地以居位深浅划定，而要综合情况，从有利于指导辨证论治的角度出发，相较论定。柯氏把六经居位深浅和气化趋势结合起来以确定六经的表里。

三阳经：太阳经为外，阳明经为三阳之里，少阳居两经之间为半表。阳明虽有口咽、肛门与外界相通，较少阳去外为近，但阳明为“阖”，故只为三阳之里。

三阴经：太阴即为三阴之表，又为三阴之里。从体表到胃肠的顺列上看，太阴为三阴之里，同时它的阴气最盛，故可称为三阴之里。如从气化趋势上看，太阴又为三阴之表。太阴由口咽、肛门与外界相通，较少阴去外为近。太阴的阴气最盛，可以护卫三阴。太阴为“开”，所以柯氏云：“然寒湿伤人，入于阴经，不能动脏，则还于腑。”故云太阴为三阴之表。

少阴经：既不在表又不在里，正与少阳相对而言，故称半里。

厥阴经：因有“饥不欲食，食即吐蛔，下之，利不止”等胃肠症状，故知其病变部位与阳明同，其全化趋势亦为“阖”，故亦可称为一身之里。但厥阴为阴中之阳，故“有气上撞心，食则吐蛔”等证，为开中之阖，又可区别于阳明。

三、对六经提纲的研究

柯氏还认为：“六经提纲各立一局。”所谓一局，当包含病因、病机、病位、病证等多方面的内容，以体现这一经的病变特点。故他又说“不为经络所拘，弗为风寒划定”“仲景约法能合百病，兼赅于六经，而不逃六经之外”“仲景立法原则，只在六经上求根本，不在六经名目上寻枝叶”。所谓六经名目即六经之名，名称并不能概括本经的内涵。这又是研究六经不可忽视的一条原则。

柯氏认为：“仲景六经各有提纲一条，犹大将立旗鼓使人知有所向。故必择本经至当之脉症而标之，读书者须记提纲以审病之所在。然提纲可见者只是正面，读书者又要看出底板，再细玩其四旁，参透其隐曲，则良法美意始得了然。”

1. 太阳病突出一个“表”字，表证表脉独得其全 原文：太阳之为病，脉浮、头项强痛而恶寒。

(1) 因太阳主表，故提纲示人以正面。柯氏云：“六经虽有表证……表证表脉独太阳得其全。”

太阳病的脉象：“太阳象三阳，其气浮而有力，与阳明之兼长大，少阳之兼弦细，三阴之脉微浮不侔矣。”

太阳病的“恶寒”：“六经虽各有恶寒，而太阳应寒水之化，故恶寒特甚，与阳明之二日自止，少阳之寒热往来，三阴之内恶寒悬殊矣。”

(2) 关于“项强”一证研究。柯氏认为，项强一症是太阳病的必备之症。他说：“但头痛不及于项，亦非太阳定局，如头项强痛，反不恶寒，脉反沉，不谓非太阳病。”“如脉浮恶寒发热而头痛项不强，便知非太阳病。”

柯氏的这种观点未免偏激，项强是太阳病的重要证候，但不是必备之症。

三阳经头病的部位：太阳头连项而痛，阳明头额痛，少阳头角痛。

(3) 柯氏认为太阳经为心所主，心外统一身之气血，伤寒是心火不足，寒邪伤之。此说与六经所属脏腑相悖，但若以临床实际看，确有一定的道理。治太阳病，必用桂枝，桂枝助心阳，温通营卫，可见太阳病机当与心相关。

2. 阳明病以病机为提纲 原文：阳明之为病，胃家实也。

阳明病提纲是示人以底板，所谓底板即内在的病机——胃家实。

胃家实：不是单指燥屎坚硬，只是对下利而言，须符合阳明病“阖”的病机。故柯氏云：“如胃中虚而不下利者即属阳明病；即初硬后溏，水谷不别，虽死不下利者，总为阳明病也。”

两阳合明谓之阳明，柯氏认为阳明均是阳气内壅之病。故云：“胃实不是阳明病，而阳明之病悉从胃实上得来。”这里的胃实即指阳明气机内壅，并非单指燥屎坚硬，故他又说：“阳明为阖，凡里证不和者又以阖病为主，不大便阖也，不小便亦阖也，不能食，食难用饱，初欲食反不能食，皆阖也。自汗出，盗汗出，表开而里阖也；反无汗，内外皆阖也，种种阖病或然或否，故提纲独以胃实为主。”

3. 少阳病突出机枢之象　原文：少阳之为病，口苦咽干目眩也。

少阳经提纲，看似过于简单，难以概括少阳病，注家常以小柴胡汤证补充。而柯氏则从“机枢”的特点上去理解，可使学者从病机变化上去掌握辨证法则，同时也体现了少阳经的居位层次。又因少阳为游部，其气循行三焦，邪正相争更虚更实。故柯氏云：“口、咽、目三者表之入里，里之出表处，所谓半表半里也。三者能开能阖，开之可见，阖之不可见，恰合机枢之象，故两耳为少阳经络出入之地，苦、干、眩者，皆相火上走空窍而为病也。”

柯氏对少阳提纲的解释极为精辟，确实有助于指导临床运用。

4. 太阴病与阳明病病位相同，病机相反，又为三阴之表　原文：太阴之为病，腹满而吐、食不下，自利益甚，时腹自痛，若下之，必胸下结硬。

太阴经因居位与阳明相同，故应首先与阳明区别开来：太阴为开、阳明为阖，属同居异治。太阴病机属“开”的趋势，故为“腹满而吐，食不下、自利益甚……”等证。太阴又为三阴之表，有护卫三阴的作用，故柯氏云：“提纲皆里之阴证，太阴之上湿气主之，腹痛吐利从湿化也……然寒湿伤人入于阴经、不能动脏，则还于腑，腑者胃也。”

5. 阴气少是少阴经的特征，与少阳相对应　原文：少阴之为病，脉微细、但欲寐也。

少阴病的病证很多，仲景只以“脉微细，但欲寐”为提纲，是有其用心的。柯氏云：“少阳脉弦，少阴脉微，弦为木象，浮而弦者阳之少也。微为水象，沉而微细者，阴之少也。”这里的浮与沉是相对而言。阴之少确实是少阴病的本质和特点，如我们比较三阴经，太阴的阴气盛，厥阴为阴中之阳，其气上冲，而少阴独以阴气少，区别于其他二阴经。

6. 厥阴病与太阴病比较则真象昭然 原文：厥阴之为病，消渴、气上撞心，心中疼热，饥不欲食，食即吐蛔，下利不止。

厥阴、太阴、阳明同居胃肠，厥阴、太阴同属阴经，厥阴、阳明同为阖。那么，它们又如何区别呢？从病机上看，太阴主开，厥阴主阖，太阴主湿，厥阴主热，但厥阴为开中之阖，又不同于阳明。故：厥阴病的饥不欲食，由于内热，相火化令，肝气逆所致胃口不开；太阴病的腹满而吐，属内寒、脾不运化所致；厥阴病若下之则"阖"折反开，故利不止；太阴病若下之则"开"折反阖，故胸下结硬。

四、结束语

柯琴对六经的分析，有以下三点值得重视。

(1) 在讨论六经的运用范围中，以病证为依据，体现了理论联系实际的原则。

(2) 确定六经病位，以人体生理为基础，同时融合了中医学的自然辩证法思想，最后以指导"辨证论治"为归宿。

(3) 分析六经提纲，不限于罗列表面证候，而着重综合分析，抓住根本。

(《中医药学报》，1987年第5期)

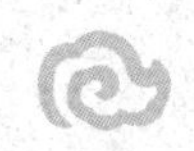

柯琴"六经表证论"求探

广州中医药大学第一附属医院　　刘振杰

柯琴是清代著名的《伤寒论》注疏家，他所著《伤寒来苏集》对后世《伤寒论》学派产生了深远影响。本文试就柯氏的"六经各有伤寒、非伤寒中独有六经”这一论点，来探求柯氏对六经表证的认识。

柯氏认为六经皆有表证，不唯三阳有表证，三阴亦有。其在《制方大法篇》中云：“麻黄、桂枝，太阳阳明之表药；瓜蒂、栀豉，阳明里之表药；小柴胡，少阳半表之表药；太阴表药桂枝汤；少阴表药麻黄附子细辛汤；厥阴表药当归四逆汤。”这段条文明示了六经均有表证，而且具有相应方药。下面就六经之表分别加以讨论。

一、太阳表证

太阳主表，故六经虽有表证，惟太阳脉症齐全。太阳表证以伤寒中风为主。柯氏主张不要拘于中风、伤寒之名。他说：“风寒二气，有阴阳之分，又相因为患，盖风中无寒即是和风，一夹寒邪中人而病，故得与伤寒相类，亦得以伤寒名之。”又曰：“中风之重者便是伤寒，伤寒之浅者便是中风，不必在风寒上细分。”因此“伤寒、中风各有轻重，不在命名，而在见证”，“仲景立方只有表里、寒热、虚实之不同，并无伤寒、中风、杂病之分别”。

对于伤寒、中风的脉症，柯氏反对拘于“脉浮自汗为中风，脉紧无汗为伤寒”一说，认为中风脉浮缓、伤寒脉浮紧是仲景互文。中风脉多缓，然亦有脉浮紧者，伤寒脉当紧，然亦有脉缓者，其原因是“中风、伤寒各有深浅，或因人之强弱而异，或因地之高下、时之乖和而殊”。为驳斥今人“以伤寒为重，中风为轻”这一错误观点，柯氏将《太阳篇》中言中风二条（第12条、篇38条）与篇中言伤寒二条（第3条、第29条）进行比较，结论是中风“脉浮见寒之轻，脉紧见寒之重，汗出见寒之轻，不汗出见寒之重”；伤寒“脉浮见寒之轻，阴阳俱紧见寒之重，自汗出微恶寒见伤寒之轻，必恶寒体痛见伤寒之重”。由此得出“仲景凭脉辨证只审虚实，不论中风伤寒，脉之紧缓于指下有力者为实，脉弱无力者为虚”。在对葛根汤证与桂枝加葛根汤证相比较时，柯氏进一步说明了不能仅凭汗之有无来辨伤寒、中风。他说：“凡风伤卫分则皮毛闭，故无汗；风伤营分则血动摇，故汗自出。不可以本证（葛根汤证）之无汗为伤寒，他条（桂枝加葛根汤证）之自汗出为中风也。”并由此得出：中风汗出脉缓者是中于“鼓动之阳风”，汗不出脉紧者是中于“凛冽之阴风”。

笔者认为柯氏此处所引第29条作太阳伤寒之轻症来解，似有不妥。在

《伤寒论注·桂枝汤篇》，柯氏又将此条作阳明半表半里解，其曰："心烦微恶寒是阳明表证，小便数脚挛急是阳明里症……症在半表半里。"显然前后注释存在矛盾。笔者认为，仲景所言伤寒包含广义伤寒与狭义伤寒两种。此条文所冠伤寒应是包括中风、中暑、中温等在内的广义伤寒，而并非柯氏所云的太阳伤寒。柯氏以此条作论据，似欠充分，但其"伤寒中风有轻重"及"不必在风寒上细分，但欲在有汗无汗上着眼"的观点，还是颇有见解和新意的。

桂枝汤、麻黄汤是太阳表证的两大方。对于两方的运用，柯氏主张见麻黄脉证即用麻黄汤，见桂枝脉证即用桂枝汤，不要拘于麻黄汤治伤寒、桂枝汤治中风。柯氏说："先辈言麻黄汤主治伤寒不治中风，似非确论。盖麻黄汤、大青龙汤主中风之重剂，桂枝汤、葛根汤治中风之轻剂，伤寒可通用之。"又云："辨证为主，合此方即用此汤，不必问其为伤寒、中风、杂症。"究其原因乃是"风寒本是一气，故汤药可互投"。然麻桂二方各有其病机和脉症特点，柯氏对此亦作详细辨别。其云："麻黄发卫中汗，桂枝发营中汗。""病在表之表宜麻黄汤，病在表之里宜桂枝汤。""麻黄汤于发表中降气，桂枝汤于发表中滋阴。""麻黄汤汗在皮肤，乃外感之寒气；桂枝汗在经络，乃血脉之精气。"更为可贵的是，柯氏将营卫与脏腑相统一起来，其云："心肺为太阳之里，故太阳病则营卫病，营卫病则心肺病矣……所以和营者，正所以宁心也，所以调卫者，正所以保肺也。"他把肺与卫、心与营联系在一起，对六经辨证与脏腑辨证作了一定的探索，为三焦辨证开启了思路。

二、阳明之表

柯氏认为阳明亦有表证，所引以为证的条文有第 234 条"阳明病，脉迟，汗出多、微恶寒者，表未解也。可发汗，宜桂枝汤"及第 235 条"阳明病，脉浮，无汗而喘者，发汗则愈，宜麻黄汤"。柯氏明确指出"初受风寒之日，尚在阳明之表，与太阳初受同"，因此"太阳营卫有虚实，阳明营卫亦有虚实，虚则桂枝，实则麻黄，是仲景治表邪之定局"。至于太阳与阳明之表的区别点，柯氏曰："二证全同太阳，而属之阳明者，不头项强痛也。"

然而柯氏又谓第 182 条"身热，汗自出，不恶寒反恶热"是阳明表证之提纲，似前后矛盾。对此柯氏解释为"此为内热外发之表，非中风、伤寒之表"，并进一步解释为“凡在胃之外者悉属阳明之表”。因此柯氏将阳明之表归纳为“外邪初伤之表”及“内热外达之表”，前者用麻黄、桂枝二方汗之，后者制栀豉汤因势而吐之。同时柯氏又以其六经界面理论为基础，将阳明之表看作是一个相对层次的概念，有表之表、里之表的不同。外邪中于面而入阳明，症见鼻鸣发热、汗出不恶寒，是表之表，方用桂枝、麻黄二方；外邪中于膺亦入阳明，症见胸中痞硬、气上冲胸不得息，是里之表，方用瓜蒂散。

三、少阳之表

柯氏云：“少阳之表有二，脉微细，头痛发热，或呕而发热者，少阳伤寒也；耳聋目赤，胁满而烦，少阳中风也。此为少阳风寒之表，而非少阳半表。”又曰：“少阳初感风寒，恶寒发热与太阳同，惟寒热不齐，各相回避，一往一来势若两分，始得谓之半表耳也。”可见柯氏认为少阳风寒之表与少阳半表是有区别的，两者的不同点在于少阳半表特有的寒热往来症。治疗上柯氏告诫：“阳明风寒之表，亦有麻桂症，少阳风寒之表，既不得用麻桂之汗，亦不得用瓜蒂、栀豉之吐。”究其原因是“少阳少血，虽有表证，不可发汗”，“汗则津液越出，相火燥，必胃实而谵语”。因此少阳之表，不论是少阳半表，还是少阳风寒之表，正确的治疗均是以小柴胡汤和之。

四、太阴之表

太阴亦有表证，条文第276条“太阴病，脉浮，可发汗，宜桂枝汤”可资为证。太阴表证也有伤寒、中风之别。太阴中风脉浮，四肢烦痛；太阴伤寒脉浮缓，手足自温。两者以四肢烦温为鉴别点，故柯氏云“太阴以四肢烦温别风寒”。柯氏认为太阴表证，不论太阴伤寒还是太阴中风，均宜用桂枝汤而不宜麻黄汤，原因在于“以太阴是里之表，桂枝汤是里之表药，因脾主肌肉，是宜解肌耳”。

五、少阴之表

少阴之表经文中可见两条，一是第301条：“少阴病，始得之，反发热，脉沉者，麻黄细辛附子汤主之。”二是第302条：“少阴病，得之二三日，麻黄附子甘草汤微发汗，以二三日无证，故微发汗也。”少阴主里，应无表证，而反见者是因“逆冬气而伤肾，故见此症”。少阴之表与太阳表证均可见发热，然两者以少阴之表“头不痛而但欲寐”为区别点。按脉理，脉细、沉、数为在里，不可发汗，而少阴表证脉见沉亦可发汗。盖阴中有阳，沉亦可汗；阳中有阴，浮亦当温。但少阴属里，发汗应顾本，宜加附子以“升肾液而为汗”，以避免“少阴之津液越出，太阳之微阳外亡”之坏证。

柯氏对太阴表证两方的运用，亦有其独到见解。其曰：“少阴制麻附细辛汤，犹太阳之麻黄，是急汗之峻剂；麻黄甘草犹太阳之桂枝汤，是缓汗之和剂。”

六、厥阴之表

厥阴为阴中之阳，本阴而标热，其体风木，其用相火，为“阴之初尽，阳之初出”。柯氏认为当归四逆汤是“厥阴伤寒发散表邪之剂”，他说：“厥阴居两阴之交尽，名曰阴之绝阳，外伤于寒，则阴阳之气不相顺接，故手足厥冷，脉微欲绝。然相火居于厥阴之藏，藏气实热，则寒邪不能侵，只外伤于经，而内不伤藏。”因此，厥阴表证的治疗原则是“但当宜温散其表，勿遂温补其表”。当归四逆汤中用桂枝汤解外，以当归为君，是因厥阴主肝为血室；肝欲散，故加辛散之细辛，通三阴血气；通草通九窍而利关节。是方，柯氏还用以治疗厥阴内外两伤于寒而症见少腹满痛、手足厥冷者。

厥阴篇中关于厥阴表证的条文仅两条而已，柯氏认为必有阙文。其曰：“夫以风木之藏，值风木主气时，复中于风，则变端必有更甚他经者，今不曰一，不能无缺文之憾。”

七、结　语

柯氏关于六经表证的论述散见于《伤寒来苏集》各篇中，未作专门讨论。但其内容颇丰，其中一些观点，诸如“辨症为主，合此症即用此方，不必问其伤寒、中风、杂病”“中风之重便是伤寒，伤寒之浅者便是中风”“麻黄汤、桂枝汤不独为太阳独设”等，都是很有见解和新意的，对于我们学习领会《伤寒论》原旨，拓展思路都是很有帮助的。然而《伤寒来苏集》本身也是一家之言，其中也难免有穿凿之处，因而柯氏六经表证论也就不可避免地存有不足之处，这些均应引起后学者注意。

（《国医论坛》，2001年第16卷第4期）

试论柯琴“六经为百病立法”之说

安徽省中医文献所　　王再涛

自唐宋以来，历代医家皆以《伤寒论》是辨证伤寒外感病的专著，对其六经辨证在临床意义上缺乏更深刻的理解。柯琴根据自己对《伤寒论》的临床运用与深入体会，在《伤寒论翼》一书中提出了“六经为百病立法”，阐述了《伤寒论》六经为病不仅为外感热病所设，而且杂病及其他各科疾病皆寓意其中，只要抓住方证辨证的实质，就可治疗百病。

一、经之病，为伤寒与杂病合论

柯琴在研究《伤寒论》时认为，世人皆说《伤寒论》论伤寒，《金匮要略》论杂病，而实际难以严格区分。如在《伤寒论翼·全论大法》中说：“按仲景自序，言作《伤寒杂病论》合十六卷，则伤寒、杂病未尝分为两书，凡条中不贯伤寒者，即与杂病同义……观五经提纲，皆指内症，惟太阳提纲，为寒邪伤表立法，因太阳主表，其提纲为外感立法，故叔和将仲景之合论，全属伤寒，不知仲景已自明其书不独为伤寒设。”仲景以“伤寒、杂病合论”名之，非独为六经论伤寒，脏腑论杂病，只是后人不解，在整理时将六经病为专论伤寒，其他各篇另立为书，专作论杂病。实际上，《伤寒论》一书，除太阳一经为寒邪伤表之法，专为外感立法，其余五经提纲，皆指内症。柯琴又说道：“其他结胸脏结、阴结阳结、瘀热发热、热入血室、谵语如狂等证，或因伤寒，或非伤寒，纷纭杂沓之中，正可思伤寒、杂病合论之旨矣。盖伤寒之外皆杂病，病不脱六经而分司之，伤寒之中最多杂病，内外夹实，虚实互呈，故将伤寒、杂病而合参之，此扼要法也。”《伤寒论》述及的许多病证，可因伤寒，也可不因伤寒所致。如太阳脉证中陷胸汤证，为太阳误下而作结胸证，若苔黄而燥、胸中痞满，此阳邪结于心下，按之痛者，痰热固结也，小陷胸证；若呕恶、溺涩者，湿热内结也，泻心证。阳明脉证中阳结阴结证，“胃实因于阳邪者为阳结，有因于阴邪者名为阴结”，柯氏认为“阴结无表证，当属之少阴，不可以身寒不能食为阳明应有之证，沉涩为阳明当见之脉，大便硬为胃实家，而不敢用温补之剂……急须用参附以回阳”，“此为阳明，未经汗吐而津液已亡，故腹满，小便不利，渴欲饮水，此瘀热在里，非汗吐所宜矣”。以上结胸、阴结、瘀热等证，更当属内伤杂病。

实际上，《伤寒论》的实践基础主要是伤寒病或外感病，但它论述方证在伤寒可见，在内伤杂证也可见，所以这些方证可认为是伤寒病变夹杂着杂病，故名为“伤寒、杂病合论”。

二、六经方证，可辨百病

柯氏认为：“六经之为病，不是六经之伤寒，乃六经分司诸病之提纲，非专为伤寒一证立法。”如：“太阳之头项强痛，阳明之胃实，少阳之口苦咽干目眩，太阴之腹满吐利，少阴之不寐，厥阴之消渴、气上撞心等证。”这些六经主证不仅伤寒中可以出现，其他内科杂病中皆可以出现，辨其证用其方，就可药到病除。柯琴在临床上正是发现《伤寒论》六经为病，不仅治疗伤寒病，且可为百病立法，故在《伤寒论注》中采用了以方类证的研究方法，即以六经脉证为纲，其下以方主证。这一分类方法，对临床非常实用。如《太阳篇》里汇列了桂枝汤证、麻黄汤证、葛根汤证、陷胸汤证、大青龙汤证、瓜蒂散证、五苓散证、十枣汤证、泻心汤证、抵挡汤证十一大证类；《阳明病篇》里汇列了栀子豉汤证、大柴胡汤证、白虎汤证、茵陈汤证、承气汤证五大证类；《少阳病篇》里汇列了小柴胡汤证、建中汤证、黄连汤证、黄芩汤证四大证类；《太阴篇》汇列了三物白散证一大证类；《少阴篇》里汇列了麻黄附子汤证、附子汤证、真武汤证、四逆汤证、吴茱萸汤证、黄连阿胶汤证、四逆散证七大证类；《厥阴篇》里汇列了乌梅丸证、白头翁汤证、复脉汤证等六大证类。柯琴不拘仲景原论的编次，着重仲景方证的辨证，即临床中只要明辨各方所主之证，即可把握疾病的本质，可见以方类证，独树一帜，颇合实用。由于该分类方法，注重辨证论治精神的阐发，体现临床辨证意义，不拘于某一经、某一病，因而为临床医家所推崇。

后世医家及现代临床不仅在伤寒外感病上，而且在温病和内伤杂证的治疗上广泛地运用这些方证。如温病学家吴瑭在《温病条辨》中除了《伤寒论》太阳表证桂枝汤、麻黄汤不用外，其他各方证在温病中皆有运用。吴氏用六经的分类方法论述温病，其中阳明温病用辛凉重剂白虎汤、白虎加人参汤、栀子豉汤。阳明温病，脉浮洪，躁甚者，白虎汤证；脉沉数有力，甚则脉体反小而实者，大承气汤证。足太阴寒湿，腹胀，小便不利，大便溏而不爽，若欲滞下者，五苓散证；足太阴寒湿，面目俱黄，四肢常厥，茵陈四逆汤证。少阴温病，脉虚大，手足心热甚手足背，加减复脉汤证。吴氏将仲景的六经辨证融入三焦辨证之中，精辟地将仲景的辨证理论运用到温病之中，可见柯琴“六经为百病立法”之说对吴瑭产生了一定的影响。

后世医家广泛采用《伤寒论》的方证于杂证，临床只要辨证准确，疗效确实非凡，因而后世出现了经方派。如五苓散治疗水肿，十枣汤治疗悬饮，泻心汤治疗痞满，瓜蒂散治疗食积，桂枝龙骨牡蛎汤治疗阴虚盗汗，建中汤治疗阳虚证，附子汤、真武汤、四逆汤治疗脾肾阳虚证，黄连阿胶汤治疗心肾不交证等。仲景方证不拘六经，在内、外、妇、儿辨证中皆广泛使用，进一步证实柯琴六经辨证非为伤寒而设的认识。

三、六经论治，可为准绳

柯氏对《伤寒论》研究主要的创见，不仅在于发现六经为病，不独为伤寒，而且六经论治亦悉本《内经》。仲景的六经论具体体现了《内经》的基本治则，《伤寒论翼》中指出：“按岐伯曰，调治之方，必别阴阳，阳病治阴，阴病治阳，定其中外，各守其乡。”众所周知，这是中医最基本的治则。柯氏认为仲景在六经论治中充分运用这一原则，如：“阳病用白虎、承气以存阴，阴病用附子、吴萸以扶阳，外者用麻桂以治表，内者用硝黄以治里。其于表虚里实，表热里寒，发表和表，攻里救里，病有浅深，治有次第，方有轻重，是以定其中外各守其乡也。”“太阳阳明并病，小发汗；太阳阳明合病用麻黄汤，是从外之内者，治其外也。阳明病，发热汗出，不恶寒，反恶热，用栀子豉汤，是从内之外者，调其内也。发汗不解，蒸蒸发热者，从内之外而盛于外，调胃承气，先调其内也。表未解而心下痞者，从外之内而盛于内，当先解表，乃可攻里，是先治外，后调其内也。中外不相及，是病在半表半里，大小柴胡汤治主病也，此即所谓微者调之，其次平之，用白虎、栀豉、小承气之类，盛者夺之，大承气、陷胸、抵当之类矣。”仲景在《伤寒论》中充分运用《内经》“外者外治，内者内治，从外之内者治其外，从内之外者调其内”，以及“从外之内，而盛于内，当先解表，乃可攻里”，不仅对治疗伤寒等外感病，对内、外、妇、儿临床各科皆有普遍的指导意义。可见仲景《伤寒论》六经辨证中的治法是对《内经》治则的具体运用。该书实际上是一部专门阐述中医辨证论治规律的著作，因而被后世医家尊之为“医门之规绳，治病之宗本”。

总之，对柯琴的“六经为百病立法”之说，从临床诊疗的证候、辨证、论治三个过程分析，可以看出其合理性。在证候上，六经为病是伤寒与杂病合论，非独伤寒；辨证上揭示了六经方证辨证方法，不仅适用伤寒等外感病，且指导内、外、妇、儿各科及内伤杂证；论治上充分体现《内经》确立的治则，已成为临床治疗的规范。《伤寒论》一书实为辨证论治专书，对临床各科皆有普遍指导意义。正如柯琴所言：“原夫仲景之六经为百病立法，不专为伤寒一科，伤寒杂病，治无二理，咸归六经节制。”

（《天津中医药》，2003 年第 20 卷第 2 期）

试述柯琴先生的六经纵横论

哈尔滨市平房区平新医院　　叶光明　鞠春英

柯琴，字韵伯，号似峰，晚清名医，其著述如同其名：琴声雅，尤如阳春白雪；韵味足，似同诗风雅颂；象巅峰，为古今注疏家中上乘之高论。是书又有醒世之能,使后人治伤寒,朱紫不混,鱼目不珍,故名之为《伤寒来苏集》。通阅全书,我们可以看到,柯氏是一位继承仲景遗志、发扬仲景学理的楷模。他除了创制“六经地面学说”“六经兵法学说”之外,而于“六经纵横学说”之隐旨,尚未掘取。余稍见此中微理,乃鼓念起笔,略陈管见,使先生高论得以出潜离隐,使圣人学理得以离照昌明。

一、六经纵横论

柯琴应用纵横的方法把六经及六经中的每一经按照表、枢、里三个层次和上、中、下三个部位,用以方测证的方法来对六经理论加以研究和阐述。虽然这种思想还显得比较粗浅稚幼,理论上还存在着缺陷与不足,但是它给我们在探讨仲景学说、研究六经规律的过程中提供了思路,开阔了视野,使中医辨证论治规律朝着全面的、系统的、综合的、纵深的层次方向发展。

1. 在太阳方面 发汗是横法。麻黄解其表层,青龙利其枢层,桂枝发在里层。利水是纵法。水在上焦,用青龙使其云兴雨施而下行;水在中焦,用十枣“攻水邪尚留结于中”者;水气在下焦,用桂枝去桂加苓术使其膀胱水去也。进而究之,设大、小陷胸丸,以理上焦,埋五种泻心之方来泻中焦,下伏抵当汤、丸,桃核承气攻治下焦。故“发汗利水,是治太阳两大法门。发汗分形层之次第,利水定三焦之高下,皆所以化太阳之气也……麻黄汗在皮肤(表)……桂枝汗在经络(里)”“制小青龙以两解表里之邪,复立加减法,或然之证,此太阳枢机之剂”“其治水有三法……水气在上焦,在上者,汗而发之,小青龙……是也……水气在中焦,中满者,泻之于内,十枣汤……是也……水气在下焦,在下者,引而竭之,桂枝去桂加苓术是也”。

2. 在阳明方面 柯氏创以心胸为表上、以胃为中枢、以腹部为里下的划分方法,从而在论述阳明经方面,造成了纵横混谈、重纵轻横、重腑轻经的错误论点。

余曰:邪在表层,用葛根汤发之。是方也,麻黄之药,桂枝小汤用以断前,使太阳邪气不得入阳明之地。设葛根以卫其阳明,抵太阳所传之邪于阳明门外。此汤虽列于太阳经中,但实为阳明表层之剂。正如清代医家吴谦在论及阳明表证病脉时所云:“葛根浮长表阳明,缘缘面赤额头疼,发热恶寒而无汗，目痛鼻干卧不宁。”

邪在枢层，则内外游溢。外可见发热、汗出、不恶寒、反恶热、身重之表证。内可见咽燥、口苦、腹满而喘之里候。因邪不在表，故不可发汗。若发汗则躁，心愦愦而谵语。邪不在里，故不可下，下之则胃中空虚，客气动膈，心中懊恼。邪已非寒，故不可烧针。针之则心怵惕，烦躁不得眠。汗、下、温针，在此所禁，惟有和之一法能解阳明枢证。治之者，用栀子豉汤和之。

若夫栀子豉汤一方，为阳明和剂，是吾之管见。为阳明吐剂，是众家大观。是和方、是吐剂否？余粗论于下。

研栀子豉之方剂，在于究淡豆豉之药理。知其造豉之工艺，才可评吐剂之邪说。世人注此方，只知在栀子、豆豉中旋转，不知在青蒿、桑叶中深谈。造豉者，先覆以青蒿，得少阳春生之气以升发之；后盖以桑叶，止少阴冬藏之气以收藏之。青蒿升发邪外出，桑叶入里药达内。栀子色赤，入心而治烦。黑豆色黑，入肾而除燥。《别录》言豉，有除烦躁满闷之功。《纲目》论豉，能解下气调中之能。栀子豉汤之不吐，是栀子豉之不涌。考历代本草，言豆豉无涌越之功。察近代中药，设豆豉在解表药中。而瓜蒂散中用豉，是吐在瓜蒂不是吐在豆豉。豆豉下气，是操纵瓜蒂不可过涌。香豉调中，是借谷气以护胃气。豆豉有升降出入之功，栀子有表里皆通之能，因阳明表里皆热，故用栀子豉汤以和之。

阳明里层，是邪入经内，比葛根、栀豉又深入一层。故所现热、渴、汗出、脉洪之症，皆以“大”字冠之。用白虎汤以清阳明之里热。

柯氏论白虎汤，是阳明中清之剂；论栀子豉汤，是阳明涌泄之和剂者非。夫白虎清里，是清阳明之经里，非清阳明之胃里。栀豉是和剂，乃调和阳明之枢剂，非为涌吐之表剂。

阳明纵法，是上越、中调、下夺，乃治阳明三大法门。解其上焦用越法，用瓜蒂散吐之而愈。清其中焦用调法，调胃承气汤治之而愈。攻其下焦用夺法，大、小承气汤治之而愈。柯氏指出：“胃府主谷，为阳明之里，三承气汤为阳明谷道之下药……大肠、小肠皆属于胃，胃家实则二肠俱实矣；若三分之，则调胃承气，胃家之下药；小承气，小肠之下药；大承气，大肠之下药。”

3. 在少阳方面 小柴胡汤即为六经枢层而设，又为少阳枢层而投，故柴胡汤为少阳正宗之枢剂。少阳表层，用柴胡加桂枝汤以治之；少阳里层，用柴胡加芒硝、龙骨，是投少阳里剂；少阳枢层，用小柴胡汤和解而治之。故柯氏在《六经正义》里说："邪入少阳地位……轻者入腠理，重者入募原，尤重入脾胃。小柴胡，腠理之剂也；大柴胡，募原之剂也；小建中、半夏泻心、黄芩、黄连四汤，少阳之脾剂也；柴胡加芒硝、加龙牡二方，少阳之胃剂也。如太阳、少阳有合、并病……用柴胡桂枝汤是两路分击之师也。"少阳为游部，其气游行于三焦，一剂小柴胡汤可以通治上、中、下三焦之病。上焦可祛口苦、咽干、目眩、胸满烦、心烦悸、咳渴喜呕，中焦可理腹满、胁下痞鞕，下焦可治妇人热入血室、小便不利。故柯氏在其《伤寒论翼·制方大法》中指出："小柴胡……实以理三焦之气，所以称枢机之剂。如胸满、胸中烦、心烦、心下悸、咳、渴、喜呕是上焦无开发之机也。腹满、胁下痞鞕，是中焦废转运之机也。小便不利，是下焦失决渎之任也。"

4. 在太阴方面 表层借桂枝可解，里层转四逆而安。太阴枢层，是汗后腹胀满证，用厚朴生姜半夏甘草人参汤和之。是方也，为柴胡汤加减之方。去柴胡易厚朴，实为太阴所设之枢剂。后人不知此理，妄说为脾虚之证，不知枢机之地，虚实互见。故设厚朴之君，直入太阴之处，加半夏、生姜，以祛其实，入人参、甘草，以补其虚矣。正如柯氏曰："太阴为开，故太阴亦能中风。则即有可汗症，若见四肢烦疼之表，而脉浮者，始可与桂枝汤发汗……下痢清谷，是为中寒，当用四逆汤以急救其里……汗而腹胀满，故更制厚朴生姜甘草半夏人参汤以解之。"解之者，乃和解之义也。太阴之为病，在上焦则腹满而吐，食不下；在中焦，上下交乱，中州无主，必胸下结鞕；在下焦，则自利益甚，时腹自痛。上、中、下三焦之疾，实为中焦失衡而成，故用理中丸加减而治之。所以"太阴病，以吐利腹满痛为提纲，是遍及三焦矣。然吐虽属上，而由腹满。利虽属下，而由于腹满。皆因中焦不治以致之也……一理中而满、痛、吐、利诸症悉平矣"。

5. 在少阴方面 麻黄附子细辛汤和麻黄附子甘草汤证是为少阴表层而设，不过，前者是表层峻剂，后者是表层缓剂。"少阴制麻附细辛方，犹太阳之麻黄汤，是急汗之峻剂。制麻附甘草汤，犹太阳之桂枝汤，是缓汗之和剂。"阳经之中，少阳为阳枢。阴经之中，少阴为阴枢。调阳经有小柴胡，和阴经有四逆散，二方乃枢中之枢剂。诚如《退思集类方歌注》云："小柴胡汤，少阳枢机之剂也；四逆散，少阴枢机之剂也……少阴为三阴之枢，犹少阳为三阳之枢也。此四逆散与小柴胡制方之义略同，特以枢有阴阳之异。故用药亦分气血之殊，而其辅正逐邪，和解表里，则两方如一方也。盖彼用黄芩泄肺热，恐金胜木也；此用枳实泄脾实，恐土胜水也。彼用人参补脾气，恐少阳之邪，传入于太阴也；此用芍药益肝阴，恐少阴之邪，传入厥阴也。而枢机为病，必以和解，故柴胡、甘草，在所不易矣。”少阴里证，用附子汤为从里加薪，是扶正以祛邪。“此大温大补之方，乃正治伤寒之药，为少阴固本御邪之剂也。”设四逆汤逼寒外出，是祛邪以扶正，此是“阴邪猖獗，真阴不归”所致。邪入少阴，有寒化、热化之别。寒在上焦，“干呕、吐涎沫、头痛者，吴茱萸汤主之”；寒入中焦，借理中丸以温之；寒在下焦，旱陆为患设桃花，水道得疾动真武。热在上焦，咽痛生疮者，有甘草、桔梗、苦酒汤；热在中焦，心烦不得卧，黄连阿胶汤主之；热在下焦，小便不利者，猪苓汤主之。柯氏虽无明训，《来苏》隐旨以明。

6. 在厥阴方面　当归四逆汤是厥阴表证之方，因“手足厥冷，脉微欲绝，是厥阴伤寒之外证。当归四逆，是厥阴伤寒之表药”。而寒热胜复，则映出阴阳之盛衰，邪正之进退，这便是厥阴枢证。“从阴则先厥后热，从阳则先热后厥，或阳进而热多厥少，或阳退而热少厥多，或阴阳合而厥与热相应也。”治之者，当神而明之，调其阴阳而自愈。厥阴里疾，便是下利，视其脉症，或用乌梅丸之酸收，或用白头翁之清燥。“厥阴之地，相火游行之区也，其本气则为少火。若风寒燥湿之邪一入其境，悉化为热，即是壮火。其少火为一身之生机，而壮火为一身之大患。且其地面通达三焦，邪犯上焦，则气上撞心，心中疼热，消渴口烂，咽痛喉痹。逼入中焦，即手足厥冷，脉微欲绝，饥不欲食，食即吐蛔。移祸下焦，则热利下重，或便脓血，为害非浅，犹跋扈之师矣。仲景制乌梅丸方，寒热并用，攻补兼施，通理气血，调和三焦，为平治厥阴之主方，犹总督内地之大帅也。”

二、通过对六经纵横论的阐述，在学术上我们又可以阐明以下几个面的理论问题

1. 挖掘出《伤寒论》六经辨证中的层次性和定位性　六经纵横论系统是按着表、枢、里三层，上、中、下三部的三维思想来揭示出六经辨证论治的共性

规律。从纵横的角度出发，去探知邪在何经，疾在何层，病居何位，从而在辨证论治的过程中使层次分明，部位准确。它补充了六经辨证层次、部位的分辨不足，丰富了六经辨证的思想内容，发展了六经辨证的理论体系，开创出一个六经辨证的崭新局面，并为实现新的（寒温统一）辨证论治理论体系的形成提供了科学的知识体系。

2. 阐发出伤寒与温病纵横辨证系统中主次关系的问题 伤寒之六经辨证是横，温病之三焦辨证为纵。正如吴瑭所云："《伤寒论》六经由表入里，由浅入深，须横看；本论论三焦，由上及下……须竖看。"任应秋在《中医各家学说》中更进一步地指出："六经三焦，一从横看，一从纵看，一纵一横，互为对峙，则使温病辨证完全脱离伤寒旧法，成为一个独立的体系。"这只是从伤寒与温病的对立观点来阐述二者之间的区别，如果从联系的观点来阐明伤寒与温病之间的关系，温故一下《温病条辨》，从中就可以看出温邪在太阳，同用桂枝；进阳明，经用白虎，腑用承气；居少阳，共投大、小柴胡；入太阴，设四逆、理中之辈；少阴之热化，用黄连阿胶之方；少阴之寒化，用通脉、白通之剂；终其厥阴，则共用乌梅丸。由此可见，纵横之理始终贯穿于伤寒、温病之中，只不过是伤寒以横论为主，以纵论为辅；温病以纵论为主，以横论为辅罢了。

3. 推导出"三焦辨证"在形成与发展过程中的整个清晰过程 六经纵横论的确立，使我们可以得出这样的结论，即"三焦辨证"的理论在其形成与发展的过程中，是隐于仲景之原著，掘于柯琴治伤寒，明于吴瑭理温病。柯琴、吴瑭均为清代名医。柯氏生于清代康熙雍正（1662—1735）间，吴氏生于清代乾隆嘉庆（1736—1820）间。柯氏在1735年逝世，而吴氏在1736年出生，从而可以看出，柯琴为先师，吴瑭为后者。交代这个问题在于说明学说的继承性，柯琴、吴瑭两人皆在江苏，只不过是前者安于江苏常熟，后者居于江苏淮阴，吴氏生长在这样的区域环境里，这位伤寒大家对他是不无影响的。吴氏曾中肯地评叙到："至慈溪柯韵伯注伤寒，论著《来苏集》，聪明才辨，不无发明，可供采择。"由此可见，"三焦辨证"是隐于仲景的《伤寒论》中，用于吴瑭的《温病条辨》里。但是，能够挖掘隐旨，公之于世，承先启后，起桥梁作用，这样伟大的贡献就应当归功于慈溪柯琴了。

（《黑龙江中医院》，2001年第1期）

柯琴六经地面说浅释

内蒙古乌海市蒙中医院　郭　伟　郭杨志
黑龙江中医药大学　杜　娟

“六经地面说”(以下简称“地面说”)是清代伤寒学家柯琴解释《伤寒论》中六经思想的学说，在诸多《伤寒论》注释中独树一帜，对后人学习六经辨证大有裨益。但其学说穿插于《伤寒论注》《伤寒论翼》《伤寒附翼》等著作中，给学习造成了诸多不便。现将地面说主要内容整理成文，与广大同道交流。

一、地面说概念

第一，柯氏将六经类比为六个地域分界。在《六经正义第二》中，柯氏提出：“夫一身之气，具受六经范围者，尤《周礼》分六官而百职举，司天分六气而万物成。”并明确提出六经是六界之意：“叔和不知仲景之六经，是经界之经，而非经络之经。”

第二，每个地域都包含相应的经络、脏腑、气血等内容，他们在生理病理上具有共同特点而与其他地域相区别。《六经方余论》言：“盖六经分界，如九州之风土，人物虽相似，而衣冠、饮食、言语、性情之不同，因风土而各殊，则人身表里之寒热虚实，亦皆因经气而异也。”

第三，同一地域的遣方用药有共同原则，这些原则相似的方剂即归于相应的篇章中。如：“太阳一经，寒热互呈，虚实递见，治之者，当于表中顾里，故发表诸方，往往兼用里药。”即如太阳经：桂枝汤用芍药之“益阴敛血，内和营气，故能发汗而止汗”，啜热稀粥使“盖谷气内充，则外邪不复入，余邪不复留”；葛根汤用葛根之“此不惟取其轻以去实，复取其重以镇动也，此又培土宁风之法”。

第四，不同区域有生理、病理上的联系。柯氏之前的注家多用传经、合病、并病的概念解释，而柯氏则以京城、外域、近京之辅国在抵御外敌时相互牵制、协助的作用解释六经病变关系，特点鲜明。

柯氏将六经中的每一经都独立成既有表证、又有里证的独立系统，尤其是对三阴经外证的解释，发展了前人三阳主表、三阴主里的学说。如三阴外证："太阴脉浮为在表，当见四肢烦疼等症……宜桂枝汤。""仲景治少阴之表，于麻黄细辛汤中加附子。""手足厥冷，脉微欲绝，是厥阴伤寒外证。当归四逆，是厥阴伤寒之表药。"三阴里证："（太阴脉）沉为在里，当见腹满吐利等症。""仲景治少阴之里，附子汤中任人参。"少阴则有寒热之变："少阴阴虚，则移热于膀胱，故一身手足尽热而便血，从标也；少阴阳虚，则移寒于脾土而吐利，从本也。"柯氏将单独的经络理论、脏腑理论解构后再整合，既澄清了《伤寒论》六经与《内经》六经的区别，丰富了六经辨证体系，又更符合复杂的病情变化。柯氏地面说极大地促进了六经脏腑辨证体系的形成。

二、地面说内容

1. 地面说的划分　腰以上属三阳地面。① 太阳地面：内部的心、膀胱、胸中，外部从巅顶、额颅、肩背下至足。② 阳明地面：内部的心胸、胃肠，外部从面、腹下至足。③ 少阳地面：内部的心、胆，外部从咽、口颊上耳目、巅顶，以及两胁。其中太阳地面主一身表证，如边疆抵抗外敌的地域。阳明、少阳地面如国家的疆土，又以阳明为心之所居，京城之所在。

腰以下为三阴地面，且只分布在人体内部。① 太阴地面：腹内、脾、大小肠和魄门。② 少阴地面：腹、两肾、膀胱和溺道。③ 厥阴地面：通行三焦，主一身里证。太阴地面为仓廪重地，三军所依。

而人体经络则如交通道路，沟通边界和各个城市。三阳地面为边关，太阳、少阳、阳明经络沟通边界和京城；三阴地面是内境，太阴、少阴、厥阴经络沟通京城和周边辅城。

2. 地面说解释六经传变、并病、合病　柯氏认为客气致病如外敌入侵，病起于三阳地面；内伤致病如盗贼作乱，病起于三阴地面。而六经传变"犹寇贼充斥，或在本境，或及邻国，或入京师也"。如太阳地面最广，内外与少阴、阳明相邻，故病证多相关。若太阳病邪侵犯少阴地面，可见腰痛；太阳风邪侵入阳明地面，可见鼻塞干呕；少阴病邪客犯太阳地面，可见小便不利。

六经并病或为"外寇不清，内地盗贼必起而应之"，如大青龙汤之解表清里，桂枝加桂汤之解表护心阳，葛根黄芩黄连汤之解肌清里热；或为"前军无纪，致内乱蜂起"，治应重内轻外，如五苓散之利水解表、麻黄附子细辛汤之温里解表。

柯氏认为阳明地面为内地，外邻太阳、少阳地面。阳明病若靠近太阳，则太阳地面不可坐视，故太阳、阳明合病以太阳之麻黄、桂枝汤作汗；若靠近少阳，则少阳地面不可高垒无战，故阳明、少阳合病假柴胡以解之。若三阳合病，则独取阳明，使内寇平而外患自息。

柯氏的六经传变、并病、合病理论，不局限于叔和所定太阳、少阳、阳明、太阴、少阴、厥阴的传变定式，提出太阳传少阳、太阳传阳明、少阳传阳明的阳经传变，太阴传阳明、少阴传阳明的阴阳经传变，并突出阳明、太阴在外感病传变中的重要性：阳明地面为兵力最盛、正邪交争最剧烈之地，三阳经病及部分阴经病俱可传入阳明地面一下而愈；太阴地面则为仓廪重地，三军所依，邪气入则军无粮、阵地失，病情凶险。而胃阳强盛与否，决定邪入阳明或太阴。柯氏提出的丰富的传变规律，不仅使外感病治疗理论更趋成熟，同时为后人探索六经辨证治疗杂病打下基础。

综上，柯琴以六经地面学说解释六经病证，不仅使六经内容通俗易懂，促进了《伤寒论》的传播，更借用地域相邻、兵法战事等概念，分析六经传变、并病、合病的多样性和遣方用药的规律，为伤寒学派的发展做出巨大贡献。

（《光明中医》，2011 年第 26 卷第 4 期）

柯琴经界学说之研究

浙江中医学院　　李惠义

经界学说，贯穿着柯氏独特的学术思想，笔者仅作初步探讨，兼评“六经正义”。

一、经界之经

六经导源于 2 000 多年以前的《内经》，此后，不断地出现在历代著作中。

《伤寒论》中六经既是辨证的纲领，又是论治的准则，后世医家推崇备至，奉为圭臬。

《伤寒论》6 种病型，当以“三阴”“三阳”命名。从其篇名《辨某某病脉证并治》来看，不是《辨某某经病》。《伤寒论》的注家和读者们，习惯于称“三阴”“三阳”为六经，容易使人错误地认为“经”即“经络”之经，由此而引入歧途。如刘草窗提出“伤寒传足不传手”之谬说；朱肱在《活人书》中亦云：六经是足太阳膀胱经、足阳明胃经、足厥阴肝经。张景岳、汪琥等随而和之，并扩展至手足十二经。但是，无论古代或近代，皆有人持反对意见，如方有执、程效倩、柯琴等。

柯琴认为自从王叔和引用《素问·热论》之文著成《序例》，加于仲景《伤寒论》之首，遂使《伤寒论》六经辨证意义受到了极大的限制，因此他提出“六经正义”，从而纠正叔和之误。

柯氏云：“夫一身之病，俱受六经范围者，犹《周礼》分六官而百职举，司天分六气而万物成耳。伤寒不过是六经中一证，叔和不知仲景之六经，是经界之经，而非经络之经，妄引《内经·热病论》作序例，以冠仲景之书，而混其六经之证治，六经之理因不明，而仲景平脉辨证能尽愈诸病之权衡废矣。”柯氏鉴于《伤寒论》六经与《内经》六经不同，认为六经是“地面经界”。意思是说，六经之经是“面”，而不是经络之经的“线”。他将人体分部，分属六经，并以“地面”“近京夹辅之国”等比喻，创立经界学说，说明仲景六经不能以经络来概括。

二、“六区”效用

《伤寒论》之六经，仲景已在《素问·热论》基础上大大地加以扩展。柯氏认为不但阴阳的含义已由表里扩大到寒热虚实，六经范围也由经脉扩大到领域分区，因而它的辨证效用有了很大的提高。

柯氏云“请以地理喻，六经犹列国也，腰以上为三阳地面，三阳主外而本乎里。心者，三阳夹界之地也……腰以下为三阴地面，三阴主里而不及外。腰者，三阴夹界之地也……”“夫仲景之六经，是分六区地面，所赅者广。虽以脉为经络，而不专在经络上立说。凡风寒湿热，内伤外感，自表及里，有寒有热，或虚或实，无乎不包，以伤寒、杂病合为一书，而总名为《伤寒杂病论》"，他认为《伤寒论》六经原为诸病设，非专指伤寒一证言。六经辨证的具体应用无不贯穿着阴阳、表里、寒热、虚实等内容，疾病的表现尽管极其复杂，但其基本都可归纳于六经之中。

试观《伤寒论·太阳篇》云："太阳病，项背强几几，无汗恶风者，葛根汤主之。"《金匮要略·痉湿暍病脉证治》亦云："太阳病，无汗而小便反少，气上冲胸，口噤不得语，欲作刚痉，葛根汤主之。"《伤寒论·少阳篇》论述少阳病，以小柴胡汤为其主方，《金匮要略·黄疸病脉证并治》亦以此方治疗"诸黄，腹痛而呕者"。杂病之黄疸，有恶寒发热，小便不利，脉浮者，属太阳病，宜茵陈五苓散；只发热，不恶寒，便泄，脉滑者，可属阳明病，宜茵陈蒿汤。结胸、脏结、阳结、阴结、瘀热发黄、热入血室、谵语等症，"或因伤寒或非伤寒"。从疾病"纷纭杂沓"之中，可以看出柯氏"伤寒、杂病合论之旨"。

三、百病立法

王叔和将伤寒和杂病划为二书，将"仲景之合论全属伤寒"，致后人误以为六经是为伤寒一病而设，与他病无关。柯琴知其失，遂谓六经可概杂病，提出："原夫仲景六经为百病立法，不专为伤寒一科，伤寒杂病，治无二理，咸归六经之节制。"

《伤寒论·自序》里说："撰用《素问》《九卷》《八十一难》……为《伤寒杂病论》合十六卷。"可知二书原为一体。八纲是各种辨证的总纲，百病既不能超越八纲范围，则当亦不能超越六经。六经辨证施治的精神法则，对杂病具有普遍的指导意义。任应秋教授说："学习《伤寒论》，是学习它对一切疾病的辨证施治方法。"如《伤寒论》中，急则治标、缓则治本，邪正兼施、驱邪扶正，审别阴阳、脉症合参等治则，对杂病都可适用。

明代李中梓云："病不辨则无以治，治不辨则无以痊。"柯氏所谓"明六经地形"，即是要认识六经之为病，始能通晓病势之变化，进而掌握百病之枢机。所谓"详六经来路"，即须识邪之所以生，病之所以起，然后知证之所以成，治之所以施。二者如辅车相依，缺一不可。

《伤寒论》方，千百年来一直被历代医家沿用于治疗各种疾病，卓有成效，故有“法不离伤寒”“方必宗仲圣”之说。柯氏《伤寒附翼》注解桂枝汤说：“愚常以此汤治自汗、盗汗、虚疟、虚痢，随手而愈，因知仲景方可通治百病。”《伤寒论》中的五苓散，既可用于治疗伤寒太阳膀胱气化不行的小便不利、微热消渴证；亦可用于痰饮病之下焦水逆证；尚可用于水肿病须利小便和下利病须开支河之证。此外，正如金寿山所说：“柴胡一类方可用于治肝胆疾患，泻心汤、承气汤、理中丸、吴茱萸汤一类方可用于治心脏疾病及风湿病等，都是应用于杂病。”

可见，“仲景之六经，是设六经以赅尽众病”。

四、质疑辨惑

柯氏议脉论证，诚多精辟，但文字夹有偏激之处。

1. 经络、“分区”并存 柯氏认为“仲景之六经……非经络之经”，此论不够全面。《灵枢·海论》说：“夫十二经脉者，内属于脏腑，外络于肢节。”六经证候的产生，是脏腑经络病理变化的反映，因此，六经辨证不能脱离这些有机的联系。《内经》之六经指经络，《伤寒论》之六经渊源于《内经》，单纯经络虽不能解释六经，但完全否定经络的作用也是矫枉过正，经络和“分区”实有并存的必要。

2. “少阳脾剂”难解 柯氏认为“小建中、半夏泻心、黄芩、黄连四汤，少阳脾剂也”，乃属谬误。小建中汤是桂枝汤倍重芍药加饴糖而成，变解表之方，而有建中之效，治以温中健脾，调补气血。半夏泻心汤为辛苦开降、寒温并用、阴阳并调，共奏和中降逆消痞之功。黄芩汤苦寒清热，坚阴止利。黄连汤与半夏泻心汤，药仅一味之差，主治各有不同，此具清上、温下和降逆之功。诸如上述四方，岂能“一炉共冶”？小建中汤与其他三方不应一概认为是“少阳脾剂”。

3. 吐剂用之不当 柯氏云：“若邪已在阳明地面，必出师奋击，以大逐其邪，不使少留，故用栀豉、瓜蒂之吐法以迅扫之。”言之有误。邪已入阳明，亦无桂枝证，主要用清、下两法。若邪热内扰，郁于胸膈，宜清宣郁热，方选栀豉汤；若属阳明经证，方选白虎汤；若为腑证，又宜三承气汤。柯氏谓“失纪之师立法”，实指阳明变证治疗，如燥热伤阴、气化不利用猪苓汤；阳明湿热、蕴瘀发黄用茵陈蒿汤。总之，阳明病的治疗原则以清下实热、保存津液为主，不可妄用利小便、发汗，岂能以性升催吐之瓜蒂而致亡津伤气乎！

4. 栀豉、瓜蒂异同 柯氏将栀豉汤、瓜蒂散二方并归吐剂，成无己、方有执、《金鉴》皆主此说。现将不同意见叙述如下：① 栀豉汤，以栀子、淡豆豉二药组成，共奏清热除烦的功效。② 栀豉汤方后虽有“得吐者，止后服”一语，但有同样话语的还见于栀子甘草豉汤、栀子生姜豉汤、栀子干姜汤、栀子厚朴汤，岂全是吐方耶！③ 栀豉汤证之形成，多由攻伐失当所致，如“发汗、吐下”等。催吐易伤胃气，前用吐法，已属误治，岂可重蹈覆辙！④ 笔者于临床实践中，从未发现使用栀子豉汤后而使患者发生呕吐。因此，“得吐者，止后服”一语放在仲景方后，是否仲景原意，很值得怀疑。栀豉汤不应当作为吐剂。

五、学术影响

柯琴对中医学的继承和发展做出了杰出的贡献，是历代著名的伤寒注家之一。近人章太炎谓：“柯氏《伤寒论翼》疏改大义，杰然出诸家上……聪明透达，于作者真为素臣……夫领录大体，必以柯氏《论翼》为主。”《伤寒论翼》是学习和研究《伤寒论》的良好参考书，自来脍炙人口，多为后世所乐诵。它的学术价值，可和成无己的《注解伤寒论》及尤在泾的《伤寒贯珠集》并称。

《苏州国医杂志》于“征求柯韵伯遗著启”一文中，曾有过这样的一段记载：“慈溪柯韵伯先生，医术精明，著述宏富，其成伤寒一家。疏通证明，远出方、喻以上，自叶天士、陈修园皆深明之。先注《内经》，而后次及《伤寒》，先生于唐宋金元诸家方剂多有解评。”并说，如有珍藏柯琴遗著者，“不惜重资购取”，足证柯氏学术地位之高，学术影响之深。现代名医多喜研读、引述柯氏之语。十分可惜的是，《内经合璧》已经失传，他唯一的“传世名著”《伤寒来苏集》在客地（虞山）编写。

柯氏喜抒独家己见，破“因循守旧”，纠叔和之误，启发后学甚多。

柯氏远取诸物，近取诸身，地理兵法作喻，说明六经分辖人体表里上下的部位及受邪后所发生的病证和治法。尤在泾在《医学读书记》里肯定柯氏之说：“柯氏援地理兵法，喻病邪之浅深，方药之大小，可为深切著明。”此后，俞根初在《通俗伤寒论》中，参照柯氏六经分区提出六经形层之说。徐荣斋指出：柯氏发其凡，俞氏畅其义，恽铁樵及日人喜多村各有引述。柯氏的六经地面，俞氏的六经形层，可以说都为《伤寒论》六经辨证之阐发，拓展了六经辨证的内涵。

柯氏云:“仲景之六经,是经界之经,而非热病之六经,专主经脉为病,但有表里之实热,并无表里之虚寒,虽因于伤寒,而已变成热病,故竟称热病,而无恶寒证,但有可汗可泄之法,并无可温可补之例也。”“仲景之六经是分区地面,所赅者广。”“六经提纲,各立一局。”“仲景六经为百病立法,不专为伤寒一科。伤寒杂病,治无二理,咸归六经之节制。”“仲景之约法,能令百病兼赅于六经,而不能逃六经之外,只在六经中求根本,不在诸症名目上求枝叶。”“使治病只在六经中下手,行汗、吐、下、和解、温、补等法而无失也。”等等。柯氏的这些论述,阐发了六经的重要意义,为六经分证的应用打开了广阔的道路,后人以六经治理疾病,多由柯氏这些论点所启发。

陆九芝《世补斋医书》云:“余之治伤寒也,即从《来苏集》入手,故能不以病名病,而以证名病;亦能不以药求病,而以病求药,即治杂病,亦能以六经分之,是皆先生之教也。”曹氏《医学读书志》表彰柯氏说:“伤寒、杂病,异轨同辕,六经本为百病立法,不专系伤寒,实传仲景数千年未火之薪,厥功伟矣。”可见,柯氏这些论点对继承和发扬中医学的贡献是巨大的。

(《浙江中医学院学报》,1981年第5期)

临床证治探讨

柯氏在《伤寒来苏集·六经正义》中指出“邪有阴阳两途,脏分阴阳二气”,亦就是说疾病的发生、发展的根本原因在于阴阳和脏腑的失调。阳邪致病,可使阳盛而阴伤,因而出现热证;阴邪致病,则使阴盛而阳伤,因而出现寒证。阳气虚而不能制阴,则出现阳虚阴盛的虚寒证。阴液亏虚不能制阳,则出现阴虚阳亢的虚热证。这充分体现了《伤寒论》中阴阳对立的辩证思想。

柯氏明确指出:“发热恶寒者发于阳,无热恶寒者发于阴,是病之阴阳也。当列全论之首。”疾病形成,不离阴阳,柯氏开宗明义,列为《伤寒来苏集·论注》起始,作为全书的总纲,便于临床执简驭繁,有效地指导着医学实践。柯氏指出:“阴阳指寒热,勿凿分营卫经络。”其旨实本于《内经》阴阳互根之义,明确指出发热恶寒与否,是三阴病和三阳病分阴证和阳证的纲领,这不仅发挥了仲景学术理论,更重要的是为临床辨证提示了具体的指标。

柯氏认为“仲景制方,不拘病之命名,唯求病之切当”,强调谨守病机,不必执方以治病。如桂枝汤是治虚寒证的主方,而以其变通的兼阳虚的桂枝加附子汤,兼项背强的桂枝加葛根汤,兼喘的桂枝甘草汤、芍药甘草汤、当归四逆汤、炙甘草汤等,诸方的主治和功效虽各有不同,但均是桂枝汤的定法变通或加减。再如,小青龙汤或然症,加减法内即备五方,小柴胡汤设或然七症,即其加减七方。正如何氏所说:“仲景之方,因证而设,非因经而设,见此证便与此方,是仲景之治法。”他主张运用仲景之方应灵活变通,不可墨守成规,反对部分医家拘守于仲景《伤寒论》113 方之说,这充分体现了柯氏辨证的临床观。

基于“阳明为成温之薮”论柯琴的温病观

辽宁中医药大学　　张　明　朱　辉

东汉时期，张仲景“勤求古训，博采众方”，著成辨证论治专著《伤寒杂病论》，此书集理法方药为一体，被历代医家奉为中医临床经典。柯琴是清代杰出的伤寒学家，一生潜心研究《伤寒论》，著成《伤寒来苏集》，书中提出的“六经为百病立法”“六经地面”等理论，对后世继承与发展伤寒学影响深远。柯氏对温病亦有自己独到的见解，在《伤寒论翼·温暑指归》中提出“阳明为成温之薮”的观点，揭示伤寒阳明病与温病密切相关。本文系统梳理其著作中关于温病的相关记载，探讨伤寒阳明病与温病之间的关系，以更好地指导中医临床实践。

一、“阳明为成温之薮”的理论基础

《伤寒论》“阳明病篇”以“阳明之为病，胃家实是也”为其提纲。阳明是指手阳明大肠经和足阳明胃经，“胃家”是胃与大肠腑，实为邪气盛之意，“胃家实”则高度概括了阳明病热证、实证的病理性质。柯氏《伤寒论注·阳明脉证上》云：“阳明为传化之腑，当更虚更实。食入胃实而肠虚，食下肠实而胃虚。”在生理功能上，胃主受纳、腐熟水谷，大肠主传化物、排泄糟粕；胃与大肠在饮食物的消化、吸收和排泄过程中互相协调、配合。故柯氏云：“肠胃为市。”胃属阳明，为水谷之海，胃受纳腐熟水谷生精而化气血，是气血生化之源，正如《素问·血气形志》中言：“阳明常多气多血。”《素问·至真要大论》云：“帝曰，阳明何谓也？岐伯曰，两阳合明也。”其解释了阳明的含义，两阳即太阳与少阳，明则是阳气旺盛之意，阳明属多气多血之经，阳气旺盛，决定了阳明病理性质多为里证、热证、实证。所以邪气入阳明，正邪相搏激烈，多化热化燥，从而出现一系列大热大实的证候，即仲景所云“胃家实”。根据阳明的生理病理特点，柯氏提出“阳明为成温之薮”的理论。

二、柯氏的温病观

1.《伤寒来苏集》对温病的相关记载 “温病”一词最早见于《内经》。《素问·生气通天论》云：“冬伤于寒，春必病温。”指出温病的病名以及病因。《难经·五十八难》云：“伤寒有五，有中风、有伤寒、有湿温、有热病、有温病。”将温病列入广义伤寒，属外感病范畴。晋代王叔和整理《伤寒论》，其在《伤寒例》中记载：“中而即病者，名曰伤寒。不即病者，寒毒藏于肌肤，至春变为温病，至夏变为暑病。”柯氏在前人的基础之上，反驳王叔和的观点，在《伤寒论翼·温暑指归》中提出伤寒发热原因有3种：“有当时急发者，曰人伤于寒，则为病热也；有过时发热者，曰冬伤于寒，春必病温也；有随时易名者，曰凡病伤寒而成温者，先夏至日为病温，后夏至日为病暑也。”由此柯氏认为：“其病虽由于冬时之伤寒，而根实种于其人之郁火……虚阳亦不得外散，乃下陷入阴中。”柯氏之说，尤有新意，让人充分认识温病之发生，有当时感寒即病，亦有邪伏于内，随阴阳消长，内外相应而发。基于此，柯氏又进一步指出：“冬时行收藏之令，阳不遽发，寒愈久则阳愈匿，阳日盛则阴愈虚。若寒日少而蓄热浅，则阳火应春气而病温；寒日多而郁热深，则阴火应夏气而病暑。此阴消阳长，从内而达于外也。”柯氏对温病病因有自己的认识，对温病的证治，柯氏则认为《内经》已经对温病的脉证及其治法作出了详细的论述，后世很多学者多不得其要领，只有“仲景独挈发热而渴、不恶寒为提纲，洞悉温病之底蕴”。《伤寒论》第6条虽名为“太阳病”，其实质为外感温邪初起，已具阴伤之热、渴之象，有别于中风、伤寒初起，所以柯氏将其视为温病之提纲。

2.“阳明为成温之薮”理论的提出 柯氏在《伤寒论翼·温暑指归》中提出：“夫相火寄甲乙之间，故肝胆为发温之源，肠胃为市，故阳明为成温之薮。”阳明主燥，且阳气旺盛，无论何种外邪侵袭，一旦传入阳明，必然从阳化热化燥，而成里证、热证、实证。《伤寒论翼·温暑指归》又云：“阳明始虽恶寒，二日即止，即不恶寒而反恶热，此亦病伤寒而成温之一征也。”阳明病以里热亢盛、津伤化燥为主要特点，所以恶热而不恶寒，阳明病初期虽有恶寒，但是恶寒时间短，恶寒程度较轻，很快就从阳化热化燥，恶寒也将消失。据此，柯氏提出“阳明为成温之薮”。“薮”为聚集之处，阳明多气多血，感邪易化热化燥，故而是化燥成温的主要场所。清代著名医家陆懋修推崇仲景，亦赞同柯氏的观点，其在《世补斋医书》中云："《伤寒论》六经并重，而风寒温热之病，以阳明为渊薮。"又云："凡伤寒有五，而传入阳明，遂成温病。"陆氏认为："古来皆无异说，娓娓动听，亦若各有一理也，皆以《伤寒论》阳明方为治，而不知阳明为成温之薮。"由此可见，柯琴的这一论断，为后世温病的治疗颇多选用阳明清、下两法阐明了理论基础，阳明病"胃家实"的相关证候与温病气分证密切相关。柯氏的观点有理有据，可谓至理名言，对温病学发展产生了一定的影响。

三、伤寒阳明病与温病的关系

后世温病学虽形成了卫气营血、三焦辨证体系，但并未完全脱离六经辨证，亦与阳明经密切相关。卫分证是温病初起，温邪袭表，以发热、微恶寒等为主要特点，在阳明病的初期阶段，初感寒邪亦有恶寒的症状。如《伤寒论》原文第183条："问曰，病有得之一日，不发热而恶寒者，何也？答曰：虽得之一日，恶寒将自罢，即自汗出而恶热也。"气分证是温病极期，温邪入里，以壮热、口渴、小便短赤、苔黄等为主要特点，温病气分证所涉及的范围虽广，以阳明燥热的证候最具代表性，如以"身大热、汗大出、口大渴、脉洪大"等为典型特征的白虎汤证，以"痞、满、燥、实"为主要特点的三承气汤证，以及栀子柏皮汤证、茵陈蒿汤证等。营分证为温热邪气深入血分的初期阶段，以耗伤血中津液为特点，出现身热夜甚、心烦、谵语、舌绛红等症状。阳明腑实证是阳明邪热入里与肠中糟粕互结，出现腹满痛、便秘、潮热、谵语等实热之象。若燥热灼伤营阴，热扰心神的重证，可见"发则不识人、独语如见鬼状"等热盛神昏之象，其治疗亦以通腑泄热兼清营养阴为法。而血分证是热邪深入血脉的后期，以耗血、动血为主要特点，出现衄血、吐血、便血、尿血等一系列出血以及舌质绛紫的症状。阳明蓄血证则是邪热与肠中素有的瘀血互结，以"屎虽硬，大便反易，其色必黑"为主要证候表现。由此可见，温病学中卫气营血各个病变阶段均有阳明病燥热的特点。吴鞠通倡导三焦辨证，将其依据病变部位划分为上焦、中焦及下焦温病。从病变部位来看，中焦病证与阳明病均在胃与大肠，吴鞠通也将中焦温病称为阳明温病。如在《温病条辨》中有"传至中焦，阳明温病也""阳明温病，脉浮而促者，减味竹叶石膏汤主之""阳明暑温，脉滑数，不食不饥不便”等记载。

温病学创立的诸多治法，亦与阳明病清、下两法密切相关。阳明热证以清法为主，分别为轻宣郁热法、辛寒清热法。而在温病中，清法多用于气分证，为清气法。如轻清宣气法可清宣郁热，用于春温热入气分之热郁胸膈；辛寒清气法可用于风温气分证之肺胃热炽，达到清气泄热的目的；苦寒直折法则可清泄胸膈之热，用于春温气分证之热灼胸膈。除此之外清气法还可根据病情变化，灵活应用，如卫气同病时，配伍透表药，为清气透表法，清热宣肺法是清气同时加入宣肺之品，以及清热养阴法、清热解毒法等。阳明实证以下法为主，包括泄热通腑峻下法、通腑导浊缓下法、泄热通便和下法以及滋津通便润下法。而温病通下法应用较广泛，通腑泄热法用于风温气分证之热结肠腑，以攻下泄热，还可与其他治法配合应用。如苦寒直折法与通腑泄热法合用可治阳明热结、化热成毒等证，而通腑泄热法合益气养阴法可用于肠腑热结、津气俱伤等证。导滞通下法能泻下湿热郁结，用于气分暑湿证之暑湿积滞、郁结胃肠；增液通下法既滋阴又通下，可用于春温气分证之肠腑热结、阴液亏虚；通瘀破结法可泄热逐瘀，可用在春温营血证之血热蓄血。

在《伤寒论·辨阳明病脉证并治》包含了众多温病治疗的实际内容。栀子豉汤、白虎汤、三承气汤以及茵陈蒿汤皆是治疗阳明病的方剂，亦为后世温病学广泛应用。如栀子豉汤在温病中多用于热入气分证，白虎汤是风温、春温、暑温气分证的常用方剂，三承气汤亦可用来治疗风温、春温之肠腑热结。温病学不仅继承阳明病治疗用方，还有所创新。如吴鞠通用三承气汤而不拘泥于此方，在《温病条辨》中提出宣白承气汤、导赤承气汤、牛黄承气汤、增液承气汤和护胃承气汤等方，丰富和发展阳明病承气汤下法之方。

综上所述，伤寒虽未明确言及温病治疗的具体用药，却有治疗温病的实际内容，尤其《伤寒论·辨阳明病脉证并治》有关温病的论治较多，可以说是温病继承与发展了阳明病的理法方药，并且沿用至今。目前，新型冠状病毒肺炎（简称新冠肺炎）在全国范围爆发，在此次疫情中，中医药的治疗发挥了重要作用。诸多中医学者结合中医理论对新冠肺炎的诊疗方案提出了自己的观点。如王树鹏等依据六经、卫气营血及三焦辨证理论，认为在新冠肺炎的中期，邪气入里化热而出现胸闷、气喘、腹胀、大便不通等症状时，可选用宣白承气汤。苗青等认为在危重症期以西医治疗为主，中医可扶正祛邪，祛邪宜选用大承气汤与宣白承气汤。张峰等认为新冠肺炎以湿热毒疫为病邪性质，属温病时疫，疫病的下法亦可用于治疗该病。关于下法的应用，《新型冠状病毒肺炎诊疗方案(试行第七版)》指出危重型患者出现机械通气并伴有腹胀便秘、大便不畅症状时，可选用生大黄和芒硝。张森等根据此诊疗方案认为气血两燔证出现大热烦渴、喘憋气促的临床表现时，即为气分热盛证，宜用白虎汤。

四、结 语

温病学理论体系确立以后，诸多学者将温病与伤寒对立起来，而柯氏云"阳明为成温之薮"，一语道破温病实质大抵如此，揭示了伤寒阳明病与温病的关系密不可分。两者虽不是对立关系，但也不可将阳明病与温病完全等同起来。阳明病并非只有热证、实证，还有虚寒证，如阳明胃虚寒气逆之吴茱萸汤证、阳明虚寒下利之四逆汤证等。而温病还有风温之热入心包、春温之热灼真阴、暑入营血之痰热蒙蔽心包等证。故阳明病与温病不可一概而论，要正确认识两者之间的关系，两者相互结合，取长补短，才能更有效地指导临床实践，从而提高临床疗效。

(《湖南中医杂志》，2021年第37卷第6期)

略论"阳明为成温之薮"

南京中医学院　　周　珉

"阳明为成温之薮"为清代医家柯韵伯在《伤寒来苏集·伤寒论翼·温暑指归》中首先提出。薮者，聚集之处也。柯氏根据阳明胃肠的生理病理特点及外感病的传变规律，认为无论感受何种邪气，一旦邪入阳明，必然化燥成实，形成阳明病。其始虽异，其终则同。故而提出："肠胃为市，故阳明为成温之薮也。阳明始虽恶寒，二日即止，即不恶寒而反恶热，此亦病伤寒而成温之一征也。若夫温热不因伤寒而致者，只需扶阴抑阳……且温邪有浅深，治法有轻重。”柯氏这一论点的提出，颇有见地，具有一定的临床实用价值和理论探讨意义，但临证亦需灵活看待，不可以偏概全。

阳明，包括手阳明大肠与足阳明胃。生理上胃主受纳，大肠主传导，人体所需水谷之精气，凭赖整个肠胃功能化生，故曰：“阳明为气血生化之源，后天之本。”又因阳明为传化之府，当更实更虚，食入则胃实而肠虚，食下则肠实而胃虚，故云：“肠胃为市。”阳明之生理特点为：居中主土，万物所归，多气多血，阳气最盛。正如《素问·血气形志》所云：“夫人之常数……阳明常多气多血。”《素问·至真要大论》又曰：“两阳合明。”提示阳明是在太阳、少阳两经阳气基础上的发展，表现为阳旺血充。前人解释“两阳合明”，是指太阳病、少阳病进一步发展而阳热亢极之义。正因为阳明居中主土，万物所归，所以阳明病的来路是多方面的。不仅风寒之邪可经太阳、少阳传入阳明；而且温邪热变最速，尤易从卫入气，传入阳明，甚或径直发自阳明，如有“夏暑发自阳明”之说。另外，三阴经病，当正气恢复，阳胜阴退，也有转为阳明病的可能。也正因为阳明多气多血，阳气最盛，所以决定了其病理特点为：多见里热实证。阳明性燥，无论何种邪气，只要传入阳明，则易表现为阳气偏亢，邪热极盛，正邪相争，化燥成实，故以“胃家实”为《阳明病篇》之提纲。所谓“胃家”，实际亦包括了胃与大肠，“实”是指邪气盛而言。有热无结，病在胃；有热有结，病在大肠。故“胃家实”不单指大肠腑实燥结，而是指胃与大肠两腑邪气盛，包括了无形胃热炽盛之阳明热证及大肠有形燥屎内结之阳明实证。总之，阳明之生理病理特点决定了其为化燥成温的主要场所，所以柯氏总结为“阳明为成温之薮”。

一般认为：伤寒按六经传变，温病按卫气营血、三焦传变，似有所别。殊不知二者之间互相渗透，互相联系，有着不可分割的渊源。卫气营血传变中的气分证包括了邪已离卫，尚未入营的多种证候，实际上也包括了阳明病在内（阳明之虚寒证当然不可包括在内）。三焦传变中的中焦证也包括了阳明热证与阳明实证。正如交叉错综的行人街道，存在着许多交叉点一样，阳明阶段是否也可以看成是一形成温病之交叉点呢？我以为然也。从治法上看，《阳明病篇》清下两法，也是治疗温病的主要方法。凡善治温病的医家无一不擅长于运用清下两法。再从《阳明病篇》常用方剂在温病治疗中的运用来看，亦可加深对这一问题的理解。《阳明病篇》的常用方剂有三承气汤、白虎汤、白虎加人参汤、栀子豉汤、栀子柏皮汤、茵陈蒿汤、麻黄连翘赤小豆汤等，这些方剂均为温病临床中所常用。如治疗春温气分证常用栀子豉汤、白虎汤、调胃承气汤；而白虎汤、白虎加人参汤又为治疗暑温气分证不可缺少的方剂。至于茵陈蒿汤、栀子柏皮汤、麻黄连翘赤小豆汤也为临证治疗阳黄之习用方。仅此一斑，足以看出：《伤寒论》虽没有治疗温病之名，却存在治疗温病之实，尤其是《阳明病篇》与温病的关系更为密切。

近年来，本人通过从事流行性出血热科研工作，进一步加深了对此的体会。流行性出血热虽为感受温疫热毒所致，根据其临床表现及传变特点，属于中医学“温疫”范畴，但在其治疗中却经常用到《伤寒论》的方剂及在《伤寒论》基础上发展的后世方。如发热期中气分热盛可用到白虎汤、三承气汤、栀子豉汤及在白虎汤基础上创制的清瘟败毒饮；低血压期之热厥证需使用四逆散、白虎汤、三承气汤，而低血压期之阳脱证又当使用四逆加人参汤；少尿期表现为下焦阴亏蓄血、蓄水时，又不可避免地要使用在承气汤基础上发展的桃仁承气汤、导赤承气汤、增液承气汤、宣白承气汤及猪苓汤；多尿期或恢复期表现为阴津亏虚、余热未清时，又要用到竹叶石膏汤……而且流行性出血热的病理传变虽主要表现为卫气营血的传变，但在病理的某一阶段，又常可表现为六经传变的某一病证，如出现阳明热盛燥结、热厥、阳明蓄血、膀胱蓄血、膀胱蓄水、阴阳亏脱证，等等，治疗中绝不可执伤寒或温病一说，而偏废另一方，应当将伤寒、温病学说的内容有机地结合起来，有斯证即用斯药，方才符合辨证施治的基本精神。

长期以来，由于某些医家的偏执，形成了所谓“寒温对立”“寒温之争”的局面，我看是完全没有必要的。人们对事物的认识总是在不断前进、不断发展的，任何学说的形成必有其学术渊源。伤寒与温病之间也是一种继承与发展的关系。伤寒学说是继承发展了《素问·热论》的辨证施治而形成的，而温病学说又是在《伤寒论》的基础上补充发展了伤寒六经分证中的热证层次而形成的。实际上，《伤寒论》阳明病的内容就是后世温病学说的蓝本，但也不能否认后世温病学家对外感热病的发展与创新，如热入心包的清营汤，热入血分的犀角地黄汤，以及开窍用的牛黄丸、紫雪丹、至宝丹等。因此，我认为伤寒、温病二者的分类，可以互相补充，互相为用，不必执伤寒而排斥温病，也不必执温病而排斥伤寒。

此外，值得一提的是：《伤寒论·阳明病篇》中并非全为实热证，也有一部分条文论及虚寒证，如原文中的第190、第191、第194、第195、第226、第243条，即阐述了有关阳明虚寒证的问题。显而易见，这些内容与温病学说的形成没有关系。再者还当指出：在温病的传变过程中，并非必经阳明，亦有不经阳明气分而直入营血者，或由少阳直陷厥阴者等。这些问题提示我们：阳明病阶段既不全为里热实证之温病，又不能囊括所有的温病。也就是说：阳明病证的治法既不能代替整个温病的治法，又不全为温病的治法。故不可被"阳明为成温之薮"印定眼目，将阳明病与温病等同起来，而失去了《伤寒论》教人以活法的基本原则，临证仍当强调一个"辨"字。

（《南京中医学院学报》，1994年第10卷第3期）

柯琴临床辨证观述要

广州中医药大学第一附属医院　　沈　强

一、以方类证，证从经分

柯氏研究《伤寒论》，着重对仲景辨证论治精神的阐发，以临床实用为原则。他认为《伤寒论》一书，自晋代王叔和编次后，章次混淆，仲景原篇已不复见。方有执、喻嘉言等医家所提出的错简重订、三纲鼎立之说，距仲景原貌更加遥远，故采取了以方类证、证从经分的编注方法。

柯氏从仲景有太阳证、桂枝证、柴胡证等辞悟出采取"分篇各论，挈其大纲，详其纲目，证因类聚，方随附之"的注释方法，既别开生面，又更符合临床。如在《太阳病篇》中，汇列了桂枝汤证、麻黄汤证、葛根汤证、大青龙汤证、五苓散证、大枣汤证、陷胸汤证、泻心汤证、抵当汤证、火逆诸证、痉湿暑证十一大证类。每一大证下，又汇列了有关的方证及变证、坏证、疑似证等。如在桂枝汤证大类下，共汇辑有关脉证16条，桂枝汤坏证18条，桂枝汤疑似证1条，又附以加减方。如桂枝麻黄各半汤、桂二麻一汤、桂枝加附子汤、桂枝去芍药生姜加人参汤等19首，统列于此。此种分类法，既把《伤寒论》运用于临床，更充分体现了《伤寒论》的辨证思想。

二、结合临床实际，提出三阴合病之说

疾病的变化发展常因邪正盛衰、脏腑虚实不同而有不同的演变过程，这种演变过程，实际上就是阴和阳互相转化的结果。因此要明确疾病的变化、发展和演变，首先要分清阴阳。正如柯氏所曰："发热恶寒者发于阳、无热恶寒者发于阴，是病之阴阳也，当列全论之首。"仲景立六经分证以概括疾病的一般传变，转归之外，更立合病、并病，以概括多属性、多层次的复杂传变，故合病、并病实际上是为复杂病情而设立的辨证论治方法。但仲景书中只三阳病例有合病、并病条文，于三阴病中未明确提及。柯氏认为：合病、并病不独三阳病存在，三阴病及三阴病与三阳病之间也普遍存在。故云："病有定体，故立六经而分司之；病有变迁，更求合病、并病而互参之。此仲景立法之尽善也。夫阴阳互根，气虽分而神自合，三阳之里，便是三阴；三阴之表，即是三阳。"(《伤寒来苏集·伤寒论翼·合并启微》)这种三阴病和三阳病分阴证和阳证的思想，不仅发挥了仲景学术理论，更重要的是为临床辨证提示了具体的指标。柯氏在《伤寒来苏集·六经正义》指出"邪有阴阳两途，脏分阴阳二气"，亦就是说疾病的发生、发展的根本原因在于阴阳和脏腑的失调。阳邪致病，可使阳盛而阴伤，因而出现热证；阴邪致病，则使阴盛而阳伤，因而出现寒证。阳气虚而不能制阴，则出现阳虚阴盛的虚寒证。阴液亏虚不能制阳，则出现阴虚阳亢的虚热证。这充分体现了《伤寒论》中阴阳对立的辨证思想。

三、伤寒杂病，治无二理

柯氏认为仲景所著《伤寒杂病论》把伤寒与杂病同论，是由于"仲景杂病论，即在《伤寒论》中，且伤寒中又最多杂病夹杂其间"，同时"凡风寒温热，内伤外感，自表及里，有寒有热，或虚或实，无以不包"，故六经能括百病，伤寒、

杂病治无二理。这种灵活运用伤寒方治疗杂病的经验,显然是通过自己的临床实践而认识到的,是柯韵伯临床观的具体表现。如柯氏结合自己的临床经验,灵活运用桂枝汤而治杂病就是一例。柯氏"仲景之六经为百病立法、不专为伤寒一科"的论断揭示了《伤寒论》六经的高度实用价值,突破了前人《伤寒论》专治外感的陈说。

四、方精不杂,方中有方

柯氏认为"仲景制方,不拘病之命名,唯求病之切当",强调谨守病机,不必执方以治病。如桂枝汤是治虚寒证的主方,而以其变通的兼阳虚的桂枝加附子汤,兼项背强的桂枝加葛根汤,兼喘的桂枝甘草汤、芍药甘草汤、当归四逆汤、炙甘草汤等,诸方的主治和功效虽各有不同,但均是桂枝汤的定法变通或加减。再如,小青龙汤或然证,加减法内即备五方,小柴胡汤设或然七证,即其加减七方。正如何氏所说:"仲景之方,因证而设,非因经而设,见此证便与此方,是仲景之治法。"他主张运用仲景之方应灵活变通,不可墨守成规,反对部分医家拘守于仲景《伤寒论》113 方之说,这充分体现了柯氏辩证的临床观。

五、著书注释,基于临床

柯氏注释《伤寒论》虽着眼于全文内容意义的解释和文字的错漏,但是是以医学家临床实际为依据。如《伤寒论》第 176 条云:"伤寒脉浮滑,此表有热,里有寒,白虎汤主之。"其中"表""里"二字互差,柯氏直接将"表有热,里有寒"改为"表有热,里有邪"。邪当热自解,里有热才能以白虎汤治之。这种认识是符合临床实际的。此外,麻黄汤证、大青龙汤证、麻杏石甘汤证、白虎汤证,依次是病邪由表入里、由寒化热的过程,其先后次第是十分清楚的。柯氏认为麻杏石甘汤证变化过程,正处在表寒重而里热轻的大青龙汤之后和邪已完全化热入里的白虎汤证之前,这就更便于麻杏石甘汤的临床辨证使用。不仅如此,柯氏对在临床上没有根据的条文,即使是仲景之文亦不采入。柯氏突出的辨证施治的精神和紧密联系临床的思想,可为后世之指南。

(《实用中医内科杂志》,2003年第17卷第3期)

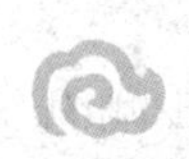

柯韵伯对中医诊断学的贡献

南京医科大学第二附属医院　　李惠义

中医诊断学是上承基础、下接临床的重要桥梁学科,历代医家均给予高度重视。有关论述较多,但清代医学家柯韵伯对诊断学的贡献却人知甚少,本文就此初作探讨。

一、四诊之问,辨证首要

问诊是临床治疗疾病、取得最基本的临床资料的方法之一。通过问诊,可以帮助医生分析病情,断定病位,为辨证治疗提供可靠的依据。特别是对于那些有自觉症状而缺乏客观体征的疾病,或因情志因素所致的疾病,问诊就显得更为重要。柯韵伯对此十分重视,他在《伤寒论翼・少阳病解》中的论述足以证明。少阳处于半表半里,仲景特揭口苦、咽干、目眩为提纲,奇而至当。凡患者自觉口苦、咽喉干及头昏目眩等,是少阳病所表现的证候。柯氏认为,口苦、咽干、目眩,是相火向上走入空窍而产生,风寒杂病很少见到,所以为少阳一经总纲。此病自内之外,人所不知,惟患者独知。又说:"寒热往来,胸胁苦满,是无形之表;心烦喜呕,默默不欲饮食,是无形之里。"无形的"苦""喜""欲""胸胁苦满""恶寒"等,唯有通过问诊才能了解真情。甚至发热,除指体温高于正常者外,还包括患者自觉全身或某一局部有发热的感觉,亦依靠问诊。因为少阳病的识别无明显的体征,大多数依靠患者的主诉,侧重头、目、胁部的自觉症状。柯氏提示我们:"诊家不可无问法。"可见,问诊乃是诊家要领,临床首务。

二、以常衡变，疏发新义

自有《脉经》以来，诸家继起，分别使用各自的脉名，广泛但不切合实用，范围漫无边际，不能统一。柯韵伯认为："仲景立法，只在脉之体用上推求，不在脉之名目上分疏。故以阴阳为体，则以浮大动滑数为阳之用，沉涩弱弦迟为阴之用。"指出了辨脉的总纲，这样的分类容易使人识别。如表里区分，浮脉主表、沉脉主里；脏腑区分，数脉为腑、迟脉为脏等。认识发病的原因和病情的虚实及病机的转移，全在于医者诊脉技巧和诊法的仔细。无论古今，不少医家或医学著作，存在着将促、结、代脉混称不分、互相代称的混乱现象。如促、结不分，混称"结脉"（《景岳全书》），"疾数代结，皆属促脉……凡迟缓代涩皆属结类"，目前临床上将间歇脉统称为"结代脉"等。《伤寒论》所描述的"脉来动而中止，更来小数，中有还者反动"现象，即为后世所谓"雀啄脉"。"动"者数而短，如鸟雀啄食，连连急数，三五不调，断数不定，时有止而复动数。仲景尚未明确地将促结二脉区别开来，混称而论，柯氏对此提出了争议。他对结脉的注释为："阴阳相搏而脉动，伤寒见此，是形冷恶寒，三焦皆伤矣。况有动中见止，更来小数，中有还者反动，宛如雀啄之状，不以名促，反以结名者，以其为心家真藏之阴脉。更有动而中止，不能自还，因而复动，宛如虾游之状，不可名结……"这种见解已经认识到仲景所描述的"结脉"不同于"脉来缓，时一止复"之结脉。促脉是脉来数而时一止，止无定数；结脉是脉来缓而时一止，止无定数，鉴别要点在于脉率。至于代脉，是脉来或数或缓而有中止，不能自还，止有定数。三者迥然有异。

三、弃假从真，审定病机

脉诊用以诊察脉象的变化，可以判断病位与推测疾病。我们在临证过程中，发现存在许多脉证不相适应的情况，必须辨明疾病的寒热虚实真假，抓住本质而舍弃假象，或舍证从脉，或舍脉从证，才能做出正确诊断，给予恰当的治疗。具体举例而言，在辨证施治过程中，当脉与证表现不一致时，经过分析，以临床症状为主审定病机，确定治疗方案，谓之"舍脉从证"。《伤寒论》对脉证从舍有许多精辟的论述。如阴病见阴脉，乃脉证相应，但在疾病过程中，若正气衰败，或邪气独盛之际，亦可见虚阳外越，搏指有力而类似“阳脉”之象。柯氏进一步加以阐述：“如浮大动滑数之脉体虽不变，然始为有力之强阳，终为无力之微阳，知阳将绝矣。沉涩弱弦迟之脉，虽无变而为阳，如忽见浮大动滑数之状，虽阴极似阳，知反照之不长，余烬之易灭也，是为彻底看法。”“阴病见浮大动滑数之脉，多阴极似阳，未必即可生之机也。”验之临床，此种脉体，或浮大而按之不足，或虽数而终嫌无力，毕竟与阳强之脉大有区别。如原文第315条：“少阴病，下利，脉微者，与白通汤。利不止，厥逆无脉……服汤脉暴出者死。”柯韵伯认为：“脉暴出者，孤阳独行也，故死。”指出脉暴出的病机是正气衰败，邪气独盛，病势沉重。虽脉暴出，亦不可凭，此时如能亟投回阳救逆之品，尚有回生之一线希望，故“死”字宜活看。因此，凡脉证不相应，必有一真一假，须细辨之。脉诊是中医学四诊中的重要组成部分，这种诊断方法“以常衡变”“以变识病”，与望、问、闻三者密切配合，成为辨证施治不可缺少的依据。由于脉诊具有独特作用，因此为历代医家所重视。

柯氏从所治伤寒之学出发，于诊法上强调四诊并重，提出“诊家不可无问法”的告诫；指出仲景脉法，只在脉之体用上推求，不在脉之名目上分疏；对促、结、代脉提出争议，认为三脉迥然有异；凡脉证不相应，必有一真一假，应舍脉从证，弃假求真，审定病机。种种论断，启奥析疑，独树创见，不落前人窠臼，对中医诊断学的发展做出了重大的贡献。

（《浙江中医杂志》，1995年第5期）

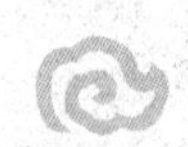

柯韵伯学术思想临床观

南京医学院第二附属医院　李惠义　姜玉芳

一、辨证立法，开掘伤寒学派先河

1. 重加编次，切合临床运用　《伤寒论》四卷，是柯氏将《伤寒论》原文依据六经的方证分立篇名，重加编次。《凡例》曰：“起手先立总纲一篇，令人开卷便知伤寒家脉证得失之大局矣；每经立总纲一篇，读此便知本经之脉证大局略矣；每篇各标之证为题，看此便知此方之脉证治矣。”柯氏主张不必孜孜于仲景的编次，更重要的是传仲景的辨证心法，要想把《伤寒论》运用于临床，最实际的就是运用其中辨证的理论。凡对临床没有根据的条文，即是仲景之文亦不采入；反之，尽管是叔和之笔亦一并录用。柯氏说：“是编以证为主，故汇集六经诸论，各以类从其证，是某经所重者，分别某经。”如桂枝、麻黄等证列太阳，栀子、承气等证列阳明之类。其有变证化方，如以桂枝证变更加减者，即附桂枝证后；从麻黄证变更加减者，即附麻黄证后。柯氏分篇汇论，挈纲详目，证因类聚，方随附之，更能突出六经学说在《伤寒论》中的主导作用。如此可使每一方的主证从各条文中归纳起来，完整地体现各个方证的脉证，明确分辨出主证与次证及其与类证的鉴别，对于方证的病机亦能较好地认识，便于临床上的应用。除非编次者对伤寒方证拥有丰富的实践经验，否则无能为力。柯氏完成这一研究方法体例是对伤寒研究的贡献。

2. 提示指标，临证划分阴阳　中医学用阴阳对立统一的关系，概括地说明人体一切生理、病理现象。临床的证候非常复杂，但疾病都有对立的阴和阳两个方面，如果分清了阴阳，就能明确疾病的变化、发展和演变。柯氏明确指出：“发热恶寒者发于阳，无热恶寒者发于阴，是病之阴阳也。当列全论之首。”疾病形成，不离阴阳，柯氏开宗明义，列为《伤寒来苏集·论注》起始，作为全书的总纲，便于临床执简驭繁，有效地指导着医学实践。柯氏指出：“阴阳指寒热，勿凿分营卫经络。”其旨实本于《内经》阴阳互根之义，明确指出发热恶寒与否，是三阴病和三阳病分阴证和阳证的纲领，这不仅发挥了仲景学术理论，更重要的是为临床辨证提示了具体的指标。柯氏在《伤寒论翼·六经正义》中指出“邪有阴阳两途，脏分阴阳二气”，甚确。由于疾病的发生、发展的根本原因是阴阳失调，所以任何病证都可用“阴证”和“阳证”加以概括。阴阳的关系在一定条件下，一方面是相互存在而对立，一方面又相互转化而统一，在疾病的发生发展过程中，其具体表现是邪正相互消长。病有阴邪、阳邪之分。阳邪致病，可使阳偏盛而阴伤，因而出现热证；阴邪致病，则使阴偏盛而阳伤，因而出现寒证。阳气虚而不能制阴，则出现阳虚阴盛的虚寒证；阴液亏虚不能制阳，则出现阴虚阳亢的虚热证。阴平阳秘，精神乃治；阴阳离决，精气乃绝。治疗法则或扶阳抑阴，或存阴制阳等，这是《伤寒论》中体现阴阳对立的辨证思想的例子之一。

二、合证用方，发挥先圣仲景治法

1. 方精不杂，合是证，便用是方　柯韵伯说："仲景之方，因证而设，非因经而设，见此证便与此方，是仲景之治法。"柯氏指出，每个方剂都有相互的证候，只要有证，便可用此方，一定会取得满意的疗效。相反，无是证而用是方，非但无效，有时还会遗患无穷。"桂枝下咽，阳盛则毙；承气入胃，阴盛以亡"，皆是柯氏临床实践的总结。六方为主，子方加减，对临床指导意义较大。柯氏在临床实践中体会到："仲景方精而不杂，其中以数方为主，诸方从而加减矣。""汗法皆本桂枝，吐法皆本栀豉，和剂皆本柴胡，寒剂皆本泻心，温剂皆本四逆，攻剂皆本承气，浑而数之为一百十三方者，未之审也。"柯氏以法统方，深明制方大法，有效地指导着后世临床。仲景制方，不拘病之命名，惟求证之切当，每证必有主方，三方通过加减而衍化出若干附方。如桂枝汤是治虚寒证的主方，而以其变通的兼阳虚的桂枝加附子汤，兼项背强的桂枝加葛根汤，兼喘的桂枝加朴杏汤，兼营气不足的桂枝新加汤及由桂枝汤化裁的桂枝甘草汤、芍药甘草汤、当归四逆汤、炙甘草汤等，它们的主治功用虽各不相同，但都可说为桂枝汤的定法变通加减。六经皆有主治之方，亦可相互通用，如真武汤为少阴承气设，而太阳之汗后亡阳者亦用之；四逆汤为太阴下利清谷设，太阳之脉反沉者宜之；猪苓汤为少阴下利设，阳明病小便不利者亦用之；抵挡汤为太阳瘀血在里而设，阳明蓄血亦宜之；五苓散为太阳消渴水逆设，亦能治疗阳明之饮水多者等，不胜枚举。可见，合是证，便用是方，"方各有经，可不拘"，实为《伤寒论》辨证论治之大法。

2. 精心注释，符合证治需要　柯氏注释不仅着眼于全文内容意义的解释和文字上的错落，而且以医学实践为根据。《伤寒论》第 176 条云："伤寒脉浮滑，此表有热，里有寒，白虎汤主之。"其中"表""里"二字互差，柯韵伯直接将"表有热，里有寒"改成"表有热，里有邪"。邪当热自解，里有热才能以白虎汤主之，这种认识是符合临床实际的。《伤寒论》麻杏石甘汤证二条，即第 63 条"发汗后，不可更行桂枝汤，汗出而喘，无大热者，可与麻黄杏仁甘草石膏汤”。第162条与第63条相同，只有“下后”二字之别。柯氏对此注释说：“二条无字，旧本讹在大热上，前辈因循不改，随文衍义，为后学之迷途。”他索性将原文“汗出而喘，无大热者”改为“无汗而喘，大热者”，无汗热不得泄，自然大热。柯氏为我们提供了另一个侧面的经验。又如柯韵伯认为“大青龙汤之变局，白虎汤之先着”(《伤寒附翼》卷上)，这是很有见地的。从麻黄汤证到大青龙汤证，到麻杏石甘汤证，再到白虎汤证，是病邪由表入里，病情由寒化热，即表寒里热的一个逐渐发展变化的过程，其先后次第是十分清楚的。柯氏的看法突出地说明了麻杏石甘汤证变化过程，正处在表寒重而里热轻的大青龙汤证之后和邪已完全化热入里的白虎汤证之先，这样看待麻杏石甘汤是很便于临床辨证使用的。倒文错字，不合治则，加以纠正。如大黄黄连泻心汤之证“心下痞，按之濡”，“濡”当作硬，柯氏解释说：“按之濡为气痞，是无形也，则不当下。”此文确有是理。柯氏从实际出发，在条文斟酌之间，尽可能使其符合证治的需要。

三、凭脉辨证，立论堪为后学指南

1. 医家诊治，全以平脉辨证为急务 《伤寒论注·太阳脉证篇》说：“当因证而合脉，勿据脉而断证。”柯氏认为，不可以脉概括其他，言虽简而为临床医家之切要。《伤寒论翼·风寒辨惑》说：“夫病寒、病热，当审其阴阳之盛衰，不得拘天气之寒热伤人，必因其人阴阳之多少，元气之虚实为轻重，不全凭时令之阴阳为转移也。所以仲景制方，全以平脉辨证为急务，不拘于受病之因，不拘于发病之时为施治。”又说“汗、吐、下者，因病而施也。立法所以治病，非以治时”，“若四时以拘法……遇病之变迁，则束手待毙矣”。柯氏反对随时定剂，此为经验之谈。徐玉台《医学举要》中记载了柯韵伯治同乡人孙介夫春间咯血，旋愈旋作。初服芩连而愈，继而寒凉不效，更进参芪而愈，后又温补不效，复用寒凉而又不效，因而就治于柯。柯曰：斯未求其本耳。诸寒之而热者取之阴，所谓求其属也。君病阴虚而阳盛，以寒药治之，阳少衰，故病少愈耳。复进寒凉而阳亦虚，得温补而病少愈耳，再进温补而阴愈虚，复进寒凉而阴阳俱虚，故连绵而不解耳。岂知脏腑之源有寒热温凉之主哉！必壮水之主，以制阳光，方为合法。因立加减肾气丸，一剂而喘咳安，再剂而神气爽。

2. 著书阐述，引证临床实例 六经能赅百病，伤寒、杂病治无二理，故柯氏能灵活地将伤寒方运用于杂病。以桂枝汤为例，桂枝汤为群方之冠，在《伤寒论》的113方中，有桂枝的41方，占36%；以桂枝加减的方剂有29个，逾25%。可见桂枝汤在《伤寒论》中占有重要地位。其临床应用范围之广，疗效之著，为国内外学者所公认。以《伤寒来苏集》来看，柯氏立论，常常结合自己的临床经验，引证临床实例，将桂枝汤应用得更加灵活。《伤寒附翼》注释桂枝汤说："愚常以此汤治自汗、盗汗、虚疟、虚痢，随手而愈。因知仲景方可通治百病。"柯氏强调"凡中风、伤寒、杂病，脉浮弱、汗自出而表不解者，咸得而主之"。近代科学的药理试验，对桂枝汤的作用更有新的见解，运用亦更加广泛，又注释麻黄汤说"予治冷风哮和风寒湿三气成痹等证，因此辄效，非伤寒之证可拘也"等，充分体现了柯氏异病同治的学术思想。"仲景六经为百病立法，不专为伤寒一科"，柯韵伯的著名论断揭示了《伤寒论》六经的高度实用价值。"六经钤百病"的理论突破了前人《伤寒论》专治外感病的陈说。诚如已故任应秋所说："若非精究《伤寒》原著，具有广博学识，并拥有丰富的实践经验，是难以获得如此显著成就的。"南京中医学院（今南京中医药大学）丁光迪充分肯定了柯氏的临床实践，指出《伤寒来苏集》"处处突出辨证施治精神""仲景之六经不专为伤寒一科，富有见解"，可证柯氏学术影响之深。柯氏"潜通灵、素幽隐，上接仲景渊源"，紧密联系医学实践，有许多独特的学术见解，"实阐先圣不传之秘，堪为后学指南"。

（《江苏中医》，1994年第10卷第5期）

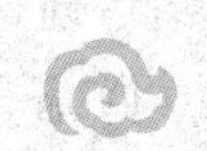

柯琴"六经辨证"精义阐微

山东中医药大学　　杨金萍

柯琴极力推崇六经辨治，在《伤寒来苏集》中多次阐发六经之义，其六经辨证理论有诸多精辟独到之处。具体如下。

一、六经正义与六经辨证的实质

柯氏对《伤寒论》中六经的实质进行了独到阐微，反对王叔和以《素问·热论》作为《伤寒论》之"序例"并以六经为经络，认为《伤寒论》之六经非《素问·热论》中之六经，仲景乃以地界分而不专以经络立论，"叔和不知仲景之六经，是经界之经而非经络之经，妄引《内经·热病论》(按：当作《热论》)作《序例》以冠仲景之书，而混其六经之症治"，"夫仲景之六经，是分六区地面，所赅者广，虽以脉为经络，而不专在经络上立说"，发挥《内经》"阳主外，阴主内"之意而言"故仲景以三阳主外，三阴主内""腰以上为三阳地面，三阳主外而本乎里""腰以下是三阴地面，三阴主里而不及外""若六经之经，是六经道路，非六经地面"。柯琴倡"经界说"而反对"经络说"，虽然割裂了经界皮部与经络的有机联系而带有一定的片面性，但更有其积极意义，它打破了专属经络说的局限性，从三阴三阳的本质上，阐明了六经的实质。柯氏反对六经专属经络之说，实与仲景三阴三阳之义相符。在《伤寒论》原文中并无"六经"之名，只有太阳、阳明、少阳、太阴、厥阴、少阴之名，后世谓《伤寒论》六经为经络说最具代表性的当为宋代朱肱《活人书》，谓："治伤寒先识经络，不识经络，触途冥行，不知邪气之所在。"并绘制足六经"经络图"。朱氏以经络立论并不能很好地反映三阴三阳的本义，三阴三阳中的"太""少"实际上反映了阴阳气血盛衰的情况。《素问·天元纪大论》曰："阴阳之气，各有多少，故曰三阴三阳。"柯氏之六经说，正是抓住了三阴三阳之阴阳气血多少不同的本质作为出发点，认为六经病证之所以不同，乃是由于阴阳气血之不同，故反映于疾病的阴阳、表里、寒热、虚实不同，此乃六经辨证的实质。曰："夫风寒暑湿之伤人，六经各有所受，而发见之脉不同，或脉同而症异，或脉证皆同而主症不同者，此经气之有别也。盖六经分界，如九州之风土人物虽相似，而衣冠、饮食、言语、性情之不同，因风土而各殊，则人身表里之寒热虚实，亦皆因经气而异也。"根据六经病证的不同而立法处方，也就是六经辨证论治的根本所在。"仲景制方，因乎经气。《内经》曰'审其阴阳，以别刚柔，阳病治阴，阴病治阳，定其血气，各守其乡'之理也，所以表里攻补阴阳之品，或同或异，亦因其经气血之多少而为之定剂也。”

二、六经为百病立法，不独为伤寒者设，扩大了六经主治

柯氏批驳六经专属伤寒之旧说：“原夫仲景之六经，为百病立法，不专为伤寒一科，伤寒杂病，治无二理，咸归六经之节制。”“则伤寒、杂病未尝分两书也。”其说颇为有理。仲景之《伤寒杂病论》始为一书，伤寒、杂病原不分，至后世才析分出《伤寒论》《金匮要略》，且谓“《伤寒论》治外感，《金匮》治杂病”，并谓“六经为外感病辨证之纲领”。实质上，仲景之六经，只不过是一个辨证的纲领或方法，并不能机械地凿分伤寒与杂病，即使杂病也可用此辨证的方法，而今之《伤寒论》《金匮要略》亦有参错之处，所以强分六经为外感之辨证纲领，是曲解了仲师原旨。近年有关经方的报道比比皆是，如桂枝汤、小柴胡汤等，其所主治的范围早已超出了外感病，如小柴胡汤可用于流行性腮腺炎、乙型病毒性肝炎、艾滋病、胃炎等的治疗，足证柯氏之慧眼。可见柯氏之六经说打破了外感病的局限性，扩衍了六经主治范围。

三、六经辨证实含八纲辨证而八法寓焉

柯琴充分发挥仲景六经辨证的实质，而其六经辨证实寓八纲辨证。“仲景以病分六经，而制方分表里、寒热、虚实六法，六经中各具六法而有偏重焉。太阳偏于表寒，阳明偏于里热，太阴偏于虚寒，厥阴偏于实热，惟少阳与少阴司枢机之职，故无偏重，而少阳偏于阳，少阴偏于阴，制方亦因之而偏重。”而六经八纲的辨证中体现了八法的应用，柯琴在《伤寒来苏集》之《伤寒论翼》“制方大法”中提出制方六法，分列其代表方。“仲景立方精而不杂，其中以六方为主，诸方从而加减焉。凡汗剂皆本桂枝，吐剂皆本栀豉，攻剂皆本承气，和剂皆本柴胡，寒剂皆本泻心，温剂皆本四逆。”又曰：“于诸病之表里阴阳，分为六经，令各得其司。清理脉症之异同，寒热之虚实，使治病只在六经下手，行汗、吐、下、和解、温、补等法而无失也。”具体为：“太阳主表，故立方以发表为主。”“表有虚实之不同，故立桂枝、麻黄二法。”“阳明之病在胃实，当以下为

正法矣，然阳明居中，诸病咸臻，故治法悉具。”“以棋喻之，发汗是先着，涌吐是要着，清火是稳着，利水是闲着，温补是忿着，攻下是末着。”“少阳提纲有口苦、咽干、目眩之症，法当清火，而火有虚实，若邪在半表，则制小柴胡以解虚火之游行，大柴胡以解相火之热结，此治少阳寒热往来之二法；若邪入心腹之半里，则有半夏、泻心、黄连、黄芩等剂。”“太阴主内，为阴中至阴，最畏虚寒，用温补以理中，此正法也。”“少阴偏于阴。”“然少阴之阴中有阳，故其表症根于里，热证因于寒，治表虚先顾其里，热病多从寒治，盖阴以阳为主，固肾中之元阳，正以存少阴之真阳也。”“知其虚，得其机矣。”“厥阴以乌梅丸为主，丸者，缓也。”“厥阴之缓，所以制相火之逆也。”由此可见，柯氏正是抓住了六经八纲辨证论治的精髓，将仲景辨证论治的精神进行了独到的发挥。

四、方各有经，用可不拘，灵活通用

柯氏主张灵活运用经方，虽某经之方而不拘执于某经，诸经可通用，谓“六经各有主治之方，而他经有互相通用之妙”，“如麻、桂二汤，为太阳营卫设，而阳明之病在营卫者亦用之；真武汤为少阴水气设，而太阳之汗后亡阳者亦用之；四逆汤为太阴下利清谷设，太阳之脉反沉者宜之；五苓散为太阳消渴水逆设，阳明之饮水多者亦宜之；猪苓汤为少阴下利设，阳明病小便不利者亦宜之；抵当汤为太阳瘀血在里设，阳明之蓄血亦用之；瓜蒂散为阳明胸中痞硬设，少阴之温温欲吐者亦用之”。其本质是则抓住了辨证论治的实质，“合是症便用是方，方各有经，而用可不拘，是仲景法也”。特如桂枝汤，在《伤寒论》中不但见于《太阳篇》，亦见于阳明、厥阴、太阴等篇，说明桂枝汤除适用于太阳病外，六经病外证之虚者皆可用之。故柯琴曰：“桂枝汤为治伤寒、中风、杂症解外之总方。凡脉浮弱、汗自出而表不解者，咸得而主之，即阳明病脉迟、汗出多者宜之，太阴病脉浮者亦宜之，则知诸经外症之虚者，咸得同太阳未解之治法，又可见桂枝汤不专为太阳用矣。”故谓“方各有经，而用可不拘”。

五、医不执方，辨证论治；不拘病之命名，不凿分风寒营卫之名目

柯琴紧紧抓住六经辨证的实质，打破了伤寒、中风、杂病之名目的局限

性，曰："仲景立方，只有表里、寒热、虚实之不同，并无伤寒、中风、杂症之分别，且风寒有两汤迭用之妙，表里有二方更用之奇。""仲景制方，不拘病之命名，惟求证之切当，知其机得其情，凡中风、伤寒、杂病，宜主某方，随手拈来，无不活法，此谓医不执方也。"突出地表现在大青龙汤的运用上。柯琴竭力反对三纲之说，认为麻、桂及大青龙之立法，着眼于表里、寒热、虚实，大青龙汤乃麻黄汤之变方，是为风寒在表而兼热中者设，不应拘于风寒两伤营卫。柯琴曰："许叔微云，桂枝治中风，麻黄治伤寒，大青龙治中风见寒脉、伤寒见风脉，三者如鼎立。此方氏三大纲所由来，而大青龙之证治，自此不明于世矣。不知仲景治表，只在麻、桂二法，麻黄治表实，桂枝治表虚，方治在虚实上分，不在风寒上分也。盖风寒二证，俱有浅深，俱有营卫，大法又在虚实上分营卫，并不在风寒上分营卫也。夫有汗为表虚，立桂枝汤治有汗之风寒……以无汗为表实，而立麻黄汤治无汗之风寒，然表实中亦有夹寒夹暑、内寒内热之不同，故以麻黄为主而加减者，若葛根汤、大小青龙、麻黄附子细辛甘草、麻黄杏仁甘草石膏、麻黄连翘赤小豆等剂，皆麻黄汤之变局，因表实中亦各有内外寒热浅深之殊也。""仲景但细辨脉证而施治，何尝拘泥于中风、伤寒之别其名乎？"指出大青龙重点在于加石膏以清内热，纠正了成无己、方有执等石膏之设为风寒两伤之谬，突破了"三纲"说风寒两伤营卫之范围，在辨证上抓住表里寒热虚实的本质。

六、结 语

总之，柯琴的六经辨证理论，以六经阴阳气血之多少为基础，以所表现的阴阳、表里、寒热、虚实为辨证的纲领，打破了经络说的局限性，突破了伤寒、杂病的范围，以六经为纲而不拘执于六经，见解精辟，抓住了仲景辨证论治的精髓，对于活用经方，指导临床辨证论治有重要意义，正如章太炎所言："能卓然自立者，创通大义，莫如浙之柯氏。"

（《江苏中医药》，2004 年第 25 卷第 3 期）

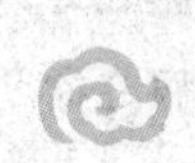

试论柯韵伯——阳明为三阴实邪出路的论据

一六三医院　　成奉觞

程钟龄在《医学心悟》中,把药物作用归纳为八法,下法是其中一法,可见其重要性。柯氏在注释《伤寒论》时阐述了这一观点。《伤寒论注·伤寒总论》:"伤寒三日,三阳为尽,三阴当受邪,其人反能食而不呕,此为三阴不受邪也。"原文下谓:"三阴受病,已入于府者可下也……三阴之不受邪者,藉胃为之蔽其外也。"《伤寒论翼·阳明病解》末段谓:"三阴为三阳之里,而三阴反得转属阳明为里,故三阴皆得从阳明而下,则阳明又是三阴经实邪之出路也。"这就说明阳明外为三阴屏障,内为三阴实邪逐邪渠道。

胃为水谷之海,与脾为表里,同居中州,为后天之本、气血生化之源,对人体起着安内攘外功能。例如屏外:足阳明胃经合穴足三里,日人代田文志所著《针灸临床治疗学·养生灸》载"30 岁起到 40 岁左右则灸足三里……使胃健康,防止衰老,预防一切疾病……"可见阳明的御邪作用。本文着重阐述阳明内为三阴实邪逐邪渠道,《伤寒论·太阴篇》之桂枝加芍药大黄汤,《少阴篇》之三急下证,《厥阴篇》之小承气汤等均含此意。笔者曾治疗心肾病多例,特别是某老中医用神祐舟车丸攻下晚期肝硬化腹水,疗效喜人。引述如下。

案1　代某,男,50 岁,农场干部。患冠心病、高血压、支气管炎等病多年。1976 年夏,以休克型肺气肿入我院,并要求服中药。症见苔黄腻、脉弦数、口苦、恶热、胸闷、大便秘、尿短赤。辨证:湿热郁遏上焦。拟凉膈散加味:炒栀子 9 g,连翘 9 g,黄芩 9 g,石膏 15 g,薄荷 3 g,甘草 9 g,玄明粉 3 g,大黄 6 g。每日 1 剂。3 剂后,二便畅、症减,继服清热祛湿剂出院。近十年来继续工作,身体反较前好。

案2　滕某,男,38 岁,工人。患慢性肾炎多年,于 1982 年病复发,再次来我院治疗,要求服中药配合。症见苔白、脉弦缓有力、腹胀明显、大便秘结、食难进、烦躁不安、顾虑甚大。经治医生谓:腹胀是服用激素药物的原因。腹胀便秘,无论为肾病所致,或为药物反应,不解决则影响营养与休息,必招致预后不良。拟小剂量小承气汤：大黄3 g，厚朴10 g，炒枳实10 g，三药同下煎服，仿张仲景转矢气以泄腹大满法。服后排气较舒适，守方服近1个月，腹胀与便秘逐步好转，眠食因而改善，较快出院。

案3 谭某，男，32岁，原工程兵学院印刷工人。患肝硬化腹水，在家服中药治疗1年，腹水时起时落，二便秘涩。于1963年夏来我院求治。腹围91～97 cm(正常67 cm)，经服中西药物、抽腹水，腹围85.5 cm。患者自请长沙市某老中医(已故)拟刘河间神祐舟车丸(汤)逐水。第一方：大黄18 g，甘遂、芫花、大戟、黄芩各9 g，陈皮、槟榔各12 g，黑丑15 g，椒目6 g，轻粉1.5 g，研兑。第二方：大黄、青皮、陈皮各24 g，丑牛、甘遂、芫花、大戟各15 g，轻粉1.5 g(研末兑)，广香20 g。各3剂，每日1剂，凌晨五时服(便于泄泻)。仅某日整天，大便排泄水液约3 170 mL。出现腹部剧痛、头晕、身麻、视物不清、恶心、皮肤皱缩，西药增补钾盐、注射维生素 B_{12}、口服麸氨酸钠。某老中医继拟桂附八味加何首乌、肉苁蓉、牛膝、枸杞、瓜蒌、薤白，服3剂，诸症减。腹围有所上升，继服舟车丸方6剂，腹围降至70 cm后，服滋补清热药30剂出院，康复。

某老中医对治疗肝硬化腹水体会：只要胃气不虚、无表证，即可采用此法，而且依原方下法，根据病情可适当地反复使用，攻攻补补。他不主张利尿，认为徒损肾阴。

(《广后医学资料》，1985年第1卷)

论柯琴“痉之属燥”说

山东中医药大学　　杨金萍

柯琴对《伤寒论》中的痉病有独到发微，在《伤寒来苏集》一书中提出“痉之属燥”的理论，其理论主要体现在以下几个方面。

一、病　因

1. 六淫与痉　痉病，自《内经》提出“柔痉”，《伤寒论》又复论以“刚痉”“柔痉”后，诸家皆有发挥。早期如《千金》《活人书》、成无己等俱从风寒湿等外因发明致痉之由。《三因方》首先发明内伤致痉的机制，谓“人之筋各随经络结束于身，血气内虚，外为风寒所中则痉”“原其所由，多由亡血筋无所营，故邪得以袭之。所以伤寒汗下过多，与夫病疮人及产后致斯病者，概可见矣”。至金代刘完素又发明“燥金之化”的理论，针对《内经》“诸暴强直，皆属于风”，在《素问玄机原病式》中指出：“燥金主于紧敛短缩劲切，风木为病，反见燥金之化，由亢则害，承乃制也，况风能胜湿而为燥也，诸风甚者，皆兼于燥。”明代张景岳《景岳全书》又明确提出“血液枯燥，所以筋挛”的阴虚血燥说。

柯琴从分析《内经》病因学说入手，指出六气之中“燥病多得之内因”，从内伤致病角度发明内燥机制。同时，又指出《内经》“病机十九条”，其分属六气者，“火居其八，风寒湿各居其一，燥症独无”，故曰《内经》“诸痉项强，皆属于湿，愚尝疑其属燥”“痉之属燥无疑也”。如其“凡痉之为病，因外邪伤筋者少，因血虚筋急者多”的理论及柔痉“病由内伤”说，是在《三因极一病证方论》及张景岳内因说的基础上发展而来。痉病从外证看有似伤寒、中风，其病因亦与外感风寒湿有关。但与伤寒、中风不同的是，痉病独有身体强几几、口噤等筋脉拘急表现，之所以筋脉拘挛，乃是由于经筋失养。经筋失养之由，除了寒湿阻滞、经输不利外，还有津液不足，不能涵养，这是内因。柯琴并不反对风寒湿外伤之痉，但强调阴虚血燥内伤所致之痉。同时，结合临床实际，指出以内伤致痉占多数，其理论在临床上有现实指导意义。另外，柯琴内燥致痉的理论，还承续了刘完素“燥金之化”说，如言“要知属风之痉，不因风而因热，属湿之痉，不因湿而因燥”，其属风之痉（刚痉）即刘完素“风木为病，反见燥金之化”，其属湿之痉（柔痉）即刘氏之“风能胜湿而为燥”。故从柯琴的角度来说，燥与痉有十分密切的内在关系，即“六气为患，皆足以致痉，然不热则不燥，不燥则不成痉矣”。

2. 太阳病发汗太多因致痉　柯琴对《伤寒论》中“太阳病发汗太多因致

痉”进行发挥，指出“发汗太多，则无液养筋，筋伤则挛急而反张”，即汗多可致津伤内燥而成痉。但伤津致燥之由，非仅局限于太阳病发汗太多。如《金匮要略·痉湿暍病脉证治》有“夫风病，下之则痉，复发汗，必拘急”，说明风病汗下可致津液内伤成燥痉；又“疮家虽身疼痛，不可发汗，汗出则痉”条，谓疮家因津液久亏则发汗更伤津而成燥痉；又“痉病有灸疮难治”条，说明痉病有灸疮者因津液亏而难治；邪入阳明所致之痉亦与燥有关，即“痉为病，胸满，口噤，卧不着席，脚挛急，必齘齿，可与大承气汤”条，此痉实际为邪入阳明，热盛灼阴，筋失所养所致。该书《金匮要略·妇人产后病脉证并治》中亦论及痉病：“新产妇人有三病，一者病痉，二者病郁冒，三者大便难，何谓也？新产血虚，多汗出，喜中风，故令病痉。”新产妇人本血虚，又多汗出，致津液大伤，故喜中风而致痉。

以上几个方面皆说明了燥痉发生之由，即汗下伤津、新产血虚、久疮津枯、阳明燥热皆可致津液亏乏而成燥痉。但《伤寒论》为什么单单提出“太阳病发汗太多因致痉”呢？原因可能有两种：① 外感伤寒最常用的治法即汗法，“太阳病发汗太多因致痉”既指出了痉病常见的病因，同时告诫人们痉病不可大发汗而复伤津。如《伤寒杂病论》谓“（痉）病不宜大发汗及针灸，宜小汗之”，但这句话并不排除其他的致病因素。② 版本问题：《伤寒论》与《金匮要略》是由《伤寒杂病论》一书析出，二书内容或不同，或重复，或互有详略。前已论及，痉病并见于《伤寒论》及《金匮要略》，后者论之甚详，所以对痉病的认识应二者合参。柯氏只顺释《伤寒论》中的经义，未发挥《金匮要略》之义，故独以“太阳病发汗太多因致痉”作为致燥之因则失于全面。

二、发　病

痉之发病有两种，即原发性和继发性。柯琴指出痉之发病属原发者少，而由于汗吐下后伤津导致继发者多。“凡痉之为病，因外邪伤筋者少，因血虚筋急者多。如误作风治，用辛散以助阳，则真阴愈虚，用燥剂以驱风，则血液愈涸。故痉得之暴起者少，妄治而致者多。虚而不补，不死何待？非参、芪、归、地调治营卫，未易平痉而奏捷也。”

三、症状表现

柯氏指出："夫痉以状命名，因血虚而筋急。"痉从病状来说，多表现为筋脉拘挛、抽搐的症状，如项背强急、口噤，甚至角弓反张等，都与津液布敷失常或亏乏有关。故从病状角度言，"血虚而筋急"乃为燥痉。

柯氏又提出"六经皆有痉病"，指出六经之痉多与阴虚血燥有关。如太阴之痉，"若腹内拘急，因吐利而四肢拘急"，即由于吐利伤津导致的腹内拘急、四肢挛急。现代医学中由于过度腹泻导致酸碱失衡而出现痉挛、抽搐等症状，与太阴之痉的机制或可相通。

四、治 疗

对于刚痉、柔痉之治，张仲景有瓜蒌桂枝汤及葛根汤。柯琴释其方义曰："治风君葛根，治湿君瓜蒌根者，非以治风，实以生津，非以治湿，实以润燥。"如葛根汤："葛根味甘气凉，能起阴气而生津液，滋筋脉而舒其牵引，故以为君。麻黄、生姜，能开玄府腠理之闭塞，祛风而出汗，故以为臣。寒热俱轻，故少佐桂、芍，同甘、枣以和里。"

五、预防学

柯琴"痉之属燥"理论，蕴涵了预防学思想，体现出见微知著、保阴存津的精神。如指出"夫痉之始也，本非正病，必夹杂于他病之中"，"善医者，必于他症中审察而预防之"，"如头项强痛，即痉之一端，是太阳之血虚，故筋急也。今人但知风寒，不惜津液，所以发汗太多因致痉者多矣。夫痉之征，本有由来，一经妄治，即奇形毕现。项背强几几，是痉之征兆，故用葛根；身体强，是痉状已著，故用瓜蒌根；卧不着席，脚挛急，口噤齿，是痉之极甚，故用大黄、芒硝。无非取多津多液之品以滋养阴血，不得与当汗不当汗同例也。观伤寒脉浮，自汗，心烦恶寒，而见脚挛急，是痉势已成，便当滋阴存液，不得仍作伤寒主治。故与桂枝汤则厥，与芍药甘草汤，其脚即伸，此明验矣。"柯琴这种见微知著、保阴存津的思想，乃其“痉之属燥”之精髓及意义所在，颇值得提倡。

总之，柯琴“痉之属燥”说虽不够全面，但在病因学、治疗学方面都有其重要意义。尤其是他的见微知著、保阴存津的思想，在预防学上更有指导意义。正如日人丹波元坚所说：“《巢源》《千金》并云，风邪伤于太阳经，复遇寒湿，则发痉也。于是成无己以降，皆宗其说，无复异论焉。特至张介宾则云：病在筋脉，筋脉拘急，所以反张；其病在血液，血液枯燥，所以筋挛也。柯氏因而以燥证断之，其说固确矣。故徐、沈诸家，凡以寒湿注之者，皆不可凭也。”

（《中国中医基础医学杂志》，2003年第9卷第12期）

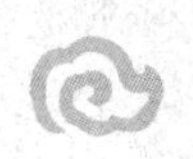

柯韵伯脾胃学说探讨

南京医学院第二附属医院　　李惠义

脾胃为后天之本，气血生化之源，为历代医家所重视。清代医学家柯韵伯有关脾胃的独特学术论点，堪称卓识。

一、三阴皆看阳明之转旋

《伤寒论》第270条指出：“伤寒三日，三阳为尽，三阴当受邪，其人反能食而不呕，此为三阴不受邪也。”柯氏进一步加以阐述：“阳明为三阴之表，故三阴皆看阳明之转旋。”认为三阴都以阳明转输为关键，三阴不受邪的原因，是因为“借胃为之蔽其外”。其论颇为独特，值得玩味。能食而不呕，胃气调和，抗病能力强，病邪自动消除，三阴就不至于受病。邪传三阴，阳明更是先决条件。柯氏云：“三阴受邪，关系不在太阳少阳，而全在阳明。”阳明与太阴相为表里，是指脏腑而言；太阴以阳明为里，是指病机而言。“肾者胃之关”，水对土来说，可称其为盗贼，所以三阴也能以阳明为里，故“三阴皆得以阳明而下，则阳明又是三阴经实邪的出路也，既为三阴之表以御邪，又为三阴之里以逐邪”。可见，阳明与三阴的关系是非常重要的。

二、对李东垣《脾胃论》提出异议

柯氏认为，李东垣以“有声”和“无声”分别呕与吐，这是不正确的。“呕以水胜，属上焦也；吐以物胜，属中焦也。六经皆有呕吐，而呕属少阳，以喜呕故。吐属太阴而不属阳明，亦主输主纳之分。”呕吐是由于胃失和降，气逆于上所引起的疼证。前人以“有物有声谓之呕，有物无声谓之吐，无物有声谓之干呕”，其实呕与吐常同时发生，很难截然分开，所以一般并称为呕吐。故柯氏曰：“东垣以有声无声分呕吐，非也。呕吐皆有声有物，惟干呕是有声无物。”呕吐和干呕两者虽有区别，但在辨证治疗方面大致相同。因水饮痰食有形之邪，郁积于胸中，作呕而吐出之，故柯氏以呕为水胜，属上焦。六经虽皆有呕吐，而关键则在脾胃。其干呕、呕哕，仲景认为多属于阳明中寒，是即脾主输、胃主纳之义。外感六淫、内伤七情及饮食不节，劳倦过度，引起胃气上逆就可发生呕吐。由于病因不同，体质各异，故在临床上有虚、实之分。实者因邪气所干，虚者由胃虚不降，其中又有阴虚、阳虚之别。《景岳全书·呕吐》说：“或暴伤寒凉，或暴伤饮食，或聚于少阳、阳明之间，皆有呕吐，此皆呕之实邪也。所谓虚者，或其本无内伤，又无外感而常为呕吐者，此既无邪，必胃虚也。”

三、肾为生痰之源，胃为贮痰之器

柯氏指出：“脾为生痰之源，肺为贮痰之器，此无稽之谈也。夫脾为胃行其津液，以灌四旁，而水精又上输于肺，焉得凝结而为痰？惟肾为胃关，关门不利，故水聚而泛为痰也，则当曰肾为生痰之源。《经》云：受谷者浊，受气者清。清阳走五脏，浊阴归六腑。肺为手太阴，独受诸气之清，而不受有形之浊，则何可贮痰？惟胃为水谷之海，万物所归。稍失转味之职，则湿热凝结为痰，依附胃中而不降，当曰胃为贮痰之器。”罗东逸在《名医方论》中赞之曰：“驳得是。此前人之濛濛，后学不知而信之，不加察者也。”

脾为后天之本，肾为先天之本。在生理上，脾与肾是相互资助、相互促进的。在病理上亦常相互影响，互为因果。如果肾阳不足，不能温煦脾阳；或脾阳久虚，进而损及肾阳，最终均可导致腹部冷痛、下利清谷、五更泄泻、水肿等脾肾阳虚证候的发生。

四、调其中气，使之和平，是治厥阴法

厥阴病的治疗同样离不开脾胃。柯氏说："六经惟厥阴最为难治……调其中气，使之和平，是治厥阴法。"从厥阴病的正治之方乌梅丸来看，方剂学谓其"温脏安蛔"，温脏即是温脾，安蛔实是安胃。方中干姜、桂枝、附子温中祛寒，并助川椒辛以伏蛔；黄连、黄柏清泄湿热，加蜜为丸；人参、干姜、大枣、当归、甘草，培土温中，益气养血；乌梅蒸之米下，资其谷气。厥阴头痛之吴茱萸汤，方中吴茱萸温肝和胃，重用生姜辛散，暖胃止呕；寒邪易伤人之元气，故用人参、大枣之甘缓，补脾胃以扶元气。合而用之，俾使温中暖胃，散寒降逆，头痛即止。

综上所述，乃知柯氏所论："脾、胃、肾皆为根本之地。"仲景寓意于辨证施治之中，柯氏崇此并加以阐述和发挥，更彰其义。

（《江苏中医》，1994 年第 15 卷第 2 期）

疾病诊治应用

柯琴《伤寒来苏集》并无疾病诊治的具体医案，但其对疾病诊治所确立的以方类证、辨证立法、方精不杂等原则多为后世医家所推崇，“悟仲景之旨，辟诸家之谬”，为诊治具体疾病提供了理论依据。

辨证的过程，实际上就是探求疾病本质或者寻求根本症结的过程。而论治，则是在辨证的前提下，根据证的不同而确立治法、处方及用药，是辨证在治疗疾病中的具体体现。基于这样的一种认识，柯琴在临证中较好地运用了伤寒方药，灵活运用仲景所制之方，准确体现了辨证论治的诊治原则。

以下即举柯琴运用桂枝汤，不专于太阳中风一例具体明言之。

《伤寒论》第12条云：“太阳中风，阳浮而阴弱，阳浮者，热自发，阴弱者，汗自出，啬啬恶寒，淅淅恶风，翕翕发热，鼻鸣干呕者，桂枝汤主之。”一般认为，外感风邪，致营卫不调，则当解肌祛风，调和营卫，以桂枝之辛温解肌祛风，以芍药之酸寒敛阴和营，两药配伍则调和营卫。而柯琴《伤寒来苏集·伤寒论注·桂枝汤证上》指出：“太阳病，头痛，发热，汗出，恶风者，桂枝汤主之。此条是桂枝本证，辨证为主，合此证即用此汤，不必问其为伤寒、中风、杂病也。今人凿分风、寒，不知辨证，故仲景佳方置之疑窟。”柯琴对桂枝汤评价颇高，言：“桂枝汤为仲景群方之冠，乃滋阴和阳、调和营卫、解肌发汗之总方也。”“太阳病，外证未解，脉浮弱者，当以汗解，宜桂枝汤。伤寒、中风、杂病，皆有外证。太阳主表，表证咸统于太阳。然必脉浮弱者，可用此解外。”

但柯氏又认为，只要有桂枝汤见证，无问其外感或内伤病，均可以此方治之。因此，柯琴在《伤寒来苏集·伤寒附翼·太阳方总论》中云：“愚常以此汤治自汗、盗汗、虚疟、虚痢，随手而愈。”同时对机械地认为桂枝汤专为太阳中风而设者提出批评：“粗工妄谓专治中风一证，印定后人耳目，而所称中风者，又与此方不合，故置之不用。”柯琴认为，桂枝汤为仲景群方之魁，乃滋阴和阳、调和营卫、解肌发汗之总方，无论外感或内伤，只要是阴阳失调、营卫不和者，均可用之。不难看出，柯琴对桂枝汤临床应用范围的拓展，实际上是将张仲景在《伤寒论》第16条所言之“观其脉证，知犯何逆，随证治之”临证运用的具体体现，客观反映了灵活性与原则性的有机结合，体现出柯琴对张仲景辨治理论理解的先进性和独创性，同时对后世完善辨证论治理论体系，以及指导临床实践都有积极的意义。

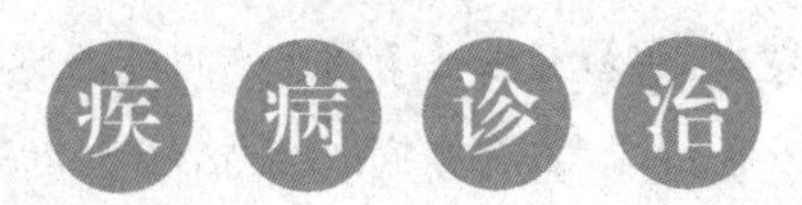

柯韵伯临床经验简介

广州中医药大学　　李永宸

柯韵伯注释《伤寒论》,理论上有独到的创见,备受后人关注。然而柯氏没有临床治验专著传世,故《伤寒来苏集·伤寒附翼》(上海科学技术出版社1959年版)所记载的数条临床用方经验愈显珍贵。特将其一一辑录,以供参考。

(1)“此(桂枝汤)为仲景群方之魁,乃滋阴和阳,调和营卫,解肌发汗之总方也……愚常以此汤治自汗、盗汗、虚疟、虚痢,随手而愈。因知仲景方可通治百病。”(第2页)

(2)“此(麻黄汤)为开表逐邪发汗之峻剂也……予治冷风哮与风寒湿三气成痹等证,用此辄效,非伤寒一证可拘也。”(第3页)

(3)柯氏在释“桂枝甘草龙骨牡蛎汤”中指出:“然此症(指烦躁惊狂)属实热者固多,而属虚寒者间有,则温补安神之法,不可废也。更有阳盛阴虚而见此症者,当用炙甘草加减,用枣仁、远志、茯苓、当归等味,又不可不知。”(第23页)

(4)“结胸一症,有只在太阳部分者,有并病阳明者,此或丸或汤,有轻重缓急之不同也……此(大陷胸丸)太阳里病之下法,是以攻剂为和剂者也……(大陷胸汤)是为两阳表里之下法也。二方比大承气更峻,治水肿、痢疾之初起者甚捷。”(第25页)

(5)“此方(旋覆代赭汤)乃泻心之变剂……旋覆、半夏作汤,调代赭末,治顽痰结于胸膈,或涎沫上涌者最佳,挟虚者加入参甚效。”(第30页)

(6)“凡呕家夹热者,不利于香砂橘半,服此方(干姜黄连黄芩人参汤)而晏如。”(第31页)

(7)“此(桃仁承气汤)又承气之变剂也,此方治女子月事不调,先期作

痛，与经闭不行者最佳。”(第 43 页)

(8)“此(小柴胡汤)为少阳枢机之剂，和解表里之总方也……本方为脾家虚热，四时疟疾之圣药。”(第 45 页)

(9) 柯氏在释“烧裈散治阴阳易”时指出：“更宜六味地黄汤合生脉散治之。”(第 69 页)

上述临床治验表明，柯氏认为仲景方可通治多种疾病。如他将仲景治疗外感风寒的桂枝汤和麻黄汤分别用于治疗自汗、盗汗、虚疟、虚痢、冷风哮、风寒湿三气成痹等内科杂病；把治疗太阳病病邪化热入里与瘀血互结于小腹的桃仁承气汤，用于治疗“女子月事不调，先期作痛，与经闭不行”；把治疗表证误下、外邪化热内陷、热邪与水饮等实邪结聚于胸胁的大陷胸汤、大陷胸丸用于治疗水肿、痢疾之初起者；把治疗少阳枢机不利的小柴胡汤用于治疗脾家虚热、四时疟疾；把治疗汗吐下后、中气不足、肝气犯胃、胃气上逆的旋覆代赭汤，灵活化裁，改变服法和剂型，用于治疗“顽痰结于胸膈，或涎沫上涌者”。

上述临床记载也表明柯氏对某些疾病的病因病机或治则治法有新的认识，丰富和发展了中医的辨证论治。如他指出“烦躁惊狂”在临床上以实热居多，然而亦有虚寒证和阳盛阴虚证，虚寒证则用温补安神之法，方用桂枝甘草龙骨牡蛎汤，阳盛阴虚证则用“炙甘草加减，用枣仁、远志、茯苓、当归等味”；治阴阳易除了用烧裈散，进一步指出“更宜六味地黄汤合生脉散治之”。

柯氏对患者高度负责，故所载当为实事求是之言，值得我们参考。

(《浙江中医杂志》，2000 年第 8 期)

柯琴否定蓄水蓄血为太阳腑证探讨

南京医科大学第二附属医院　　李惠义

三阴三阳之名取自“经脉”，而《素问・热论》但举六经之名不言手足。《伤寒论》六经病理之不明，关键在于《太阳篇》上。王叔和编《伤寒例》引《素问·热论》篇，仅标六经之名，未能明言手足。六经提纲，亦多见足之六经证候。朱肱《活人书》首论经络，则有"伤寒传足不传手"之说，流传甚广。刘溥用五行之性能以说明足六经之所以受病与手六经之所以不受病之故，其意盖肺真为金，心真为火，而伤寒之真为寒，又不顾《伤寒论》中有手经证。方有执亦未跳出"伤寒传足不传手"之观点。柯琴始对"膀胱主表说""伤寒传足不传手"之说提出异议，并作了有力的批判。柯氏认为："今《伤寒》书皆以膀胱为太阳，故有传足不传手之谬，不知太阳为巨阳，为君为父为经，为阳中之最尊……仲景以心为太阳，故得统一身之气血，内行五脏六腑之经隧。若膀胱者，何得外司营卫而为诸阳主气哉。"《伤寒论翼》既称心统一身气血，内行脏腑，则任何一经有病，亦必波及各脏腑。

一、"正面"和"底板"最富哲理性

人体面积以肤表最为广阔，而肤表又是营卫循行充斥的场所，故称"太阳为一身藩篱"，主肌表而统营卫，构成人体抵抗病邪的一道屏障。由于太阳领域辽阔，涉及面广，如因正气虚弱，邪气太盛，或因治不得法，致使屏障溃决，经证不解，邪气内传，则可引起种种复杂的传变机制。病邪随太阳之经而侵入太阳之腑，影响到膀胱的气化功能，致使气结水停，则形成以小便不利为特征的蓄水证；如邪热侵入膀胱血分，瘀热阻于下焦，即产生小腹硬满、小便自利的蓄血证。这些都属太阳腑证。柯氏指出："营卫行于表，而发源于心肺，故太阳病则营卫病，营卫病则心肺病矣。"（《伤寒论翼》）故太阳病不解，邪气内传，多见心肺病证，心病则烦躁、心悸、逆满、狂谵，肺病则气喘、咳嗽。柯氏在说明太阳病与其他病系存在结构层次和病势传变上的联系时，使用的术语——"正面"和"底板"最富哲理性。他说"太阳总纲以正面，阳明总纲以底板"，原因是"太阳以心胸为里……阳明以心胸为表"，存在结构层次上的联系。又言太阳病而脉反沉，用四逆以急救其里，是太阳阳虚不能主外，又内伤真阴露出少阴底板；少阴病而表反热，用麻辛微解其表，是少阴阴虚不能主内，外伤太阳之气，便假太阳之面目也。这就是所谓"太阳虚则是少阴，少阴实则是太阳"的道理，说明太阳、少阴存在病势传变上的表里关系。总之，太阳病不解，其人正气旺盛，则传阳明；正气虚衰，则传少阴。

二、心为一身之主，六经皆能病及

柯氏认为《太阳病篇》中心病最多，如“服桂枝而反烦，解半日许而复烦，大青龙之烦躁，小青龙之水气，十枣汤之心下痞硬，白虎、五苓之口渴心烦，皆心病也。若妄治后叉手冒心，恍惚心乱，心下逆满，往往关心，是心病为太阳主治也”(《伤寒论翼》)。因为心正在太阳的位置，心为君主，寒为贼邪，如果君火不足，寒邪就能伤心，所以称之为大病。现在有的伤寒注家反而认为太阳是寒水之经，这是拘泥于膀胱为水腑，因而就有了以寒召寒的说法。实际上是没有审察出寒邪侵犯心，是水来克火的道理。柯氏指出：“阳明有愦愦、怵惕、懊憹等症，少阳有烦悸、支结等症，太阴之暴烦，少阴之心中温温欲吐，厥阴之气上冲心、心下疼热，皆心病也。”(《伤寒论翼》)为何反而有“伤足不伤手”的说法呢？心主营，肺主卫，风寒之邪侵犯营卫，即从手经始。且大肠接胃，俱称阳明，小肠通膀胱，俱称太阳，如果病邪侵犯，同时受伤，为什么要分手足呢？小便不利，亦是小肠病，怎么能专门指膀胱而言呢？且汗为心液，如汗多亡阳，怎么能单独地消亡坎中之阳，而不牵涉离中之阳呢？因不明仲景之六经，所以有传经的错误说法。《素问·热论》只言六经，未提手足，其证则为足经。《伤寒论》提纲亦为足经之证，而六经各条中又有手经之证。仲景六经名取经络，实质已非。太阳病是人体最大的病理反应层次，其传变几乎涉及各个部位。太阳病的病机变化，具有多质、多因素、多层次的特点。柯氏认为“心为一身之主，六经皆能病及”，是以六经病变皆能影响及心，并以三阴三阳举例说明，批驳了“伤足不伤手”之说。“因不明仲景之六经，故有传经之妄”，柯氏告诫后学，深读细研仲景之书是十分必要的，绝不可浮于表面。

三、蓄水与蓄血并非太阳本病

柯氏指出：少阴病，如果出现一身手足都发热，说明热在膀胱之腑，必然会引起小便出血。病邪在膀胱却仍然称为少阴病，是因为膀胱属于腰以下之阴，可称为少阴之腑，不能称为《经》云之太阳，所以不称太阳病。太阳表证没有解除，邪热结于膀胱，患者出现了类似发热的现象，这是太阳本经邪热与下焦血分搏结的结果，自动下血，疾病就可以获得痊愈。太阳的位置最高，所以太阳病以头项强痛为提纲。这里说热邪结在下焦，是太阳阳邪下陷的变证。故柯氏云："要知膀胱为太阳之根底，非主表之太阳；为太阳之经隧，非太阳之都会；为太阳主血之里，非诸阳主气之太阳也。"（《伤寒论翼》）从而否认蓄水、蓄血属太阳腑证之说。蓄水、蓄血之说，始于金代成无已，明代方有执、清代喻昌等注释书中出现"经证""腑证"之名。膀胱属下焦，为太阳之根底，蓄水、蓄血之证，是太阳病不解，其随经之热邪下陷的变证，非太阳本病。"小便不利"的蓄水虽与膀胱有关，但小便不利并不独属膀胱，尚与肺、脾、肾、心有深刻关系。柯氏曾经指出："小便由于气化，肺气不化，金不生水，不能下输膀胱；心气不化，离中水虚，不能下交于坎，必上焦得通，津液得下。桂枝色赤入丙（小肠），四苓色白归辛（肺），丙辛合为水运，用之为散，散于胸中，必先上焦如雾，然后下焦如渎，何有烦渴癃闭之患哉！"可见五苓散并不是利膀胱的专剂。况且蓄水证还有水停于胃的茯苓甘草汤证和水寒外束、表阳郁遏的文蛤散证，如果拘泥于太阳膀胱腑证的名称，就无法自圆其论。

《伤寒论》第 74 条提出"有表里证"，第 124 条提出"表证仍在，瘀热在里"，正是由于表里证同在，治疗才有轻重缓急之辨。血证条文中虽有"热结膀胱"语，但若与第 124 条"热在下焦"联系理解，就不难看出膀胱与下焦均指部位而言，非指膀胱本身。太阳病篇原文第 71 条至第 74 条论述的五苓散证是水气停蓄为患，称之蓄水证。第 106 条桃核承气汤证和第 124 条、第 126 条的抵当汤（丸）证属热瘀血结，称为蓄血证。诸如"膀胱"（第 106 条）、"下焦"（第 124 条）、"在里"（第 124 条）、"少腹"（第 126 条）等，非一腑之名，故膀胱之称，乃隐指少腹之域。因而蓄血的部位，切不可以"膀胱"二字印定眼目，更不能称其为太阳腑证。桃核承气汤证和抵当汤（丸）证属热瘀血结，以其病机而言，两者均属杂病。从仲景原著《伤寒杂病论》的陈述和命题来看，应是将伤寒和杂病熔作一炉。其后，虽有部分医家认为《伤寒论》是外感热病专著，但多数仍主张《伤寒论》的六经辨证，同样是外感与杂病共论。刘渡舟和陈亦人曾经指出：只有伤寒与杂病共论，方能显示六经统摄诸病的意义。由此可见，蓄水、蓄血置《太阳篇》，有利于通过比较进一步识得外感与杂病相兼的关系，绝不可视为太阳腑证的一个依据。

（《浙江中医杂志》，1994 年第 8 期）

柯韵伯对暑温病证的认识与发挥

浙江中医学院　　赵雄龙

一、关于对暑温病概念的认识与发挥

温与暑，同属六气之邪，六经之病，甚至有人把二证与太阳伤寒相提并论，或径纳于广义的热病范畴。柯氏首先纠正了王叔和的“寒毒藏于肌肤，至春变为温病，至夏变为暑病”之说，从而提出了发病的原因不外三种：一为当时即发，曰人伤于寒，则为病热；二为过时发热，曰冬伤于寒，春必病温；三为随时易名，曰先夏至日为病温，后夏至日为病暑。若偶感天气而病者轻，因不藏精者，引为自伤，其病重。前者属于外因，后者则以内因为主。对此，他认为，虽由于冬时之伤寒，而根实种于其人之郁火，以及“虚阳不得外散，仍下陷于阴中”，这一论断，颇有创见。虽未明言伏邪，然柯氏又解释说：“冬时收藏之令，阳不遽发，寒愈久而阳愈匿，阳日盛而阴愈虚。若寒日少而蓄热浅，则阳火应春气而病温，寒日多而郁热深，则阳火应夏气而病暑，此阴消阳炽，从内而达于外也。”再论寒伤于表，得热则散，如病不即发，此内陷之阳邪必深入脏腑，肌肤安能以藏？这就微露伏气为病的端倪，因而充分反映了《内经》之所谓“冬不藏精，春必病温”的精神实质，并对清代医家倡导伏气温病的学术思想产生了一定影响。

二、关于温病的证治

温病初期，多见发热而渴、不恶寒为之主证。柯氏对伤寒与温病的辨惑，不拘执于季节与六经的界限，而主张因证论病，首即指出："伤寒与温病不相似，何不为之另立耶？"谓温病乃内外皆热，有别于中风伤寒之恶寒发热。"要知《内经》热病，即温病之互名……观温病名篇，亦称《评热病论》，其义可知。"又对风温与《内经》伏寒病温严格加以区别，认为风温不因于寒而因于风，意谓当时即发之温邪，乃风与温搏，转属阳明之兆。至于冬时触寒所致的春夏温暑，乃由"偏在饱暖淫欲之人，不知持满，竭津耗真，阳强不能密，精失守而阴虚，故遗祸至冬夏也"。

柯氏对温病的治法，散见于六经。肝胆为发温之源，阳明为成温之薮。凡大汗出后、大烦渴不解者，非少阴之阴虚，即是阳明之热炽，用白虎加人参法，预保元气于清火之时，作为温病的正治法。柯氏列举"阳明病脉浮发热，渴欲饮水，小便不利者，猪苓汤主之。瘀热在里不得越，身体发黄，渴欲饮水，小便不利者，茵陈汤主之。少阳病得二三日，口燥咽干者，大承气汤主之。厥阴病，下利饮水者，白头翁汤"是类治温诸方，虽源出仲景，然而柯氏却着眼于"渴欲饮水，小便不利"的指征，为温病兼证、变证指导治疗范例，殊属精当。

三、关于暑病的证治

暑病共三条，柯氏均列于《太阳篇》中，其论脉、因、证、治，按病情分为三类。

(1) 柯氏辨析中暑，虽与伤寒迥异，但亦有夏月伤于地之寒水，其病身热脉微，是暑伤于气，疼重恶寒，复有留湿，指明《金匮要略》用瓜蒂散非是，改以五苓散淡渗利水，藿香饮芳香化浊，诚为明医之治。

(2) 中暑夹寒，若出现脉微弱、弦细或芤迟者，柯氏认为此是为虚脉。凡此等脉，观发热恶寒、身重疼痛诸症，虽当炎夏，但虚寒显然。余如小便已而洒然毛耸，手足逆冷，一切均显寒象。其内热炽，阴气虚者，即口开，板齿枯燥，是表寒里热，本乎中暑，故禁汗、禁火攻。盖汗者，表阳益虚，恶寒反甚；火攻之则阴津愈虚，发热反甚。柯氏又认为禁下而赞同东垣之补中益气。

(3) 暑寒夹杂，良由露风、旷宇，或夜气阴寒所中，暑与寒邪错杂，而恶寒身热汗出而渴，治当同上之清暑益气法。暑证与伤寒相似者，治当以脉别症，益遵脉而施治矣。

（《浙江中医学院学报》，1992年第16卷第4期）

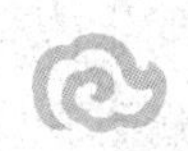

李培生教授对柯韵伯学术思想之发挥

湖北中医药大学　　陈稀林　段　晓　邱明义

李培生（1914—2009），湖北中医药大学教授，全国第一批老中医药专家学术经验继承指导老师，享受国务院特殊津贴专家。李培生深谙仲景学说精髓，极为推崇清代医家柯韵伯注解《伤寒论》之学，对柯氏之学颇多继承发挥，著有《柯氏伤寒论翼笺正》《柯氏伤寒附翼笺正》《柯氏伤寒论注疏正》等。谨就李培生对柯氏伤寒的几个关键问题的笺正作一概述。

一、对柯氏论阴阳总纲及六经的补正

柯韵伯在《伤寒来苏集》中提出"总纲"一词，这是伤寒学历史上首次的提出。《伤寒来苏集·凡例》："起手先立总纲一篇，令人开卷便知伤寒家脉证得失之大局矣。"柯韵伯的具体做法是以阴阳为《伤寒论》全书之总纲，把《伤寒论》第7条"病有发热恶寒者，发于阳也，无热恶寒者，发于阴也"列于《伤寒论注》之第1篇第1条，之后柯韵伯才详细论述六经病脉证治。

柯氏以《伤寒论》第7条为原则，以是否发热定阴阳属性对六经证候逐一剖析。《伤寒论注·伤寒总论》："阴阳指寒热，无凿分营卫经络……太阳病，或未发热，或已发热。已发热，即是发热恶寒；未发热，即是无热恶寒。斯时头项强痛已见，第阳气闭郁，尚未宣发，其恶寒、体痛、呕逆、脉紧，纯是阴寒为病，故称发于阴，此太阳病发于阴也。又《阳明篇》云：病得之一日，不发热而恶寒。斯时寒邪凝敛，身热恶热，全然未露，但不头项强痛，是知阳明之病发于阴也。推此则少阳往来寒热，但恶寒而脉弦细者，亦病发于阴。而三阴之反发热者，便是发于阳矣。”

李培生首先肯定了柯韵伯将此条定位为全书纲领之做法，《柯氏伤寒论注疏正·伤寒总论》：“此条《玉函经》载于大论全书之首……柯氏亦从其说，自有见地……提纲挈领，执简驭繁，从其常见之证候中，以发热恶寒与无热恶寒，而总的有阴阳之辨。此与《内经》治病必求于本……正相合拍。”而对于柯韵伯注中发于阳、发于阴之义，李培生指出其局限之处。《柯氏伤寒论注疏正·伤寒总论》：“阴阳为……辨证之纲领，论治之准则，自非仅为太阳表病一证立法。故发于阳者，邪入三阳经而发病也，而太阳表病自在其中，所谓‘阳胜则身热也’；发于阴者，邪入三阴经而发病也，自亦统括少阴里病而言，所谓‘阴胜则身寒也’……柯氏此解，不仅意太狭隘，且与列诸大论篇首之旨不合，僭为正之。”柯韵伯以《伤寒论》第 7 条为全书之总纲，意在点出仲景以阴阳为纲，但失之于以狭括广，有失仲景本意，李培生特为正之。

关于六经问题，柯韵伯认为，仲景之六经不同于经络之手足三阴三阳。《伤寒论翼·六经正义第二》：“夫一人之病，俱受六经范围者，犹《周礼》分六官而百职举，司天分六气而万物成耳。伤寒不过是六经中一症，叔和不知仲景之六经，是经界之经，而非经络之经。”

李培生指出，此处柯韵伯又过于偏激，仲景之六经与经络之手足三阴三阳不同，但不是完全分开、对立、没有联系的。《柯氏伤寒论翼笺正·六经正义第二》：“人体在正常状况下，外而经络，内而脏腑，以及营卫气血等各方面，既是互相协调，而又各有专司……当一受外邪或内部某种原因之影响……由生理而转变到病理……遂以某经病出现。因脏腑所属，类别之手足各有六经，手足经气相贯，病亦相及，汇而纳之，列为六经之为病，其事至确，其理易明。”但李培生认为此处柯韵伯并没有犯原则性的错误，仅仅是表达方式的疏忽。《柯氏伤寒论翼笺正·六经正义第二》：“惟柯氏谓‘仲景六经非经络之经’，殊有语病。盖疾病之来，关系多端，谓大论六经病，非经络学说所能尽括而说明其大义则可；若断为非经络之经，则太阳病之头痛项强，少阳病之胸胁苦满，安得谓与经络全无关系？”如果抛开了十二经络，很多条文是无法解释的。

二、对柯氏伤寒杂病合治的纠偏

柯韵伯认为，仲景之六经为百病立法。《伤寒论》之六经是对脏腑经络的生理和病理的高度概括，故可应用于各种病证。《伤寒论翼·全论大法第一》："按仲景自序言作《伤寒杂病论》合十六卷，则伤寒、杂病未尝分两书也。凡条中不冠伤寒者，即与杂病同义……是六经之为病，不是六经之伤寒，乃是六经分司诸病之提纲，非专为伤寒一证立法也……盖伤寒之外皆杂病，病名多端，不可以数计，故立六经而分司之。伤寒之中，最多杂病，内外夹杂，虚实互呈，故将伤寒、杂病而合参之。正以合中见泾渭之清浊，此扼要法也。"

对此，李培生肯定柯韵伯的观点，并认为柯韵伯独具慧眼，洞见仲景之精髓，意义非凡。《柯氏伤寒论翼笺正·全论大法第一》："全论立法大旨，本篇首为揭出……精义独标，自具卓识。盖仲景固从纷纭复杂千变万化之病候中……厘定此六经病，治伤寒如是，治杂病亦如是。"

但柯韵伯对《伤寒论》过于崇拜，而对《金匮要略》及王叔和又怀疑过分。《伤寒论翼·全论大法第一》："《序例》为叔和之文，而不知仲景之书，皆系叔和改换……序例所引《内经》，莫不增句易字，彼尚敢改岐伯之经，况乎仲景之论？欲识真仲景者，逐条察其笔法，知《考工记》自不合于《周官》，褚先生不侔太史矣。世皆以《金匮要略》为仲景杂病论，则有若之似圣人，谁曾子为不可强乎？"

对于此论，李培生认为柯韵伯明显矫枉太过，柯氏本意不过是杂病不离六经，外感与杂病不能分裂开来，对立辨治。但伤寒与杂病还是有区别的，这是事实，不容否认。《柯氏伤寒论翼笺正·全论大法第一》："柯氏……是重《伤寒论》而薄《金匮》，不知二者既有共同方面，又各有特殊方面。所谓共同者，谓凡百疾病，以六经为纲……所谓特殊者，即伤寒、杂病，毕竟各具有不同之特征，而有各个不同之具体治法，若必执其一而废其一，无乃不可乎。"

三、对柯氏方证论治思想的补充

以方类证研究《伤寒论》实源于《千金翼方》。《千金翼方·伤寒上》："今以方证同条，比类相附，须有检讨，仓卒易知。”《千金翼方》将太阳病分为桂枝汤法、麻黄汤法、青龙汤法、柴胡汤法、陷胸汤法、承气汤法、杂疗法等，但仅限于《太阳篇》。

柯韵伯宗其说，将太阳病诸多方证分为桂枝汤证、麻黄汤证、葛根汤证、青龙汤证、陷胸汤证、泻心汤证等；阳明病分为栀子豉汤证、白虎汤证、承气汤证等；少阳病分为柴胡汤证、小建中汤证、黄连汤证、黄芩汤证等；太阴病只有三白散证；少阴病有附子汤证、真武汤、四逆汤证、吴茱萸汤证、白通汤证、黄连阿胶汤证等；厥阴病有乌梅丸证、白头翁汤证、热厥利证等。柯氏此种分类法，执简驭繁，使复杂的方证系统化，便于学习掌握。

《伤寒论翼·阳明病解第二》：“仲景之方，因证而设，非因经而设，见此证便与此方是仲景之活法。后人妄以方分经络。”李培生指出，柯氏此处又犯了过于偏激之语病，辨证论治应奇正结合，但不能因奇舍正。况且，柯氏的方证体系中，仍然是以六经统方证。《柯氏伤寒论翼笺正·阳明病解第二》：“仲景六经分证，正是如水之流，必寻共源，如丝之棼，必理其本。太阳病用发汗利水，阳明病用清下，少阳病主和解，是其定法。其间表里先后之宜，汗下攻补之施，因证审治，是又不可尽拘，是又有活法。若谓仲景之方，因症而设，非因经而设，绳以六经为病之理，尚嫌不够圆通。”

（《湖北中医药大学学报》，2014 年第 16 卷第 5 期）

方药应用

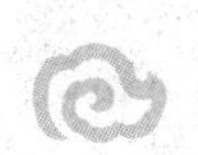

柯韵伯开创仲景方剂学说体系

南京医科大学第二附属医院　　李惠义

清代医学家柯韵伯，在伤寒方剂学上首创制方大法，将六经理论与方、证、病机结合，以解释方义，类比分析，组成了仲景方剂学说体系，并明确反对“因经定方”，独具慧眼。柯韵伯认为，要想把《伤寒论》的理论运用于临床，最实际的就在于以方类证，弄清楚仲景辨证用方的规律，不必孜孜于考订仲景旧论的编次。如何掌握前人遗留下来的行之有效方剂，关键在于领会用方规律——制方大法。

一、方剂辨证原则的体现

柯韵伯在《伤寒论翼》中专题论述了制方大法，成功地将《内经》治法理论和仲景方剂互相印证。

1. 合证用方　柯氏云：“仲景之方，因证而设，非因经而设，见此证便与此方。”体现了方剂辨证的原则，是仲景之活法。《伤寒论》的方剂配伍严谨，法审于方，方有主证。许多方证经过长期的实践验证，具有一定的规范性，每个方剂都有相互的证候，只要有此证，便可用此汤方，往往取得满意的疗效。如本是此证，却用彼方，则非但无效，有时还会遗患无穷。“桂枝下咽，阳盛则毙；承气入胃，阴盛以亡”，皆是柯氏临床实践的总结。合是证而用是方，不必拘于日数，也不必拘于误治及用何种方法误治。如《伤寒论》第 46 条：“太阳病，脉浮紧，无汗，发热，身疼痛，八九日不解，表证仍在，此当发其汗……麻黄汤主之。”外感病虽然已经八九日了，但只要表证仍在，就仍可以用麻黄汤发汗。如第 149 条：“伤寒五六日，呕而发热者，柴胡汤证具，而以他药下之，柴胡证仍在者，复予柴胡汤。”原来是柴胡汤证，误下以后，病机仍未发生变化，那么仍然可以用柴胡汤和解。又如第63条误汗后出现了“汗出而喘，无大热”，第162条误下后出现了“汗出而喘，无大热”，虽然误治的手段不同，但误治后出现了同样的麻杏石甘汤证，就都可以用麻杏石甘汤进行治疗。

2. 反对以方分经络 柯韵伯认为：太阳行于身之后，阳明行于身之前，所受到的风寒之邪，都不在营卫之表。太阳营卫有虚有实，阳明营卫也有虚有实，虚证用桂枝，实证用麻黄，这是仲景“治表之宝局”。同时批评了后世医家“妄以方分经络，非惟阳明不敢用二方，即太阳亦弃之久矣”。《伤寒论》第188条提出了阳明病初感外邪的见证。阳明病外证的特点是不恶寒、反恶热。阳明初得之，亦有发热而恶寒者，此阳明初惹外邪，经气被遏，阳气郁而不伸所致。其恶寒程度较轻，且时间短暂，很快就会因邪热内炽而现身热汗自出、不恶寒、反恶热之阳明本证。柯氏说：“本经受病之初，其恶寒虽与太阳同，而无头项强痛可辨，即发热汗出，亦同太阳桂枝证，但不恶寒反恶热之病情，是阳明一经之枢纽。”对本条恶寒的性质所辨甚妥。事实也是如此，《太阳病篇》的数方都与太阳病无关，即使是治太阳表证的主方，也不局限于太阳病，如麻黄汤除用于太阳风寒表实证以外，对于风寒束肺、肺失宣降的气喘，风寒外伤经脉、营卫郁滞的周身关节疼痛，虽然没有表证，用之都有疗效。桂枝汤的运用范围很广，凡属于营卫障碍或脾胃失调而致的病证，都可使用。方剂辨证的“证”，不是指孤立的、个别的症状，也不是指毫不相涉的几个症状凑合，而是指在一定病理作用下互相联系的若干症状的有机组合，通过方剂的整体作用调节机体，消除疾病。

3. 谨守病机，不必执方以治病 柯氏云：“仲景制方，不拘病之命名，惟求症之切当，知其机，得其情……随手拈来，无不合法。”因而其所治病证“只有表里、寒热、虚实之不同，并无伤寒、中风、杂病之分别。”谨守病机，才能左右逢源，触类旁通，不必执方以治病。同时，柯氏批评了某些医家的错误倾向：“不审仲景此方主何等证，又不察仲景何证用何等药，只在中风、伤寒二证中较量，青龙、白虎命名上敷衍，将仲景活方活法为死方死法矣。”病机是证的高度概括，只有抓住了病机，“证”才是被透彻理解了的整体。凡临床见证与所论的内容相同，即用其方，如果见证不同，病因病机相同，亦可用之。如桂枝汤是治表虚证的主方，但如抓住营弱卫强的病机，亦可治疗下利、缩阳、皮肤瘙痒。柯氏重视方与证、证与机的联系，每方之首，必定本方之主证，并说明其病机所在。如论述小青龙汤，则认为："伤寒表不解，心下有水气，干呕发热而咳，或渴，或利，或噎，或小便不利，少腹满，或喘者，用此发汗利水……此因心气不足，汗出不彻，故寒热不能而心下有水气。"

二、以法统方，方精不杂

柯韵伯在临床实践中体会到："仲景方精而不杂，其中以六方为主，诸方从而加减矣。"（《伤寒论翼·制方大法》）以法统方，深明制方大法，有效地指导着临床实践。

1. 六方为主，子方加减 六方为主，子方加减，对临床指导意义较大。柯氏在制方大法中列举六方为例，是说明病证有常变，治法有主次，而方剂和合间亦有进退损益之妙。柯氏指出："汗剂皆本桂枝，吐剂皆本栀豉，和剂皆本柴胡，寒剂皆本泻心，温剂皆本四逆，攻剂皆本承气，混而数之，为一百十三方者，未之审也。"如此归纳，甚为精要。汗、吐、下、和、温、清、消、补是治疗八法，以法统方，提纲挈领，为后人分析《伤寒论》方提供了不少方便，不仅在学习时容易理解，而且在临床应用时能左右逢源。仲景制方，不拘病之命名，惟求证之切当，每证必有主方，主方通过加减化生出很多方剂。如桂枝汤是治虚寒证的主方，其化裁而成的兼阳虚的桂枝加附子汤，兼项背强几几的桂枝加葛根汤，兼喘的桂枝加朴杏汤，兼营气不足的桂枝新加汤及桂枝甘草汤、芍药甘草汤、当归四逆汤、炙甘草汤等，主治功用虽不相同，但可以说皆是桂枝汤的定法变通加减。《伤寒论》113 方，柯氏以六方总其纲，从其纲中分析其附方的加减出入，不失为一种研究方法，防止将"仲景活方活法为死方死法矣"。在一方的基础上，柯氏注意体会加减出入的道理，对《伤寒论》类方的创立很有意义。柯氏制方用药十分严谨、精当，针对病情，丝丝入扣；君、臣、佐、使配伍主次分明，悉有法度。每因一味药增减或用量改变，方名和治疗意义就有差异，并且通过方剂配伍，能够相互制约、相互为用，更好地发挥其应有功能，适应比较复杂的病证。观柯氏制方遣药，正如名将用兵，法度谨严，化裁通变。

2. 方各有经，用不可拘 柯氏之语意，六经各有主治的方剂，其用法总以相同见证为依据，而不为六经所局限，体现了仲景的用药特点。例如：麻黄汤、桂枝汤为太阳所设，而阳明之伤寒、中风亦用之；真武汤为少阴水气设，而阳明之小便不利者亦宜之，等等。柯氏批判了“后人论方不论证，故反以仲景方为难用”的错误观点。在临床实践时，只要见到病证相合的，便可以使用适宜的方剂，或以全方取胜，或以加减奏功，“方各有经，而用不可拘，是仲景法也”。柯氏以方类证、方不拘经的观点对研究仲景学说有重要的贡献，这是他自成一家的主要原因。这种方法，对我们研究方剂来说更具有现实的意义。柯氏认为：“四逆为太阴主方，而诸经可以互用。在太阴本经，固本以逐邪也；用于少阴，温土以制水也；用于厥阴，和土以生木也；用于太阳，益火以扶元阳也；惟阳明胃实，少阳相火，非所宜耳。”其理论扩大了方剂的运用。

三、法中有法，方外有方

宋代林亿等曾将《伤寒论》全书内容概括为397法、122方。严器之在为成无己《注解伤寒论》作序时，承袭397法之说。此后，喻嘉言、吴仪洛、陈修园等医家对397法亦加以肯定。其实，仲景书未言多少法，且即非全书，更何从算起？

1. 反对397法 柯氏认为397法不足为信，拘泥于固定的数目去理解《伤寒论》，对《伤寒论》的研究工作没有什么实际意义。他在《伤寒论・自序》中说：“三百九十七法之方，既不见仲景之‘序’文，又不见于叔和之序例，林氏（亿）倡于前，成氏、程氏和于后，其不足取信，王安道已辨之矣，而继起者犹琐琐于数目，即丝毫不差，亦何补于古人，何功于后学哉？”持柯氏同见的学者尚有元代王履、钱天来等。张仲景在加减法方面有很深的造诣，所以仔细地审察张仲景的方剂，就可以知道随证制立方剂的好处，理解张仲景的加减法，就知道用药加减的精华。正如柯氏所说：“如腹中痛者，少阳加芍药，少阴加附子，太阴加人参。若心下悸者，少阴加桂枝，少阳加茯苓。若渴者，少阳加瓜蒌根、人参，太阳加白术。仲景于加减中分阴阳表里如此。”柯氏认为仲景书法中有法，方外有方，何得以397法、113方耶？如：“小青龙设或然五症，加减法内，即备五方，小柴胡设或然七症，即加减七方。要知仲景有主治之方，如桂枝、麻黄等方是也；有方外之方，如桂枝汤加附子、加大黄是也；有方内之方，如青龙、真武辈之有加减是也。”柯氏主张“医不执方”，不能死守成方，先贤尝有“执成方治今病，古今之大患也，犹如拆东墙补西壁，不经大匠之手”之喻。柯氏法中有法、方外有方之说，理亦若是。

2. 穷病变幻，尽其精微 《内经》以病情轻重、病位上下、病势缓急、药味奇偶作为制方依据，创大、小、缓、急、奇、偶、复等名称，后人引申意义，定名为“七方”。柯氏认为：“仲景更穷其病之变幻，而尽其精微。”例如，发表攻里是驱逐邪气的大法，而发表攻里的方剂，有大有小，有缓有急。大青龙、大陷胸、大承气、大柴胡等属大方，而小青龙、小陷胸、小承气、小柴胡等则是小方。麻黄汤、大承气汤汗、下之急方，桂枝汤、小承气汤汗、下之缓方。奇偶之法，有麻黄桂枝各半之偶方，有桂枝二麻黄一汤之奇方，如甘草汤；病势较繁者用偶方，如桔梗汤，所谓“奇之不去则偶之”是也。更有君一臣二、君二臣三之奇，君二臣四、君二臣六之偶。若复方是二方或数方相合之谓，如大青龙汤。今以麻桂各半为偶，桂二麻一为奇，其复方亦与上述小异。柯氏剖析，理明义深。仲景处方不但用药精简，其配伍也有一定的法度。柯氏指出“后人妄谓仲景方治表而不及里，曷不于药性一思之”，并举麻黄汤、桂枝汤、大青龙汤、小青龙汤四方为例。柯氏说：“营卫行于表，而发源于心肺，故太阳病则营卫病，营卫病则心肺病矣。心病则恶寒，肺病则发热；心病则烦，肺病则喘。桂枝疗寒，芍药止烦，麻黄散热，杏仁除喘。所以和营者，正所以宁心也；所以调卫者，正所以保肺也。麻黄汤、桂枝汤二方，便是调和内外、表里两解之剂矣，如大青龙用石膏以治烦躁，小青龙用五味、干姜以除咳嗽，皆于表剂中即兼治里，后人妄谓仲景方治表而不及里，曷不于药性一思之。”此外，柯氏对具体药物的应用亦有微言。如荆芥辛微温，薄荷凉透表，二药合用可增强疏散透表之力。如是内热之表，即荆芥、薄荷，皆足以亡津液而成胃实，柯氏之言示人谨慎酌用。

我们在临床实践中体会到运用《伤寒论》的方剂，需抓住病机，可以治愈很多病证，并不只限于《伤寒论》书中所规定的有限证候。诚如柯韵伯明确指出“因名立名者，粗工也；据证定方者，中工也；于证中审病机察病情者，良工也”，充分体现出理与法的一致性，足资后学启悟。

（《中医药研究》，1999 年第 15 卷第 4 期）

浅谈柯韵伯经方研究之思路

第一军医大学　　文小敏

一、以方类证，证从经分

柯氏在《伤寒来苏集·凡例》中云："起手先立总纲一篇，令人开卷便知伤寒家脉证得失之大局矣；每经各立总纲一篇，读此便知本经之脉证大略矣；每篇各标一证为题，看题便知此方之脉证治法矣。"又"是编以证为主，故汇集六经诸论，各以类从，其症是某经所重者，分列某经，如桂枝、麻黄等证列太阳，栀子、承气等证列阳明之类。其有变证化方，如从桂枝证更变加减者，即附桂枝证后；从麻黄证更变加减者，附麻黄证后"。他在《太阳病篇》里，汇列了桂枝汤证、麻黄汤证、葛根汤证、大青龙汤证、五苓散证、十枣汤证、陷胸汤证、泻心汤证、抵当汤证、火逆诸证、痉湿暑证十一大证类；《阳明病篇》里，汇列了栀子汤证、瓜蒂散证、茵陈汤证、承气汤证等五大证类。每大证类下，又汇列了有关方证，以及变证、坏证、疑似证等，如在桂枝汤证大类下，共汇辑有关脉证16条、桂枝汤坏证18条、桂枝汤疑似证1条，又附加减方，如桂枝麻黄各半汤、桂二麻一汤、桂枝加附子汤、桂枝去芍药生姜加人参汤等19首，统列于此。其他各汤证亦如此类编。这样的方证归属与顺序的安排，既体现了病候的性质与层次的深浅，又使《伤寒论》全书内容更加系统化、条理化，对于指导临床辨证施治有很大帮助。

柯氏这种编注方法，富有创新精神，独树一帜，切合实用，深受临床医家推崇。在他的启发下，后世医家有的按法类证，有的分经审证，有的按因类证，有的按症类证，有的按理类证等，从不同角度更深刻地揭示了仲景辨证论治规律。

二、六经立法，方以类从

就经方分类研究而言，唐代孙思邈首开"方证同条，比类相附"之例，将经方与具体病证相类而从。其后金代成无己《药方论》以大、小、缓、急、奇、偶、复七方之制，研究《伤寒论》方剂分类规律，并以常用之20方为例说明之。明代许宏则以剂型为据，将《伤寒论》主要方剂分为汤、丸、散三类，更以主方统类方，由表而及里，排序研究经方之进退变化、加减异同规律。后世医家之伤寒类方研究，实多受此思路之影响而加以补充发挥之。

柯氏在参悟《伤寒论》原著多年的基础上，结合前人研究得失，认为经方当以六经为据，条列类分。对于六经的认识，诸家见解各异。柯氏认为，"夫仲景之六经，是分六区地面，所赅者广。虽以脉为经络，而不专在经络上立说。"凡人身之病，无论风寒温热，内伤外感，自表及里，有寒有热，或虚或实，俱不越六经范围。论中方剂，其治虽广，然各有所重，其所治症偏于某经者，其方即分列于某经，是以桂枝、麻黄，归属太阳，类之曰太阳方；承气、白虎，条陈阳明，类之曰阳明方；柴胡、黄连，聚诸少阳，类之曰少阳方；理中、麻仁，集于太阴，类之曰太阴方；四逆、真武，部勒少阴，类之曰少阴方；乌梅、当归，阵列厥阴，类之曰厥阴方。这种分类方法，自非以原著条文序列为据，盖柯氏深恶叔和乱仲景之典是也。观其大貌，则与治法分类相似而异。究其实质，则是以六经分区地面为据，悉依病位而类列其方，以示病位与治法方剂之间的相应关系，以及不同治法方剂对同一病位(六经分区地面)的作用和影响之异同。

三、辨证论治，据证遣方

柯氏对于经方之运用，主张有是证即用是方，深得仲景大论之微旨。柯氏认为："六经各有主治之方，而他经有互相通用之妙。如麻桂二汤，为太阳营卫设，而阳明之病在营卫者亦用之。"所以然者，方剂虽有分经归属之不同，但其运用则当据证而施。据证而施，其要在于辨证论治，审机察情。"因名立方者，粗工也；据症定方者，中工也；于症中审病机察病情者，良工也。"所谓审病机察病情者，意为辨其表里、脏腑、经络之病位，析其阴阳、寒热、虚实之病性。表里虚实分明，立法用方自显。

其论桂枝汤之应用，谓头痛、发热、恶寒、恶风、鼻鸣、干呕等症，但见一症即是，不必悉具，不拘何经，更不论中风、伤寒、杂病，惟以脉弱自汗为主，咸得用此方滋阴和阳、调和营卫、解肌发汗，此即"有是证用是方"之典型例证也。然则头痛发热恶风与麻黄证同，本方重在汗出，汗不出者，便非桂枝证；若脉但浮不弱，或浮而紧者，便是麻黄证；必脉浮弱者，可用本方以解表，是本方只主“外症之虚者”。脉弱自汗，是其外在病情，而寓其表虚营弱之病机，才是关键所在。初起无汗，当用麻黄发汗。如汗后复烦，即脉浮数者，不得再与麻黄而更用桂枝；如汗后不解，与下后脉仍浮、气上冲，或下利止而身痛不休者，皆当用桂枝汤以解其外。盖此时表虽不解，腠理已疏，邪不在皮毛而在肌肉，故脉证虽同麻黄，而主治当属桂枝也。其“腠理已疏”之语，正是审机察情之关窍。再论发黄三方之运用，“症在太阳之表，当汗而发之，故用麻黄连翘赤小豆汤，为凉散法；症在太阳阳明之间，当以寒胜之，用栀子柏皮汤，乃清火法；症在阳明之里，当泻之于内，故立本方（茵陈蒿汤），是逐秽法。”因发黄为其所同，而有表里兼夹之异，故而遣方各别。是故药证相投，乃柯氏心目中经方运用之唯一标准。

四、将药合病，注重调服

经方之效，妙在配伍，大小之用，缓急之施，都取决于方药与病情相合。柯氏对于此，着意演绎，务求阐明其机制，以明经方之用。

其论白虎加人参汤之配伍，曰：“石膏大寒，寒能胜热，味甘归脾，性沉而主降，已备秋金之体；色白通肺，质重而含津，已具生化之用。知母气寒主降，味辛能润，泄肺火而润肾燥，滋肺金生水之源。甘草土中泻火，缓寒药之寒，用为舟楫，沉降之性，始得留连于胃。粳米稼穑作甘，培形气而生津血，用以奠安中宫，阴寒之品，无伤脾损胃之虑矣。饮入于胃，输脾归肺，水精四布，烦渴可除矣，更加人参者，以气为水母，邪之所凑，其气必虚，阴虚则无气。此大寒剂中，必得人参之力，以大补真阴，阴气复而津液自生也。若壮盛之人，元气未伤，津液未竭，不大渴者，只须滋阴以抑阳，不必加参而益气。若元气已亏者，但用纯阴之剂，火去而气无由生。惟加人参，则火泻而土不伤，又使金能得气，斯立法之尽善矣。”于该方立法之旨，药物之用，阐述详尽。

由此可知，柯氏对于经方配伍精义，纵横捭阖，详简由心，而议论允当，足以发明辨证立法之理、遣方用药之妙。而其于诸方煎服制剂之法，更是曲尽其能，详加阐发。论承气煎法，曰“以药之为性，生者锐而先行，熟者气纯而和缓。仲景欲使芒硝先化燥屎，大黄继通地道，而后枳朴除其痞满，缓于制剂者，正以急于攻下也。若小承气则三物同煎，不分次第，而服只四合，此求地道之通，故不用芒硝之峻，且远于大黄之锐矣。”

柯氏对于经方之研究，以其六经地面说为理论依据，临证运用时，又不为六经地面所拘，不为内伤外感所惑，而是将遣方用药与辨证立法融于一体，体现了中医整体观之精髓。这种综合研究思路，于理论与临床，皆具重大之指导意义。

（《浙江中医杂志》，2003 年第 11 期）

略论柯琴对“方论”的贡献

陕西省中医院　　韩育斌

柯琴好学博闻，于仲景书究心有年，是阐释《伤寒论》的名家之一。他的《伤寒论翼》《伤寒附翼》中所写“方论”多为医家重视和引用，如罗美《古今名医方论》一书中写道：“友人韵伯，于仲景书探讨有年，所著《伤寒论翼》多所发明，故是编于伤寒方中选其论最多。”全书载方 137 首，选用柯氏“方论”69 首。《删补名医方论》选用柯氏“方论”53 首。二书所载方论，虽在某些提法中略有增舍，但均保持了柯氏“方论”的原意，对后世有极其深刻的影响。

方之有论，始于宋代成无己，其诠证《伤寒论》方，析微阐奥，使之大明于世。明代吴鹤皋《医方考》分病列方，词旨明爽，对方理之解释起承先启后作用。柯琴所著“方论”，总结了前人的经验，结合他自己的实践，用灵活的笔法，按中医理、法、方、药的要求，“先明药之理，始得方之用，能知方，始可用方而不执方”，为《伤寒论》方写了方论，以阐明张仲景辨证立法用方的规律，且对历代名方也写了“方论”，以资后继。

一、体现了“辨证立法”的观点

方剂是中医理论理、法、方、药中的一个组成部分，方剂在辨证立法的基础上才能运用恰当，因此明确方剂与治法的关系，才能全面正确地组方遣药，即“组药而为方，定治而为法”。柯氏在《伤寒论翼·制方大法》中提出“凡病有名有症，有机有情”，还提及“惟求症之切当”。病机、病情是疾病内在变化可靠的反映，辨证就是依据病和症状、病情的反映，在处方用药时能突出方剂重要功效，以治疗疾病矛盾的主要方面。柯氏在论述桂枝汤方时写道：“此乃滋阴和阳、调和营卫、解肌发汗之总方也，凡头痛、发热、恶风、恶寒，其脉浮而弱、汗自出者，不拘何经，不论中风、伤寒杂病，咸得用此发汗……如所云头痛、发热、恶寒、恶风、鼻鸣、干呕等病，但见一证即是，不必悉具，唯以脉弱自汗为主耳。”论中所言伤寒是病名也，头痛发热汗出，症状也，太阳中风病机也，综合分析为“伤风表虚证”，便立“调和营卫、解肌发汗”之法，方用桂枝汤。在论述白虎汤方时写道“阳明邪从热化，故不恶寒而恶热；热蒸外越故热、汗自出，热灼胃中故渴欲饮水，邪盛而实故脉滑，然犹在经故兼浮也”，叙述了白虎汤证病机。又曰“盖阳明属胃，外主肌肉，虽有大热而未成实，终非苦寒之味所能治也……是知甘寒之品，乃泻胃火、生津液之上剂也”，提出热盛伤津之病宜用甘寒之品以泻火生津的治法。

从上例看出，柯琴在“方论”中首先重视对症情机制的分析，根据病情提出治疗大法，再组方遣药。他在《伤寒论翼》写道：“仲景之方，因症而设……见此症便与此方，是仲景治法。”徐大椿《伤寒论类方·自序》中写道：“盖方之治病有定，而病的变迁无定，知其一定之治，随其病之千变万化而应用不爽。”

柯氏对仲景的方剂，补充了制方的机制，阐发了组方选药规律，使中医学理、法、方、药成为有机联系的统一整体，使方剂的运用建立在辨证立法的基础上，根据病情需要按照一定的组方原则选方遣药，使每一首方剂有理可论，对方剂的剖析可谓深刻。

二、对“发表不远热”“攻里不远寒”论点的发挥

“发表不远热”“攻里不远寒”这两句原文见于《素问·六元正纪大论》，原意只是表明时令用药，即夏天可用热药，冬天可用寒药之意。柯琴尊经而不泥古，在方论中用以阐述辛温解表剂与苦寒泻下剂的配伍规律，从中提出两类方剂配伍中的共性。

“发表不远热”，柯琴在《制方大法》中写道：“盖表证皆因风寒，如表药用寒凉则表热未退而中寒又起，所以表药必用桂枝，发表不远热。”姚止庵曰：“中于表者多寒邪，故发表之治不能远热……寒邪在表，非温热之气不能散，故发表不远热。”“发表不远热”是指对风寒之邪所致之表证，治疗用辛温药味以解表。论中对麻黄汤、桂枝汤两方从药物配伍方面进行了分析，写道“麻黄之性，直透皮毛，生姜之性横散肌肉，故桂枝佐麻黄则开玄府而逐卫分之邪……桂枝率生姜则开腠理而驱营分之邪”，从方理上阐明了麻黄汤主以发汗，桂枝汤主以解肌。他又写道：“麻黄不言解肌，而肌未尝不解，桂枝之解肌，正所以发汗，要知麻黄、桂枝二汤是分深浅之法，不得以发汗独归麻黄，不得以解肌与发汗对讲。”论中所谓深浅，是指麻黄汤发汗力较强，桂枝汤发汗力较弱，即麻黄汤重在开泄腠理，宜于风寒表实证，桂枝汤主调和营卫，宜于风寒表虚证，但二者皆宜表证，皆以解表发汗为法。

“攻里不远寒”，柯琴在《制方大法》中写道：“里症皆因郁热，下药不用苦寒，则瘀热不除，而邪无出路，所以攻剂必用大黄，攻里不远寒也。”姚止庵曰：“郁于里者多热邪，故攻里之治不能远寒，冬月亦然……热郁在里，非沉寒之物不能除，故攻里不远寒。”“攻里不远寒”是指对里实热证用苦寒降泄药物进行治疗，使邪去热除，并提出大黄为必用之品。论中对大承气汤进行了分析：“大黄生者气锐而先行，熟者气钝而和缓，仲景欲使芒硝先化燥屎，大黄继通地道，而后枳朴除其痞满，缓于制剂者，正以急救攻下也。”从方药煎服方法阐述了大黄在大承气汤中由于煎法不同而作用不同。

柯氏论述“攻里不远寒”，并以大黄苦寒攻下，排除郁热实邪，且认为攻下“不专指大便”。正如吴又可所说“殊不知承气本为逐邪而设，非专为结粪而设也”。因此承气法不仅阳明燥结者可以施用，阳明热郁者也可以施用。他如《伤寒六书》之黄龙汤、《温病条辨》之增液承气汤，方中皆配大黄以取泄热作用，可谓对“攻里不远寒”的进一步发挥。

三、“对甘温除热”理论的阐述

“甘温除热”是李东垣依据《内经》“劳者温之，损者益之”及“温能除大热”的宗旨，用治“劳倦伤脾，谷气不盛，阳气下陷阴中而发热”的疾病，提出“补中益气”之法，“以辛甘温之剂补其中而升其阳”，代表方是补中益气汤。后世视补中益气汤为甘温除热的代表方剂，柯琴论述该方时从治法、用药阐述了“甘温除热”之理。他说：“凡脾胃一虚，肺气先绝，故用黄芪护皮毛而开腠理，不令自汗。元气不足，懒言气喘，人参补之；炙甘草之甘以泻心火而除烦，补脾胃而生气，此三味除燥烦热之圣药也。芪、参、草味甘，在方中皆取其补脾胃而生气之效……胃中清气下沉，用升麻、柴胡气之轻而味之薄者，引胃气以上腾复其本位，使能升浮以行生长之令矣……益气之剂赖清气之品而气益倍。”论中从方剂药物配伍阐述了气虚发热的治法，重在补虚，使下陷清阳之气复其本位，提出补中益气汤证重在气与火的关系。关于气与火的关系，柯氏在论述保元汤方时进一步认识到：“人知火能克金，而不知气能胜火，人知金能生水，而不知气即是水，此义唯东垣知之，故曰参、芪、草除烦热之圣药，要知气旺则火邪自退。”（罗美注云：此为“妙理独发”）对李东垣“火与元气不两立，一胜则一负”的病理现象，治用甘温之品扶助元气，是气旺则火邪自退，这是制方的主导思想。

补中益气汤配人参、黄芪、甘草扶助正气，气旺则火邪退，阐明“甘温除热”是治疗劳倦伤脾、气虚发热的有效方剂。《内经》认为气虚则多寒证，张景岳谓“气不足便是寒”，这是言其常；李东垣谓内伤发热（气虚发热）则是言其变，属脾胃气虚，清阳不能升浮，阴火内生而伤其生发之气，使内热并虚阳浮越。从这个认识理解，升阳益胃汤、益气聪明汤、升陷汤、小建中汤、归脾汤、当归补血汤等主要是以“甘温益气”之法而组方的。笔者认为研究方剂学，要在解释方理及一方多用、扩大方剂应用范围方面下功夫。“甘温益气”是中气不足的治疗大法，“甘温除热”是治疗中气不足、气虚发热的大法。柯琴从“方论”角度对李东垣“甘温益气”之法、“甘温除热”之理作了进一步阐述。

四、用对比方法阐明方剂配伍

方剂效用是该方药物配伍有机的综合作用，体现了该方的配伍法则。方剂组成效用有其共性，更有其特性。方剂特性是该方选药组方的主要方面。柯琴在方论中用对比的方法阐明配伍道理，突出了方剂在主要方面的制方之理。例如在论述生脉散方证时与复脉汤证作了对比，他写道：“生脉散本复脉立法，外无寒，故不用姜桂之辛散，热伤无形之气，未伤有形之血，故不用地黄、阿胶、麻仁、大枣，且不令其腻膈而滞脉道也。心主脉而苦缓，急食酸以收之，故去甘草而加五味矣，脉资始于肾，资生于胃而会于肺。仲景二方（指通脉四逆汤、复脉汤）重任甘草者，全赖中焦谷气以通之复之，非有待于生也，此欲（指生脉散）得下焦天癸之元气以生之，故不借甘草之缓，必取资于五味之酸矣。”

在论述麻杏甘石汤方论时写道：“此大青龙之变局，白虎汤之先着矣。”大青龙汤证为表寒重、里热轻之疾，方中“用麻黄发汗于外，石膏以清胃火，其麻黄用量应倍于石膏”。麻杏甘石汤证则为表寒轻、里热重之疾，故方中石膏用量应倍于麻黄，以除内外之实热。两方证皆系表寒里热之疾，因其寒热程度不同，方中麻黄、石膏用量比例也不同，所以称麻杏甘石汤方证为大青龙汤方证之变局。白虎汤证系阳明经热盛之证，所以称麻杏甘石汤证又为白虎汤之先着也。三方皆配用石膏，石膏为清火之重剂，故柯琴在方论中写道：“青龙以无汗烦躁，得姜桂以宣卫外之阳也，白虎以有汗烦渴，须粳米以存胃中之液也。此（白虎汤）但热无寒，故不用姜桂，（青龙）喘不在胃而在肺，故不用粳米。”从方证及药量变化阐述了青龙、麻杏甘石、白虎等方之对比，突出了各方的辨证要点。

柯琴所著方论，发挥和补充了前人的理论，对制方之理的发展起了承前启后的作用。因此，在方剂学的发展方面，柯琴的功绩是不容忽视的。

（《陕西中医函授》，1983年第5期）

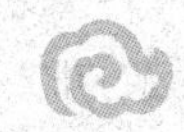

柯韵伯《伤寒论》六经方药证三级分类系统

湖北中医药大学　陈秭林　幸　超　邱明义
河南中医学院　段　晓
甘肃中医学院　杨晓轶

柯韵伯是《伤寒论》辨证论治派的代表医家，其最大之贡献在于明确提出六经—方证—药证三级分类系统。

一、六经一级分类系统

《伤寒论》是一部阐述外感病治疗规律的专著。全书10卷，共22篇，方113首。卷二至卷六是本书的核心，分太阳、阳明、少阳、太阴、少阴、厥阴详细论述病、脉、证、治，即后世所谓的六经辨治。

柯韵伯之前的《伤寒论》注家对仲景著作中的症状、条文研究细致，并多有发挥。如宋代许叔微将六经分证与八纲辨证结合起来，这体现在他的《伤寒百证歌》中。此书以伤寒脉证总论歌、伤寒病证总类歌、表证歌等开篇，意在突出八纲辨证的重要性；其次，可汗不可汗歌、可下不可下歌、可吐不可吐歌等章节详细论述了治法治则；其余的篇幅，分恶寒、背恶寒、厥、结胸等症状进行辨证论治。因为病证列举更加详细，辨证论治清晰，临证检索十分方便，故《伤寒百证歌》流传甚广。但多数医家注解《伤寒论》时，对六经的研究着墨不多，没有对六经进行贯穿分析、通盘把握，仅仅是针对提纲证条文进一步解释而已。如成无己对太阳经的理解就是针对太阳病提纲证“太阳之为病，脉浮，头项强痛而恶寒”的简要注释：“《经》曰，尺寸俱浮者，太阳受病。太阳受病，太阳主表，为诸阳主气。脉浮，头项强痛而恶寒者，太阳表病也。”因此，研习者对《伤寒论》六经的实质及价值不甚明了，从而影响了对《伤寒论》特有辨证论治方法的理解和应用。

于六经分类问题，柯韵伯的态度颇同于西方自然分类学思想，即分类是科学的一大标志。《伤寒论翼·全论大法第一》：“叔和分太阳三证于前，分厥阴诸证于后，开后人分门类证之端。”对于前辈诸家所认为的仅仅辨治外感的《伤寒论》是否具有普遍应用的价值，柯韵伯提出了著名的“伤寒杂病，治无二理”理论。《伤寒论翼·全论大法第一》：“伤寒之中，最多杂病，内外夹杂，虚实互呈，故将伤寒、杂病而合参之。”柯韵伯进一步指出《伤寒论》六经不同于手三阴三阳经络，不能用经络理论机械地解释六经含义，并比较合理地解释了《伤寒论》六经的内涵。《伤寒论翼·六经正义第二》：“夫一人之病，俱受六经范围者，犹《周礼》分六官而百职举，司天分六气而万物成耳。伤寒不过是六经中一症……仲景之六经，是经界之经，而非经络之经。”

二、方证二级分类系统

方证理论源于《伤寒论》第 317 条:“病皆与方相应者,乃服之。”方证思想,即有是证,用是方。方证论治是中医核心思想——辨证论治最具体的表现。某个特定方剂的药物成分及剂量是固定不变的,所以此方剂的属性,即寒、热、表、里、阴、阳、虚、实等属性是一定的,具有一定的方向性,而此方剂与证的关系也是对应的。

唐代医家孙思邈首次明确了方证的概念。《千金翼方・伤寒上》:“今以方证同条,比类相附,须有检讨,仓卒易知。”如《备急千金要方・诸风》仅仅用一节论述中风的症状及分类,而此卷其余的 6 节记载了大量的治疗风病的方剂,多达 119 首。如此多的治风方剂,除了各种各样的方剂名称,还有紧接在方剂名称后面的相应的主要症状,都足以令人眼花缭乱。实际上,只要方剂有差异,药味不相同,治疗病证必有差异,方同则证同,反之亦然。因此,根据临床实际,医家会在这些方剂中灵活取用,但不会面对某个具体病证,觉得好几首方剂无甚区别,难以取舍。如此看来,方证是非常高效的办法。

如在《伤寒论》中,桂枝汤在太阳、阳明、太阴、厥阴等篇都出现过,这使得很多《伤寒论》研习者感到十分混乱费解,不知桂枝汤主治疾病到底是太阳病,还是太阴病。柯韵伯借鉴了孙思邈的成功经验,将方证引入《伤寒论》中。柯韵伯将桂枝汤证排列于太阳脉证下,对桂枝汤主治病证详细阐述,将桂枝汤主治精炼为调和营卫。《伤寒论注・桂枝汤证上》:“太阳病,头痛、发热、汗出、恶风者,桂枝汤主之。此条是桂枝本证,辨症为主,合此症即用此汤,不必问其为伤寒、中风、杂病也。今人凿分风、寒,不知辨症……本方重在汗出,汗不出者,便非桂枝症……桂枝汤为调和营卫而设。”类似于桂枝汤证,柯韵伯将《伤寒论》中方证在六经统领之下归为桂枝汤证、麻黄汤证、葛根汤证、大青龙汤证、五苓散证、十枣汤证、陷胸汤证、泻心汤证、抵当汤证、栀子豉汤证等大类,使之有章可循、执简驭繁。

三、药证三级分类系统

经过以上六经、方证两级分类，很多疑难迎刃而解。如桂枝汤隶属于太阳脉证、桂枝汤证。桂枝汤证的病机是风寒袭表，卫外不固，营卫不和。桂枝汤的方义是滋阴和阳，扶正祛邪，解肌祛风，调和营卫。但是因风寒袭表，而致卫外不固、营卫不和之病家，除了桂枝汤证新病，往往还有宿疾，或喘，或衄，或呕，或痞满。在此种状况下，仅仅用桂枝汤原方，疗效会不尽如人意。故而张仲景在处理新病为主的基础上，往往加减几味药物，这就形成了桂枝汤加减药物衍生出的方剂组。这些方剂散落于多处，柯韵伯将这些方剂归纳一处，归为桂枝汤类证下，而它们之间的区别就在于加减的药物，即药证。药证更加生动地体现了《伤寒论》辨证精准、方简义深的特点。如桂枝加附子汤证即桂枝汤基础上加附子治漏汗亡阳；桂枝去芍药加附子汤证即桂枝汤基础上去酸寒敛阴之芍药加附子治胸阳不振；桂枝加厚朴杏仁汤证即桂枝汤基础上加厚朴、杏仁治肺气上逆等。

柯韵伯将这些方剂汇集一处的优点是，便于分析理解，同中求异，异中求同。所谓同者，即同组方剂的共用基本方，体现了主病的病因病机。所谓差异者，因为体质等因素使然，故加减少量药物与之对应。这样，六经、方证、药证层次井然，系统结构清晰完整。

四、小　结

在柯韵伯著作《伤寒论注》中，《伤寒论》的方剂按照六经—方证—药证三级分类系统进行严格分类，使得《伤寒论》的逻辑性、严谨性进一步增强，也使得研习者更加容易掌握《伤寒论》的辨证论治精髓。

（《湖北中医药大学学报》，2015 年第 17 卷第 2 期）

试探《伤寒来苏集》中的“方证思想”

浙江中医药大学　　周豪坤　钱俊华

张仲景之《伤寒论》一书奠定了中医辨证论治的理论基础，而书中提到的方证治法是《伤寒论》临床诊疗疾病的一大特色。以方名证，故名方证。方证一词简言之即是证候的一种特殊形式，是某个或某类方剂所治疗的证候，是临床遣方用药的指征和依据。柯琴作为当时“辨证论治派”的代表人物，将《伤寒论》的300多条原文根据六经方证，重新加以编次和整理，撰《伤寒论注》四卷，《伤寒论翼》两卷，《伤寒附翼》两卷，合为《伤寒来苏集》一书。并以“六经地面说”为理论依据，又不为“六经地面说”所拘，不为内伤外感所惑，而是将遣方用药与辨证立法融于一体，进一步完善了《伤寒论》的方证治法，为辨证论治体系做出了巨大贡献。本文将从《伤寒来苏集》成书背景与历史源流、《伤寒来苏集》“方证思想”的具体表现、《伤寒来苏集》“方证思想”的影响这三个方面对《伤寒来苏集》中所包含的“方证思想”进行阐述。

一、成书背景与历史源流

1. 成书背景　东汉末年战火纷乱，仲景之书成书不久便惨遭散佚。幸得王叔和对其重新编撰整理，使《伤寒论》得以流芳于世，虽混淆了次序，但仍旧能够看出几丝仲景原篇的面目。而在《伤寒来苏集》成书之前，适逢方有执、喻嘉言“三纲鼎立”学说盛行，对此，柯琴抱有强烈的反对态度，认为其“大背仲景之旨意”。《尚书》曾记载：“徯予后，后来其苏。”故“来苏”二字经考究来源于此。表明柯氏有志重编，意欲正本清源。

2. 历史源流　在《伤寒来苏集》成书之前，“方证思想”源远流长，薪火相传。在目前出土的文书当中，“方证”一说最先体现于《五十二病方》。张仲景“辨证论治”观念的形成最早便是受《五十二病方》中的“随症倍药法”启发，所以它也是《伤寒杂病论》“方证治法”的最早渊源。除此之外，仲景的辨证论治观还或多或少地成形于之后的《武威汉代医简》《汤液经法》等书。到了唐代，孙思邈第一次正式提出“方证”一词，并对《伤寒论》进行了一定程度上的编次。此外他还按方证比附归类，各以类从，开辟了《伤寒论》类证、类方的方证治法研究，对后世医家整理和注解《伤寒论》颇有启发意义。宋代，由朱肱撰写的《伤寒类证活人书》中提出“以方类证，以脉类证”的观点，探讨《伤寒论》每个条文的证型和方剂。在前人的总结启发下，柯氏第一次提出“以方类证”的编次方法，开创了仲景方证治法编排的新体系，为后人研究《伤寒论》启迪了思路。

二、“方证思想”的具体表现

1. 以方类证，以证名篇 柯氏认为，现存的《伤寒论》是经过王叔和编次后的版本，章次与仲景原书并不一致，所以清代错简重订派应运而生。柯氏虽反对方、喻二人的观点，但也支持对《伤寒论》进行重新整理和注疏。他根据仲景有太阳证、阳明证、太阴证等辞藻悟出一套新的注解方法，即“分篇各论，挈其大纲，详其纲目，证因类聚，方随附之”。因此，柯琴把六经作为大纲、“方证”作为核心，对《伤寒论》重新编排，并结合临床，先总说后分述，先抽象后具体，先本后他，同类相从。《伤寒来苏集》分为上、下两篇，以上篇的《太阳病篇》为例，他将《太阳病篇》的内容重新编排成了十一大证类，分别是桂枝汤证、麻黄汤证、葛根汤证、大青龙汤证、五苓散证、十枣汤证、陷胸汤证、泻心汤证、抵当汤证、火逆诸证、痉湿暑证等。每一个大的方证之下，又列举了与该大证类相关的方证及变证、坏证和疑似证等，并将相关条文整合到一起。这种分类法既把《伤寒论》的条文和方药归纳统一起来，使原本错乱的伤寒条文更具条理性，也更方便后世医家在临床诊治疾病时能够更加迅速和灵活地运用《伤寒论》的条文，推动了以“方证”为中心的辨证观的发展。

2. 谨守病机，随证出方 柯氏是“辨证论治派”的代表人物，他的辨证论治观强调临床诊治应以方证为中心，认真审查患者的病因病机，根据其症状所属的证型随证遣方用药。他指出，临床采用仲景之方时不可墨守成规，只要有相同的证，便可用此方剂。相反，方与证若不对应，无是证而用是方，非但无效，有时还会遗患无穷。如“桂枝下咽，阳盛则毙；承气入胃，阴盛以亡”，皆是柯氏临床实践中得出的总结。所以他对于部分医家所持的《伤寒论》113方之说抱有否定态度，并提出“仲景制方，不拘泥病之命名，而唯求病之切当”

这一说法。如真武汤证条文当中，咳嗽、小便利而下利、呕吐这三个症状，柯琴给出的解释是这三项均为真武汤的加减之证，皆水气为患，虽不属少阴，不是真武汤主治之证，但同样可以用真武汤治之。

3. 药证相应，辨证论治 《伤寒论》原书里面很多方剂之间在组成上都存在着关联，原因在于张仲景在诊疗疾病时，若遇到相类似的病症，往往在原方的基础上进行药味的加减，从而形成新的方剂。《伤寒论》书中这些方剂散落于多处，柯琴将这些相类似的方剂归纳在一起，而它们之间的主要区别就在于加减的药物种类或分量的不同，此即为药证。加减之后所形成的“药证”更加形象地体现了《伤寒论》精准辨证、方简义深的特点。以桂枝汤证这一证型为例，柯琴将与桂枝汤相近的加减方及其证型汇列到一起，共列举了包括葛根芩连汤、白虎加人参汤、芍药甘草汤在内的20首方剂。区分“药证”这一做法是《伤寒论》临床辨证观以“方证”为中心的又一体现。规范化是一门学科发展的必要条件，“药证”便是中医临床用药的规范。《伤寒来苏集》提出的六经—方证—药证三级分类系统，为经方的临床运用提供了新的思路，促进了中医学的健康发展。

三、《伤寒来苏集》“方证”思想的影响

柯氏独树一帜，采用“以方名证”的方法注解《伤寒论》，使得《伤寒论》的条文更加清晰明了。且对于某些存疑的条文能大胆地抒发自己的见解，虽不免有穿凿之意，但瑕不掩瑜，《伤寒来苏集》依旧是各类注解《伤寒论》的书籍中的上乘之作，其所包含的“方证观”贴近临床，注重实际，深受后世国内外医家的赞誉与借鉴。

1. 尤在泾 清代医家尤在泾吸取众家之长撰写而成《伤寒贯珠集》，其中柯琴的学术思想对其影响颇大。尤与柯一样，都非常注重《伤寒论》方与证之间的临床价值。《伤寒贯珠集》继承了柯韵伯《伤寒来苏集》的部分学术思想，该书最主要特点便是在编排布局上强调治法，并且以法类证，每经分列大纲。纲，就是治法；目，就是汤证及处方。以法为纲，统率证候和用方。这与柯琴在《伤寒来苏集》中使用的“以方类证”的编排方法一脉相承，都注重临床实用性，对于临证都有实际性的意义。《伤寒贯珠集》是注解《伤寒论》的众多

书籍中不可多得的佳作，可见《伤寒来苏集》中的“方证”思想观对于后世理解和发展《伤寒论》起着莫大的作用。

2. 徐灵胎 徐氏所撰写的《伤寒类方》的学术思想与柯琴之《伤寒来苏集》有异曲同工之妙。他提出“仲景当时著书，亦不过随证立方，本无一定次序也”，且“方之治病有定，而病之变迁无定，知其一定之法，随其病之千变万化，而应用不爽。故分为类，每类先定主方，即以同类诸方附焉”。徐灵胎在对《伤寒论》的编次方法上沿袭了柯琴“以方类证”的方法，又有所发挥，并集众家所长，比如他将《伤寒论》的113方分为桂枝汤、麻黄汤、柴胡汤等十二类，且每一类别都有其各自的主方，主方后又将该主方的类方一并附上，方便后世理解《伤寒论》的遣方用药规律。综合来看，《伤寒类方》的学术思想有不少地方都借鉴了《伤寒来苏集》“以方类证”的学术观念。

3. 胡希恕 胡希恕根据自己的临床实践与治疗经验，对于《伤寒论》的研究有着自己的见解。不似其他医家以经解经，他采取经方理论体系注解《伤寒论》。对于《伤寒论》六经和“方证”的实质，他给出了独到的讲解，认为《伤寒论》是有别于《内经》的独特的理论体系。中医讲求的辨证论治，是广大劳动人民在与疾病的斗争中总结而来的，所以，胡希恕非常注重经方的临床运用问题。“先辨六经，再析八纲，继而辨证，最后选方”，这是胡希恕所倡导的辨证论治框架。此外，他还提出“执一法，不如守一方”，强调“方证相应”的重要性，即临床治病时有无疗效，要看方和证对应与否。冯世纶根据胡希恕的讲课录音及笔记整理成《胡希恕讲伤寒杂病论》一书。该书充分体现了《伤寒论》的辨证论治观念，对于我们学习《伤寒论》能起到很好的启发作用。故胡希恕与柯琴一样，都非常看重“方证”在中医辨证论治体系中的重要性，这与《伤寒来苏集》的中心思想并无出入。

4. 日本汉方医学 “方证”思想除了在国内医学界有着很高的影响力之外，在国外亦有很高的赞誉。日本汉方医学的形成与中医学有着莫大的联系，二者可以说是同源同宗。中医学的理论体系尤其是《伤寒杂病论》的理论体系对于日本汉方医学的形成与发展有着重大的意义，如日本汉方医学三大学派之一的古方派尤为推崇张仲景所著的《伤寒论》和《金匮要略》，由此奠定了汉方医学重视实证治疗并崇尚古典经方的基础。而其中古方派代表人物吉益东洞更是将古方派发展到一个新的高峰。但日本汉方医学在发展的过程中历经曲折。据考究，日本人参考便利咖啡研发出携带方便、服用简捷的颗粒剂，将日本汉方医学从谷底拉到了一个新的高度。此种汉方颗粒剂充分参考了张仲景《伤寒论》以“证”验“方”的辨证论治观，其使用准则采用日本制药团体联合会推出的《一般用汉方处方手册》，这本手册提到的使用规范更是体现了《伤寒论》的“方证思想”。综上看来，“方证思想”亦是日本汉方医学的核心理论之一。据史书记载，1701 年和 1755 年《伤寒来苏集》的两种刻本传入日本，对吉益东洞“方证相对”思想的形成应有较大影响，表明《伤寒来苏集》是日本汉方医学的理论来源之一。

四、结　语

综上所述，柯琴编撰的《伤寒来苏集》对于经方理论的研究起到了重要的作用。《伤寒来苏集》全书逻辑清晰，层次分明，其包含的“方证思想”对于临床实践有着非常实用的价值。探讨《伤寒来苏集》中的“方证思想”是研究《伤寒论》辨证论治体系和指导经方临床运用不可或缺的一环，对于国内外伤寒学者学习《伤寒论》都有着不小的帮助。胡希恕认为方证辨证是六经辨证和八纲辨证的延续，更是辨证的尖端，值得我们深入挖掘与探究。笔者通过梳理《伤寒来苏集》中所含之方证观，期望对于柯琴学术思想的继承和“方证思想”的传播能够起到积极的促进作用。

（《浙江中医杂志》，2020 年第 55 卷第 8 期）

柯琴“以方名证”思想对吉益东洞“方证相对说”的影响

上海中医药大学　　俞雪如

柯琴认为“仲景之六经为百病立法，不专为伤寒一科”，故而以方类证，以证名篇，汇集六经诸论，注释《伤寒论》。在方有执《条辨》、喻嘉言《尚论》风靡之时，他提出了“六经地面说”，提倡有是证、用是药。稍后，日本汉方医吉益东洞也提出了“方证相对”之说，将仲景《伤寒论》《金匮要略》处方编成一册《类聚方》，奠定了日本汉方医学古方派的学术地位，至今仍是日本东洋医学的主流。笔者曾提出过东洞的学术思想是受柯琴等中国医学家的影响。本文拟从柯琴与吉益东洞的生平、著作、学术思想特点简介入手，对柯琴学说影响吉益东洞的痕迹与可能途经作进一步探讨。

一、柯琴其人其学

柯琴，《清史稿》称其人“博学多闻，能诗古文辞，弃举子业，矢志医学。家贫游吴，栖息于虞山，不以医自鸣，当世亦鲜知者，著有《内经合璧》，多所校正，书佚不传”。存世著作有《伤寒论注》四卷(1669)、《伤寒论翼》二卷(1674)及《伤寒附翼》二卷，三书合称《伤寒来苏集》。

柯氏认为仲景原著自王叔和编次后，“已非仲景之书。仲景之文遗失者多，叔和之文附会者亦多矣”。故他注《伤寒论》，一反错简重订与维护旧论的两派之争，也不因循“一纲三鼎”说之局限，而是据仲景“桂枝证”“柴胡证”等以证名篇，“将仲景书校正而注疏之，分篇汇论，挈其大纲，详其细目，证因类聚，方随附之”。

他的学术思想特点：以六经为百病治疗的六个区面，合伤寒、杂病为一统，不分伤寒、中风，提倡因证合脉，合症用药，以证为辨治重点；反对许叔微桂枝、麻黄、大青龙三纲鼎立之说，反对397法之说。故而姜春华评述“柯韵伯聪敏特达之士，六经统百病，为千古不磨之论。强调有是证，用是药，嘉惠后学”。

二、吉益东洞其人其学

吉益东洞(1702—1773)，名为则，字公言，通称周助，安芸广岛人，初称东庵，后改东洞(寓居京都东洞)。中神琴溪评：“东洞先生，医人之俊秀，宇内之一人。”吉益东洞世代为金疮及产科医，祖上曾随遣唐使到唐学医。他遍读古今医籍，认为自《病源》及《千金方》之下，刘、张、李、朱乃泛泛空论。受名古屋玄医和后藤艮山影响，广读百家医著，愤当时的医生拘泥于阴阳、五行，只论病因、师承，惟施温补。1738年寓居京都，执着于古医道的研究，赖雕木偶为生，虽贫穷至仅余一炉、一锅及雕木之屑，仍手执《伤寒论》勤奋研读。1746年，他偶见名医山胁东洋为当店主人母开的处方，说“可去石膏”。山胁氏是当时朝廷典医，他听到店主人传达东洞之言后深为感佩。此后，在山胁氏的推荐下逐渐成名。他否定阴阳、五行、脉象、本草、病因，坚持亲验实证，只用仲景古方，开创了日本汉医“方证相对”之说。

东洞著作甚多，最为后人称道者是《方极》(1755)、《类聚方》(1762)、《建殊录》(1763年，载有门生记录54例治验案)、《医事或问》(1769)四部。此外，《药征》付梓于1771年，《东洞先生遗稿》由其子在1789年集辑。另有《医方分量考》一书，东洞先生虽致力，但不全而未刊行。家藏《方选》《丸散方》为平日调剂之用，《医断》是东洞先生为门生鹤元逸作序的著作，等等。

在《类聚方》自序中，东洞先生主张“医之学也，方焉耳”，“张氏之籍之难读也，方之与证之散在诸篇，使夫学者惑焉。今也列而类之，附以己所见，其有疑者，矩之以方焉，名曰《类聚方》”；在《方极》自序中进一步阐发了“仲景之为方也有法，方证相对也，不论因也”的学术主张；在《家约》中称道“一日悟万病一毒之理，以是试事，得扁鹊之术于心，以是讲业、传疾医之道于人”，并强调“万病唯一毒，众药皆毒物，以毒攻毒，毒去体佳”。他在日本汉方后世派风靡之时，受伊藤仁斋儒学的影响，读《吕氏春秋》而悟出“邪毒”致病之理，将其学验归结为“万病一毒”之说；熟读《伤寒论》而悟出“以证类方”之理，编成《类聚方》。他比柯琴更大胆，将仲景《伤寒论》与《金匮要略》合而为一，处方则以类聚之，共收方221首，其中《金匮要略》方122首，《伤寒论》方63首，两书共用方36首。仲景方分为19类：桂枝汤类、茯苓剂、麻黄汤类、葛根汤类、柴胡汤类、白虎汤类、大黄与大黄硝石剂、甘草剂、附子乌头剂、栀子豉汤剂、陷胸剂、瓜蒌薤白剂、瓜蒂散、半夏剂、黄芩黄连剂、防己剂、杂方、肠病方、巴豆与矾石剂。另有未试成功方18首(《金匮要略》)，拾遗方11首，吉益东洞并未收入《类聚方》，但被榕堂尾台收入《类聚方广义》之中。

吉益东洞学术思想的特点是：① 对仲景学说的理解，与柯琴似出一辙，认为王叔和整理仲景著作不能反映原貌，反而打乱了六经为纲的条例。

② 对中医学有些理论持批判和大刀阔斧砍伐的态度，认为阴阳、五行、脉象、病因等都属泛泛空论，只取扁鹊之疾医和仲景的方证。③ 临床注重亲验实视，症状既明，察胸腹则先于切脉，《医断》总结为“先证不先脉，先腹不先证”，对药物不论气味只重功用。

三、柯琴学说影响吉益东洞的痕迹与可能途径探讨

柯琴与吉益东洞对仲景原著的态度如出一辙，《类聚方》的书名与柯琴自序原文“挈其大纲，详其细目，证因类聚，方随附之……”又何其雷同。虽然日本医学家三上章瑞已注意到徐灵胎的《伤寒论类方》与《医断》刊行在同一年（《类聚方》则晚于此），但关于柯琴对吉益东洞学术思想的影响，目前尚未引起关注。

明末清初，中国儒人为复明反清多从海路到日本。著名的理学家朱舜水（浙江人）曾十数次前往日本，请求军事援助，最后终老日本。戴曼公 1653 年赴日，寓于京都，终老宇治黄蘗寺。隐元 1634 年赴长崎。1675 年杭州人陈明德去日本到长崎。1717 年杭州陆文载，苏州吴载南、朱来章、赵淞阳，汀州周岐来去日本。虽然，江户时期，日本幕府将军德川家康宣布“锁国”，禁止日本人出国（只开放长崎，接待中国人和荷兰人），但中国儒、僧、商人去日本的极多。当年去日本的船只虽多，但只有宁波船和南京船允许装书籍入关，每次准许入关 70 箱书籍。如李时珍的《本草纲目》在中国出版 3 年后，即被林罗山在长崎购得，呈德川家康，而为其案头书。家康的小儿子尾州藩（现日本名古屋）的藩医浅井家族也早就开始了本草的研究（这与家康赠书于儿子有关）。因为当时中日两国间有这些书籍与医人交流的通道，故而柯琴对吉益东洞影响也多半如斯。虽然中国医学史所注柯琴生卒有疑（1662 年生），但《伤寒论注》1669 年成书是大家公认，并有书存可资稽考。据国内现存古医籍版本著录，1706 年已有《伤寒来苏集》刻本，其残本现存黑龙江中医学院（今黑龙江中医药大学），流传最广的数 1755 年昆山绥福堂马氏刻本。此外，国内还有日本文政四年（1821）京都须原尾平左卫门刻本的《来苏集》，现存南京、北京大学及中国中医研究院（中国中医科学院）图书馆。所以综合上述资料，柯琴的《伤寒来苏集》著书宗旨“以方名证，以证名篇说”对吉益东洞的学

术思想起到了极大的影响，尤其是明末清初中国往日本的海路贸易也打开了此书流传的途径，因此可推定《伤寒来苏集》当时已传入日本，进而可以认为1701年和1755年《伤寒来苏集》的两种刻本传入日本，对吉益东洞“方证相对”思想的形成应有较大影响。吉益东洞能将被王叔和腰斩为二的仲景原著合而为一，以证类方，亲验实证，其独树一帜、力主复古的气概堪为后人楷模。

方证相对的渊源与研究，中国学者近年来曾有专篇论述。如朱氏认为，方剂辨证可上溯长沙马王堆汉墓出土的《五十二病方》，当属其萌芽阶段；孙思邈则明确提出了“以方类证”的研究思路；明清以降，倡导此法最力者，首推柯琴，次则徐大椿。程氏举“以方名证说”，以宋医家刘元宾《伤寒括要》为代表。原书虽已佚亡，但在朝鲜《医方类聚》中还可略见其主要内容，这可能也与《类聚方》成书有一定关系。因为丰臣秀吉曾三次进攻朝鲜，是有将《医方类聚》等书掠回日本的可能。

（《上海中医药大学学报》，2001年第15卷第2期）

柯韵伯《伤寒附翼》经方研究特色探析

黑龙江中医药大学　　符　强　顾皓雯　周　璇

柯琴，字韵伯，号似峰，清代伤寒学家，著有《伤寒论注》《伤寒论翼》《伤寒附翼》，三书合称《伤寒来苏集》，其中《伤寒附翼》一卷，撰写年代不详，专论《伤寒论》之方剂。其立论在经方研究中颇具特色，现分析总结如下。

一、制方大法，参合经气理论

柯氏在《伤寒附翼》中指出：“仲景以病分六经，而制方分表、里、寒、热、虚、实六法，六经中各具六法。”（《伤寒附翼·少阴方总论》）并将六法置于各经方论之首，名之为“某某方总论”，以此阐发仲景制方要旨。所谓六法实指表、里、寒、热、虚、实六纲，六法制方是根据六经疾病的病位浅深、病变属性和邪正盛衰等不同证候分别制定方药。针对病机而定方药，是柯韵伯经方运用的重要思想之一。但《伤寒附翼》所言“六经中各具六法”又并非以六法机械套用六经，而是认为其“各有偏重”，如“太阳偏于表寒，阳明偏于里热，太阴偏于虚寒，厥阴偏于实热，惟少阳与少阴司枢机之职，故无偏重，而少阳偏于阳，少阴偏于阴，制方亦因之而偏重矣”（《伤寒附翼·少阴方总论》）。以太阳方制法为例，柯氏虽云“太阳主表，立方以发表为主”（《伤寒附翼·太阳方总论》），但“表有虚实不同，故立桂枝、麻黄二法”（《伤寒附翼·少阳方总论》），也即同是发散，有轻重之不同。此外，《伤寒附翼》还认为仲景六经制方不仅于六法，且“因乎经气”。如云“一人身里之寒、热、虚、实皆因经气而异”“风寒暑湿伤人，六经各有所受，而发见之脉不同，或脉同证异，或脉证皆同而主证不同者，此经气之有别也”（《伤寒附翼·六经方余论》）。故而经受病，均随经气之化而显出某经病特征，制方亦需参此而定。如“少阳之经气虚热，故立方凉解，每用人参；太阴之经气主虚寒，故立方温补，不离姜附；少阴之经气虚寒，故虽见表热而用附子”，其原因则是由于“六经分界如九州之风土，人物虽相似，而衣冠、食饮、言语、性情之不同，因风土而各殊”（《伤寒附翼·六经方余》）。由此得知，柯氏所言经气不仅在气血之多少，且与体质和禀赋有关，而以经释论，创“经界”之说，正是其重要学术思想之一。

二、方剂分类，俱以六经为纲

经方分类并非柯琴首创，唐代孙思邈开“方证同条，比类相附”之例，将经方与具体病证以类相从。后世医家多受此思路影响加以补充发挥，如徐灵胎之《伤寒论类方》等。柯琴在前人研究的基础上，认为经方当以六经为据，按照六经的不同对经方进行分类。而他对于六经的认识，又根据自己的“地面说”，强调“仲景之六经，是分六区地面，所赅者广。虽以脉为经络，而不专在经络上立说”（《伤寒论翼·六经正义第二》）。论中方剂，其所治证偏于某经者，其方即分列于某经。故桂枝、麻黄，归属太阳，名之曰太阳方；承气、白虎，归属阳明，名之曰阳明方；柴胡、黄连，归属少阳，名之曰少阳方；理中、麻仁，归于太阴，名之曰太阴方；四逆、真武，归属少阴，名之曰少阴方；乌梅、当归，归属厥阴，名之曰厥阴方。此种分类方法并非以原著条文序列为据，自然与柯氏认为叔和乱仲景之典的思想相通。故而柯琴在《伤寒附翼》中对经方的分类方法是以其六经分区“地面说”为据，认为“仲景方精而不杂，其中以六方为主，诸方从而加减矣”（《伤寒论翼·制方大法第七》），也即仲景用方法则为以法统方，以六经之六个主方为核心，在此基础上加减变化。由此可见，以方类证，证从六经是柯韵伯经方研究的重要特征之一。

三、方剂功用，强调相互比较

《伤寒附翼》解析经方的重要方法之一是关注方剂之间在组成、功用等方面的区别和联系，而将关系密切、功用相近的方药前后对照，在比较中得到鉴别，是柯氏对经方功用分析的重要方法。

首先，柯氏将名称相近、容易混淆的方剂做类比，如柯氏注意到，《伤寒论》中很多方剂方名相同而有大小之分，如大小承气汤、大小青龙汤等。以承气汤为例，《伤寒附翼·大承气汤小承气汤》分析认为：“此方分大小，有二义，厚朴倍大黄，是气药为君，名大承气。大黄倍厚朴，是气药为臣，名小承气。味多性猛，制大其服，欲令泄下也，因名为大。味少性缓，制小其服，欲调和胃气，故名曰小。”如此分析，则大小承气汤由于药物剂量的不同而主治证候迥异。

其次，不同方剂之间的比较还可见于六经病主方之间的比较，在柯氏“经界说”的基础上，脏腑相连或病机多有相互影响的两经之间的主方尤其如此，如少阳病之主方小柴胡汤与厥阴病之主方乌梅丸之间，初看二者并无任何相关之处，但柯氏认为：“小柴胡为少阳主方，乌梅为厥阴主方。二方虽不同，而寒温互用、攻补兼施之法相合者，以脏腑相连，经络相贯，风木合气，同司相火故也。”（《伤寒论翼·制方大法第七》）如此比较，则两方虽分属不同“经界”，但厥阴与少阳同司相火，生理功能上多有联系，病理变化上则相互影响，且均为寒温、攻补并用之方，可在治则治法上加以比较。

四、方药解析，注重形色气味

对于仲景经方配伍用药，柯氏首先注重药物之性味。诸多莫衷一是的方剂配伍问题从药性方面理解则豁然开朗，如对于仲景经方主治证候的表里问题，柯氏指出“后人妄谓仲景方治表而不及里，曷不于药性一思之”。历代医家论述药物功用，多本药物之四气五味。此本确论，但柯氏论方药则既重四气五味的理论，同时也重视药物的形色法象，多以四气五味、颜色形态联系脏腑功能，注解方药效用。如论述治疗湿热兼表之麻黄连翘赤小豆汤，柯氏通过对气味形色的分析认为：“小豆赤色，心家谷也。酸以收心气，甘以泻心火，专走血分，通经络，行津液而利膀胱。梓白皮色白，肺家药也，寒能清肺热，苦以泻肺气，专走气分，清皮肤，理胸中而散烦热。”（《伤寒附翼·麻黄连翘赤小豆汤》）再以瓜蒂散为例，柯氏认为：“瓜蒂色青，象东方甲木之化，得春升生发之机，能提胃中阳气以除胸中之寒热，为吐剂中第一品；赤小豆形色象心，甘酸可以保心气；黑豆形色象肾，性本沉重，霉熟而使轻浮，能令肾家之精气交于心，胃之浊气出于口。”（《伤寒附翼·瓜蒂散》）

五、方剂应用，唯重方证相应

方证相应，也即所谓“有是证即用是方”，是柯琴强调的经方应用规范。柯氏认为“仲景制方，不拘病之命名，惟求证之切当，知其机得其情”“六经各有主治之方，而他经有互相通用之妙”“仲景之方，因证而设，非因经而设，见此证便与此方，是仲景之活法”“六经各有主治之方，而他经有互相通用之妙。如麻桂二汤，为太阳营卫设，而阳明之病在营卫者亦用之”（《伤寒论翼·制方大法第七》），也即方剂虽有分经归属之别，但在具体运用时又不能单单局限于分经归属，只要辨证属于其主治证候即可应用。所以柯氏认为“因名立方者，粗工也；据症定方者，中工也；于症中审病机察病情者，良工也”（《伤寒论翼·制方大法第七》），达到“方精不杂，合是证，便用是方”的目标。

所谓审病机、察病情者，意为辨其表里、脏腑、经络之病位，析其阴阳、寒热、虚实之病性。表里虚实分明，立法用方自显。其论桂枝汤之应用，谓头痛、发热、恶寒、恶风、鼻鸣、干呕等症，但见一症即是，不必悉具，不拘何经，更不论中风、伤寒、杂病，惟以脉弱自汗为主，咸得用此方滋阴和阳、调和营卫、解肌发汗。此即“有是证用是方”之典型例证也。然则头痛、发热、恶风与麻黄证同，本方重在汗出，汗不出者，便非桂枝证；若脉但浮不弱，或浮而紧者，便是麻黄证；必脉浮弱者，可用本方以解表，是本方只主外症之虚者。脉弱自汗，是其外在病情，而寓其表虚营弱之病机，才是关键所在。初起无汗，当用麻黄发汗。如汗后复烦，即脉浮数者，不得再与麻黄而更用桂枝；如汗后不解，与下后脉仍浮、气上冲，或下利止而身痛不休者，皆当用桂枝汤以解其外。因此时表虽不解，腠理已疏，邪不在皮毛而在肌肉，故脉证虽与麻黄汤相同，而主治当属桂枝汤。其“腠理已疏”等语，正是病机关键。再如发黄三方之运用，因“黄有不同，症在太阳之表，当汗而发之，故用麻黄连翘赤小豆汤，为凉散法；症在太阳、阳明之间，当以寒胜之，用栀子柏皮汤，乃清火法；症在阳明之里，当泻之于内，故立本方（茵陈蒿汤），是逐秽法”（《伤寒附翼·茵陈蒿汤》）。所以，六经虽各有主治之方，但亦可互相通用，非但不必拘于名称，即或时日也不必拘泥，治病当因症立方而忌随时定剂。因为“仲景制方，全以平脉辨证为急务，不拘于受病之因，不拘于发病之时为施治”“汗吐下者，因病而施也，立法所以治病，非以治时”“若分四时以拘法，限三法以治病，遇病之变迁，则束手待毙矣”（《伤寒论翼·风寒辨惑第四》），可见，柯氏对于经方的临床应用，唯重方证相应，不必拘于时日、病名。如果临床证候发生变化，柯氏主张“医不执方”，即不能死守原方原量，而应该根据实际情况加减变化。所以必须要谨守病机，才能施以圆机活法，故“方各有经而用不可拘”。何况仲师已开范例，加减用药变化精微，如小青龙设或然五症，加减法内即备五方，小柴胡汤设或然七症，即其加减七方，因此柯氏认为“仲景之书，法中有法，方外有方”，反对部分医家拘泥于仲景《伤寒论》有397法、113方之说，认为：“三百九十七法之言，既不见仲景之序文，又不见叔和之序例，林氏倡于前，成氏、程氏和于后，其不足取信，王安道已辨之矣，而继起者，犹琐琐于数目，即丝毫不差，亦何补于古人，何功于后学哉。”（《伤寒论注·自序》）这些认识，当是柯氏在临床实践中体会到的。

（《国医论坛》，2019年第34卷第6期）

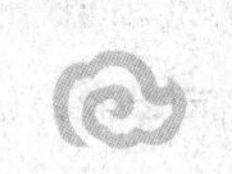

柯琴《制方大法》初探

黑龙江省中医院　　刘万山　宫崇哲

在研究仲景辨证论治体系的长河中，柯琴从方证入手，是以方类证的大家。《制方大法》出柯琴《伤寒来苏集·伤寒论翼》卷下末篇，中心内容是从辨证论治的角度，探索仲景立法组方的规律。

一、方与法的辨识

《素问·至真要大论》最早提出了"方制"的概念。成氏《伤寒明理论·序》曾提到"方制之法"，景岳《类经·十二卷》解释为"处方之制"。柯氏则专立篇章，系统论述，把它提到了辨证论治的高度。

1. 方的沿革　方指处方、药方，为方剂的简称，传为商初大臣伊尹发明。《针灸甲乙经·序》曰："伊尹以亚圣之才，撰用《神农本草》，以为汤液。"《汉书·艺文志》载经方十一家，记载了诸多的经方。长沙马王堆汉墓出土的《五十二病方》及甘肃武威汉墓出土的木质医药简版《治百病方》，是现存最早的方剂专著，但当时尚无汤名。运用汤方最早的见于《史记·扁鹊仓公列传》，其书记载淳于意医案有火齐汤、苦参汤等。《内经》虽载方 13 首，但满足不了临床需要，故皇甫谧谓"称述多而切事少"，其提出的辨证立法、处方用药、性味功能、制约宜忌等，给方剂学奠定了理论基础。

切事多的首推《伤寒论》。仲景"勤求古训，博采众方"，不但继承了秦汉时期的方药学成就，而且创立了治疗法则，总结了正反两方面的经验教训。正如方有执说："昔人论医，谓前乎仲景，有法无方，后乎仲景，有方无法，方法俱备，惟仲景此书。然则此书者，尽斯道体用之全，得圣人之经而时出者也。"这既肯定仲景承先启后、继往开来的功绩，也道出了《伤寒论》方、法俱备，尽斯道体用之全的学术价值。

2. 法的内涵　中医学中的法有多种含义，如治法、针法、手法等。目前，法尚无准确的概念和明确的应用范围。

治法：一般指治疗方法，为中医各种治法的总称，涉及范围广泛，方药的治法只是其中一种。

立法：即治疗原则，为理、法、方、药中的法，是中医各种治疗方法必须遵循的原则。

组方之法：指方剂中的法，亦即“制方大法”中的法，是本文要讨论的内容。组方之法是从众多方剂中归纳、提炼出来的组方法则，它和治法、立法不同，有着独立的研究范围，是指导用药的理论。柯琴设专篇探讨，寓有深意。

3. 方与法的关系 法属基础理论范畴。有方无法，则方就是一组药物的杂乱堆砌；方中有法，其方剂的组成就有了严密的法度。方药常随配伍、剂量、炮制等因素的变化，而显示出不同作用。如麻黄因配伍不同可现汗、清、利等作用，桂枝汤经过加减可有益心阳、制阴水、缓急止痛等功效。

方是法的实践手段。有法无方，则法就是没有依托的空洞之谈；法中有方，则可执一法而驾驭数方。如小柴胡汤、四逆散、半夏泻心汤均有和的作用；白虎汤、竹叶石膏汤、白头翁汤均起清的作用。

总之，仲景之书，方中有法，法中有方，法方结合，形同水乳交融，密不可分。这也是仲景法万世不衰，仲景方屡用屡效的原因所在。

二、制方大法分析

1. 阐述仲景之意，辨证论治贯穿全篇 辨证论治是中医学术的精髓。篇首，柯氏开门见山地提出“仲景制方，不拘病之命名，惟求证之切当，知其机，得其情”。这是全篇画龙点睛之笔，它提纲挈领地概括了辨证论治的重要地位。诊病的关键在于明确病变的机制道理及其反映出来的真实情况，如脉之“阴阳俱紧，阳浮阴弱”，病之“寒在皮肤，热在骨髓”，即柯氏所谈的病机、病情。

柯氏以六方为纲，统领113方的归纳方法也别具匠心。113方被归纳为汗、吐、下、和解、温、补6种类型，无疑是针对表、里、寒、热、半表半里等证而设。此乃八法之刍形，八纲之先着，意在突出证。他在本篇中进一步提出“六经各有主治之方，而他经有互相通用之妙”，强调“合是证便用是方，方各有经，而用可不拘”。以四逆汤为例，该方为回阳救逆的代表方，仲景虽为太阴下利清谷设，但少阴、厥阴、太阳亦可互用，而不拘症状或呕，或利，或厥，脉象或浮,或沉,或迟,治疗或汗,或下,或烧针的不同。原因何在?原因就在于与证相合。

仲景用药的加减变化,皆不离辨证。柯氏谈“理会仲景加减法,知其用药取舍之精”。以腹中痛为例:病在少阳加芍药(第98条小柴胡汤);病在少阴加附子(第318条四逆汤);病在太阴加人参(第385条理中丸)。小柴胡本为枢机之剂,腹中痛为肝强脾弱之症,去黄芩苦寒,防更伤脾阳,加芍药酸敛,柔肝止痛也;四逆散为阳气内郁设,起和解表里、疏肝理脾作用,腹中痛为阴寒内盛之故,加附子奏温中定痛之效;理中为中焦虚寒立,起温中祛寒、补气健脾作用,腹中痛则责其里虚,痛必隐隐喜按,故加人参增补气温中之力。其他如药物配伍,药量增损,剂型更换,诸多方禁,亦均从证入手。方随证转,体现出辨证之精。

2. 写法别具一格,有比较才能鉴别 通观柯氏“制方大法”,采用对比的写作方法占相当节段。有比较才能鉴别,通过对比分析,使我们能深入领略仲景立法之妙,处方之灵。

世皆知小青龙及小柴胡为两解表里之剂,青龙以治外寒内饮之表里俱寒为务,柴胡以和解少阳之表里俱热为功。柯氏独具慧眼,强调青龙之治重在内饮,故细辛、五味、干姜、半夏必用;柴胡之治重在表热,故柴胡必不可少。因此柯氏言:“小青龙重在里证,小柴胡重在表证。故青龙加减,麻黄可去,柴胡加减,柴胡独存。”

桂枝与小柴胡,本篇中多次提及。柯氏体会“仲景一书,最重二方”,故亦将两方进行了对比分析。一曰“仲景独出桂枝证,柴胡证”:《伤寒论》多次提到“证”,归纳一下,可看出如下情况:以六经名证的,以八纲名证的,以证候名证的,多种多样,但以方名证的只有桂枝、柴胡二端(见第34条、第171条、第103条、第106条等)。113方中直书桂枝、柴胡二证,在于强调二方的重要。二曰仲景“自为桂枝注释,又为小柴胡注释”:第12条,仲景详细地介绍了桂枝汤方的煎煮法、服法、服药时间及禁忌。第98条,仲景除介绍了小柴胡汤的煎服外,就其加减变化同样详细地进行了注释。三曰“桂枝有疑似证,柴胡亦有疑似证”:如第179条、第127条等,提出疑似证,有助于选方遣药。四曰“桂枝有坏病,柴胡亦有坏病”:所谓坏病,多指因误治,或不经治疗而病情恶化,证候错综复杂,难以六经证候称其名者。两汤方坏病较多,如第16

条、第106条、第107条均是。五曰“二汤方证罢，二汤方不中与”：如第16条、第100条、第154条，告诫我们要注意掌握适应证，灵活变通，观其脉证，知犯何逆，随证治之。以上从5个不同角度，强调了两方的重要地位。

3. 志在推陈出新，发掘方义新颖独特 柯氏用六方纲统领诸方，从辨证论治出发，根据证的进退变化和治则的需要，围绕主方，衍化出若干附方，起到举一纲而万目张之效。这种方法，对于发扬古义、融汇新知大有裨益，且能克服将“仲景活方活法，为死方死法”之流弊。

以小柴胡汤为例：小柴胡汤为和解表里的总方，称为枢机之剂。柯氏洞察仲景之意，将第98条诸病证，归纳为上、中、下焦的升发、转运、决渎失职而致，认为小柴胡汤理“三焦之气”。既与少阳为枢相符，亦和第233条的上焦通则硬满可去，津液下则大便自调，胃气和则呕自除相合，从总的原则上对该方的功用与主治进行了富有新意的概括。

四逆汤被柯氏称为温剂的主方。《伤寒论》中本方适应范围相当广泛，用于三阴及太阳经诸证。第21条的桂枝附子汤可理解为四逆汤的轻剂，其他变化方则更多。凡阳衰阴盛的四肢厥逆、恶寒蜷卧、下利清谷、腹中冷痛、舌淡苔白、脉沉微等均可应用，但忌与实热。即柯氏所说的“惟阳明胃实，少阳相火非所宜”。陈平伯亦言：“仲景辨阳经之病，以恶寒不便为里实。辨阴经之病，以恶寒下利为里虚。”这样，就明确了四逆辈的主治宜忌。

攻剂以承气为代表，但柯氏明确指出：“仲景用攻下二字，不专指大便。”也就是说，攻下之法不专指下法，攻下之剂不专指承气。他证如太阳之蓄血、大结胸、悬饮可攻下，阳明之脾约、湿热黄疸亦可攻下。且少阳、三阴中亦不乏攻下之例，就连膀胱蓄水用五苓渗泄，攻下亦寓其中。从广义角度认识攻下，和张子和的观点遥相呼应，给我们开阔了眼界，赋予了攻下新的含义。

4. 学习没有止境，几个问题值得商榷 柯氏治伤寒学，能独抒己见，自成一家，为后世医家广为诵颂。但《制方大法》中有些观点，尚不敢苟同，特提出以供商榷。

柯氏将栀子豉汤断为吐剂的主方欠妥。查本汤方见第78条，具清热除烦之效，无催吐作用，况虚烦不眠、心中懊憹等症发于吐后，按理不能更行吐法，重蹈覆辙，故刘完素强调“凡诸栀子汤，皆非吐人之药”。产生错误的原因有三：一则柯氏附会成无己见解，以讹传讹；二则豆豉在吐剂瓜蒂散中只能轻清宣泄，柯氏却误认为其助瓜蒂涌吐；三则诸栀子汤方后均有“得吐者，止后服”六字，临床实践中确未见栀子汤令人吐之例，且有的方中尚有止呕的生姜，故张志聪、张锡驹等均对此六字持怀疑态度，而柯氏忽视了有人对此六字的怀疑。

柯氏分析方义，采用对比方法，使人一目了然，但有的对比不甚贴切，如黄连阿胶汤与桃花汤之比即少有可比性，若将附子汤与桃花汤相比则甚合。桃花与附子均为少阴感寒寒化证而设，不同点在于桃花汤重在中焦脾虚，肠胃失调，症状为下利，故用干姜；附子汤重在下焦肾阳虚，经络寒湿，症状为疼痛，故用附子。此二方相较，则异同大白。

（《黑龙江中医药》，1987年第5期）

柯韵伯《伤寒论翼·制方大法》学术思想简介

广州中医药大学　　麦沛民　李任先

近年来，《伤寒论》学者在探讨《伤寒论》的研究中认为，“拓宽经方临床运用”是最具发展潜力的方向之一。柯韵伯着眼临床运用，“按方类证”，编成《伤寒来苏集》，其强调“六经为百病立法”的学术思想，为后世把《伤寒论》的理法方药运用于杂病的治疗，扩大经方临床运用提供了重要的理论依据。《伤寒论翼·制方大法》体现了仲景据理辨证、因证立法、方随法出、法以方传的辨证论治思想。本文对其主要学术思想作一简介。

一、立法遣方要针对病机

柯氏认为，凡病有名、有方、有症、有机、有情。“因名立方者，粗工也。据症（证）定方者，中工也。于症（证）中审病机察病情者，良工也。”因此，临证立法处方应“不拘病之命名，惟求症(证)之切当，知其机得其情”，主张“凡中风、伤寒、杂病，宜主某方，随手拈来，无不活法”。具体而言，即医者必须从症中审察在表在里、寒热虚实，并从能食或不能食，欲卧或不得卧，饮水或漱水不咽等“情”中，与有关病证作鉴别。这样就能辨识其属于何种证候，据证候遣方用药。若拘泥于“桂枝汤治中风，不治伤寒。麻黄汤治伤寒，不治中风”“不审仲景此方主何等症(证)，又不审仲景何症(证)用何等药，只在中风、伤寒二症(证)中较量，青龙、白虎命名上敷衍”，那就是“将仲景活方活法”，变为“死方死法”。

二、独重桂枝、柴胡二方

柯氏认为“风寒中人，不在营卫，即入腠理，仲景制桂枝汤调和营卫，制柴胡汤调和腠理”“仲景独出桂枝症(证)、柴胡症(证)之称，见二方任重，不可拘于经也”“仲景最重二方，所以自为桂枝症(证)注释，又为小柴胡注释。桂枝有疑似症，柴胡亦有疑似症。桂枝有坏病，柴胡亦有坏病。桂枝症(证)罢，桂枝不中与矣，而随症(证)治法，仍不离桂枝方加减。柴胡症(证)罢，柴胡不中与矣，而设法救逆，仍不出柴胡方加减”。

柯氏认为桂枝汤为“仲景群方之魁，乃滋阴和阳，调和营卫，解肌发汗之总方也”“凡头痛发热恶风恶寒，其脉浮而弱，汗自出者，不拘何经，不论中风、伤寒、杂病，咸得用此发汗，若妄汗妄下，而表不解者，仍当用此解肌”。柯氏紧扣营卫不和这一病机，扩大此方的临床应用，用于治疗自汗、盗汗、虚疟、虚痢等内科杂病，取得良效。“愚常以此汤治自汗、盗汗、虚疟、虚痢随手而愈。因知仲景方可通治百病。”柯氏又认为小柴胡汤“与桂枝汤相仿”“为脾症(证)虚热，四时疟疾之圣方”，明确指出：“小柴胡虽治在半表半里，实以理三焦之气，所以称枢机之剂。”正是该方具有调理三焦气机的功效，所以，柯氏认为“上焦无开发之机”之胸满、胸中烦、心烦、心下悸，“中焦废转运之机”之腹满、胁下痞硬，“下焦失决渎之任”之小便不利，皆可用小柴胡汤治疗。柯氏对二方的理解应用是基于“仲景之六经，为百病立法，非为伤寒一科”的深刻认识，因而大大超越了前人，丰富和发展了《伤寒论》，诚为仲景之功臣。

三、阻断病邪传变之路,先安未受邪之地

柯氏认为"桂枝之自汗,大青龙之烦躁,皆兼里热。仲景于表剂中,使用寒药以清里""自汗是烦之兆,躁是烦之征,汗出则烦得外泄,故不躁,宜用微寒酸苦之味以和之。汗不出,则烦不得泄,故躁,宜用大寒坚重之品以清之""夫芍药、石膏是里药入表剂,今人不审表中有里,因生疑畏,当用不用,至热并阳明,而斑黄狂乱发矣,是不任大青龙之过也"。进而明确指出:"仲景于太阳经中用石膏以清胃火,是预保阳明之先着,加姜枣以培中,又虑夫转属太阴。"尽管有学者对桂枝汤证、大青龙汤证的重心在表还是在里,桂枝汤、大青龙汤是表里双解之剂,存在不同意见。但柯氏对仲景太阳经中的大青龙汤证用石膏以清胃火,是预保阳明之先着,加姜枣以培中,是防邪入太阴的理解,与叶天士"若斑出热不解者,胃津无也,主以甘寒……或其人肾水素亏,虽未及下焦……甘寒之中加入咸寒,务在先安未受邪之地,恐其陷入易易耳"一样,体现了《内经》"治未病"的思想,诚"先圣后圣,其揆一也"。

四、同病异治,异病同治

所谓"同病异治",是指同一疾病,可因人、因时、因地的不同,或由于病情的发展,病机的变化,以及邪正消长的差异,治疗上应根据不同的情况,采取不同的治法。而不同的病证,在其发展过程中,出现了相同的病机变化时,也采取相同的方法进行治疗。如水气病,柯氏认为:"小青龙重在半里之水……治伤寒未解之水气,故用温剂,汗而发之。十枣汤治中风已解之水,故用寒剂引而竭之……小青龙之水,动而不居,五苓散之水,留而不行,十枣汤之水,纵横不羁,大陷胸之水,痞硬坚满,真武汤之水,四肢沉重,水气为患不同,所以治法各异。"又如,"手足厥逆之症,有寒热表里之各异,四逆散解少阴之里热,当归四逆汤解厥阴之表寒,通脉四逆汤挽少阴真阳之将亡,茯苓四逆汤留太阴真阴之欲脱,四方更有各经轻重浅深之别也"。同是"水气病",柯氏针对其不同病机,分别采用了外散风寒、内除水饮的小青龙汤,峻下逐水的十枣汤,化气利水、通达表里的五苓散,峻下逐水、泻热破结的大陷胸汤,温阳利水的

真武汤。同是“手足厥逆之症”，柯氏针对其“寒热表里之各异”“各经轻重浅深之别”采用不同治法。

“六经各有主治之方，而他经有互相通用之妙”是柯氏在其“制方大法”里所体现的“异病同治”思想的重要理论依据。《伤寒论》分六经证治，六经皆有其主治之方。如太阳之麻黄、桂枝，阳明之白虎、承气，少阳之柴胡、黄芩，太阴之理中、四逆，少阴之通脉、白通，厥阴之乌梅。柯氏认为这是仲景之定法，然“仲景之方，因症（证）而设，非因经而设，见此症（证）便与此方，是仲景之活法”，进而明确指出“六经各有主治之方，而他经有互相通用之妙”。如“麻桂二汤，为太阳营卫设，而阳明之病在营卫者亦用之。真武汤为少阴水气设，而太阳之汗后无阳者亦用之。四逆汤为太阴下利清谷设，太阳之脉反沉者宜之。五苓散为太阳消渴水逆设，阳明之饮水多者亦宜之。猪苓汤为少阴下利设，阳明病小便不利者亦宜之。抵当汤为太阳瘀血在里设，阳明之蓄血亦用之。瓜蒂散为阳明胸中痞硬设，少阴之温温欲吐者亦用之”。“合是症（证）便用是方，方各有经，而用可不拘。”可见，“仲景立方，只有表里、寒热、虚实之不同，并无伤寒、中风、杂证之分别”，充分体现了“异病同治”这一中医治疗上的灵活性。

柯韵伯注释《伤寒论》有一个显著特点，就是除了参证《内经》的一些条文外，几乎没有引用前人的注释和观点，喜独抒己见。柯氏“原夫仲景之六经，为百病立法，不专为伤寒一科，伤寒、杂病治无二理，咸归六经节制”“仲景制方，不拘病之命名，惟求症（证）之切当，知其机得其情”“六经各有主治之方，而他经有互相通用之妙”“仲景之方，因症（证）而设，非因经而设，见此症（证）便与此方，是仲景之活法”等学术思想贯穿全书。柯氏不仅发前人所未发，更重要的是极大地拓宽了后世医家的眼界和思路，为运用仲景学说指导辨证论治，为运用经方治疗临床各科的疑难重症奠定了理论基础。诚如陆九芝在《世补斋医书》中所言：“余之治伤寒也，即从《来苏集》入手，故能不以病名病，而以证名病；亦能不以药求药，而以病求药；即治杂病，亦能以六经分之。是皆先生之教也。”章太炎亦称：“自金以来，解《伤寒论》者多矣。大抵可分三部，陋若陶华，妄若舒诏，僻若黄元御，弗与焉。依据古经，言必有则，而不能通仲景之意，则成无己是也。才辩自用，颠倒旧编，时亦能解前人之执，而过或甚焉，则方有执、喻嘉言是也。假借运气，附会岁露，以实效之书，变为玄谈，则张志聪、陈念祖是也。去此三谬，能卓然自立者，创通大义，莫如浙之柯氏。”可见，柯氏学术思想对后世影响之大及后世医家学者对其评价之高。

（《广州中医药大学学报》，2000年第17卷第1期）

从柯琴对桂枝汤的运用谈辨证论治的灵活性

南京中医药大学　　朱　虹　王灿晖

《伤寒论》是中医学中成功地运用辨证论治的第一部专书，它确立了辨证论治的理论体系，奠定了临床医学的发展基础，提出了诊治疾病的原则和纲领，历代医家对此多有研究。辨证论治作为中医学的基本特点之一，已被广大中医药工作者所接受。但是在实际临床工作中，往往有不少医生把辨证论治这一理论运用得过于僵化，机械地套用某些治则方药，与辨证论治的本义及要求相去甚远。

清代著名的医学家柯琴（字韵伯），对张仲景特别是对《伤寒论》有极其深刻的研究，所著《伤寒来苏集》，“悟仲景之旨，辟诸家之谬”，对后世影响极大。柯琴认为，辨证论治是贯穿于《伤寒论》全书的指导思想，是仲景制方立法的重要依据。他认为：“仲景制方，不拘病之命名，惟求证之切当，知其机得其情，凡中风、伤寒、杂病，宜主某方，随手拈来，无不活法，此谓医不执方也。”笔者仔细研习《伤寒来苏集》，认为柯琴在临证中较好地运用了伤寒方药，灵活运用仲景所制之方，准确体现了辨证论治的诊治原则。

一、柯琴运用桂枝汤，不专于太阳中风

《伤寒论》第12条云：“太阳中风，阳浮而阴弱，阳浮者，热自发，阴弱者，

汗自出，啬啬恶寒，淅淅恶风，翕翕发热，鼻鸣干呕者，桂枝汤主之。”一般认为，外感风邪，致营卫不调，则当解肌祛风，调和营卫，以桂枝之辛温解肌祛风，以芍药之酸寒敛阴和营，两药配伍则调和营卫。而柯琴《伤寒来苏集·伤寒论注·桂枝汤证上》指出：“太阳病，头痛，发热，汗出，恶风者，桂枝汤主之。此条是桂枝本证，辨证为主，合此证即用此汤，不必问其为伤寒、中风、杂病也。今人凿分风、寒，不知辨证，故仲景佳方置之疑窟。”他认为只要有桂枝汤见证，无问其外感或内伤病，均可以此方治之。因此，柯琴《伤寒来苏集·伤寒附翼·太阳方总论》云：“愚常以此汤治自汗、盗汗、虚疟、虚痢，随手而愈。”同时对机械地认为桂枝汤专为太阳中风而设者提出批评：“粗工妄谓专治中风一证，印定后人耳目，而所称中风者，又与此方不合，故置之不用。”柯琴认为，桂枝汤为仲景群方之魁，乃滋阴和阳、调和营卫、解肌发汗之总方，无论外感或内伤，只要是阴阳失调、营卫不和者，均可用之。不难看出，柯琴对桂枝汤临床应用范围的拓展，实际上是将张仲景在《伤寒论》第16条所言“观其脉证，知犯何逆，随证治之”于临证运用的具体体现，客观反映了灵活性与原则性的有机结合，体现出柯琴对张仲景辨治理论理解的先进性和独创性，同时对后世完善辨证论治理论体系，以及指导临床实践都有积极的意义。

二、辨证论治的理论内涵

辨证的过程，实际上就是探求疾病本质或者是寻求根本症结的过程。而论治，则是在辨证的前提下，根据证的不同而确立治法、处方及用药，是辨证在治疗疾病中的具体体现。中医要取得较好的临床疗效，辨证是关键，而对证的认识及其演变过程的探析，则又是最根本或者说是最基础的要求。辨证的准确与否，直接体现出中医诊疗水平的高低和临床疗效的好坏。《临证指南医案·凡例》即明言：“医道在乎识证、立法、用方，此为三大关键，一有草率，不堪司命……然三者之中，识证尤为紧要……若识证不明，开口动手便错矣。”

辨证论治，是中医诊治疾病的重要手段和特色。在几千年的中医发展过程中，无论是传统中医学还是现代中医学，都是在前人临证经验的基础上，总结出若干适合中医治疗的病和证，特别着重于对证的认识。在此基础上，结合人体整体功能性变化及各种影响因素，处方用药。《伤寒论》第177条云："伤寒，心动悸，脉结代，炙甘草汤主之。"许多医者认为，炙甘草汤证的辨证要点是"心动悸，脉结代"，恰恰相反，从仲景的本意及临床实践来看，此汤证关键之处乃是"伤寒"二字。《素问·热论》言"今夫热病者，皆伤寒之类也"，也就是说，由外感热病引起的"心动悸，脉结代"可予炙甘草汤，倘若仅看重"心动悸，脉结代"，不仅临证显得呆板，而且疗效也很差。辨证之重要，尤其对证的正确认识，由此可窥一斑。

"有是证用是方"，已成为中医临证的基本要求；"证同治亦同，证异治亦异"，已成为辨证论治在诊治疾病过程中的具体体现。《素问·五常政大论》指出："西北之气散而寒之，东南之气收而温之，所谓同病异治也。"清代雷少逸著《时病论》，其中治感冒一病，无固定治法，须"因时令之异，寒温之变"，而处方用药。

所以辨证论治的理论内涵体现了中医四诊、八纲及治疗八法的有机结合，用药精当、缓解或解除患者痛苦则是这种结合在临床上的具体体现。

三、辨证论治的基本要求

辩证唯物主义认为，运动是绝对的，静止是相对的，任何事物都是处在绝对的运动之中。中医的辨证论治过程也是如此。证是疾病发展过程中某一阶段的病理概括，是一个特定时期的特定状态，同时随各种因素及治疗的效果而不断运动变化的。所以，笔者认为，辨证论治的基本要求：首先要认识疾病发展过程的总的病理变化，也就是原则性；其次要认识到在总的病变前提下，在某一个阶段，由于多种因素的影响而出现的各种证候，也就是灵活性。辨证论治的过程应当是原则性与灵活性结合的过程，叶天士也强调辨证灵活性的同时不可违背原则性，若《温热论》云："否则前后不循缓急之法，虑其动手便错，反致慌张矣。"但若过于重视原则性，则诊治疾病显得呆板、涩滞；偏于强调灵活性，则又会丧失治病的最佳时机和效果。

张仲景提出的"观其脉证，知犯何逆，随证治之"，就是不仅要认识到辨证论治的过程是一个动态的过程，而且在这个过程中会受很多因素的影响。医者必须认真观察每一个出现的症状，细心揣摩其病理变化，由小知大，见微知著，由局部而全身，知当前的病机推前阶段的病理、瞻后阶段的演变，从而找出与之相对应的治疗方法和药物。

四、把握辨证过程与“医者意也”

一般说来，辨证论治是强调结果，而忽视过程。虽然我们在学习的过程中，中医基础理论曾经有所论述，但是在具体实践中，往往罗列出各种证型、处方用药，对辨治的方法学很是少见。

尽管中医的认知方法有不注重个体的特点，有或然性、模糊性、臆造性等不足，但是在认识事物的共性、把握机体之间的关联性上，都是有超乎寻常的能力。这种能力超越了微观认识和直觉判断，不是一两日就可以达到的，而是在丰富的理论知识和大量的临床实践基础上，去除表(假)象，归纳、综合、类比后心悟、顿悟出来的，是一种高层次上的抽象思维，张景岳喻之为“医者意也”。

要准确把握辨证论治的全过程，笔者认为，除了要有坚实的中医基础理论知识外，还必须准确把握以下因素。

1. 证随外界气候、环境的变化而变化 《医门法律》强调：“凡治病，不察五方风气，服食居处，各不相同，一概施治，药不中窍，医之过也。”《素问·至真要大论》云：“气有高下，病有远近，治有轻重，适其至所为故也。”

2. 证随个体差异而不同 《素问·五常政大论》指出：“能毒者以厚药，不胜毒者以薄药。”叶天士《临证指南医案》卷五云：“大凡六气伤人，因人而化，阴虚者火旺，邪归营分为多；阳虚者湿胜，邪伤气分为多。一则耐清，一则耐温，病情之阴阳，从此可知也。”薛生白《湿热病篇》更是强调“实则阳明，虚则太阴”。

3. 全面考虑疾病发生发展的过程 仲景以旋覆花汤治肝着，病机乃肝郁血滞，而亦用此方来治疗妇人虚寒之半产漏下，何也？尝有先贤认为是错简，然仲景用此方实则全面考虑了妇人患病的全过程，宗《经》云“必先去其血脉，而后调之，无问其病，以平为期”之旨，开其蕴蓄不解之邪，旧血得去，新血复生。叶天士《临证指南医案》卷一载以此方治一虚痨患者，把握疾病的过程乃“久客劳伤，气分痹阻……初病在气，久则入血”，思病患及乎元虚，攻补未能除病，屡经攻补，病邪未去，正气受损，故而用辛润通络之旋覆花汤，调气血而不伤正，去久邪而理虚。

五、临证处方是辨证论治的结果

辨证的最终目的是为了处方用药，辨证的准确与否与处方用药有密切的联系。辨证是前提，用药（施治）是结果，也就是治疗手段。从方剂的构成来看，用药一般为扶正、祛邪、调节功能三部分，内伤病的扶正与祛邪是紧密相关的，祛邪而不伤正，扶正而不恋邪。但是最能体现辨证灵活性的，则是调整机体功能。功能调整是治疗疾病过程中，使受障碍的功能恢复正常的一个重要措施，也是医者个体的特色之处。目前有许多处方借助现代药理学研究成果，加入一些调整功能的药物，但是并没有完全体现出中医辨证的灵活性原则，如有一些冬令进补的膏方，一味全是补药，病者服之日久，会有腹胀不适等感觉，若加入泽泻则补效明显而无不适，何故？泽泻乃泻肾之品，补中有泻，补而不滞，气机流畅，则疗效显著。

六、辨证与辨病应有机结合

无论是传统中医学认识的疾病，还是现代医学认识的疾病，它们都是本质的体现，规定和制约了证的发生、发展与变化。在疾病的过程中，由于受到各种因素的影响而表现出一病多证，但是它是随着病情的变化而变化，受病的制约和影响。虽然我们强调辨证的灵活性，但是首先应当明确对病的诊断。对病名的正确认识，有利于对疾病本质的认识，有利于把握疾病的演变规律，有利于确立治疗法则。在疾病发展过程中，有些证是提前或滞后于病的发展。如现代医学之肝病、肿瘤等，在早期阶段，无任何症状出现，病者也未表现出任何不适，但是肝功能、超声诊断等均可提示异常。由于中医对现代疾病的认识不足，认为是“无证可辨”，实际上疾病已经发生或发展，这就需要借助现代医学的诊察手段、处方用药。如果仍固守辨证论治的观点，将会延误病情。

辨证施治是对症处理的升华。病贯穿全部过程，而证只是某一阶段。只有统揽疾病的全局，才能更好地把握局部的证，才能更加灵活运用，执简驭繁。

七、结　语

自《伤寒论》以下，临床辨证论治的运用越来越广泛，同时对证型的规定也越来越具体。只有在认识疾病的前提下，全面了解证型演变规律和辨析要领，把握影响疾病的各种因素，才能准确、灵活地辨证用药，为治疗提供好的保证，这也是对新一代中医临床医生的基本要求。

（《辽宁中医杂志》，2004 年第 12 期）

柯琴对桂枝汤用药之论探析

河南中医药大学　　张培丽

桂枝汤为《伤寒论》第一方，由桂枝、白芍、大枣、生姜、甘草组成，主治太阳中风，症见头痛、发热、汗出、恶风、脉浮缓。柯琴对桂枝汤评价颇高，曰："桂枝汤为仲景群方之冠，乃滋阴和阳、调和营卫、解肌发汗之总方也。"现将其独特见解总结如下。

一、桂枝汤的组成及配伍意义

1. 方药组成　桂枝三两（去皮），芍药三两，甘草二两（炙），生姜三两（切），大枣十二枚（擘）。

2. 配伍意义　桂枝发散而温通卫阳，芍药和营而敛阴，二者配伍，在发表中寓有敛汗之意，和营中有调卫之功。生姜佐桂枝以解表，大枣佐芍药以和营，甘草调和诸药。是知桂枝汤治疗太阳中风，而非取其直接发汗之功效，而在于调和营卫，营卫和则汗自出，肌腠之邪亦随之而解。

二、桂枝汤适应证

（1）柯琴认为只要出现桂枝汤证，即头痛、发热、汗出、恶风，无须区分伤寒、中风或是杂病，皆可以采用桂枝汤，书中也记载“今人凿分风寒，不知辨证，故仲景佳方置之疑窟”。

（2）“太阳病，外证未解，脉浮弱者，当以汗解，宜桂枝汤。伤寒、中风、杂病，皆有外证。太阳主表，表证咸统于太阳。然必脉浮弱者，可用此解外。”桂枝汤的脉象必须是浮弱脉，才可用此方来解外证。

（3）外证初起之时，有麻黄、桂枝之分。如当解未解时，可仅选用桂枝汤，因桂枝汤为伤寒、中风、杂病解外之总方。凡是脉浮弱、汗自出而表不解者，咸得而主之也。即阳明病脉迟汗出多者宜之，太阴病脉浮者亦宜之。由此可知，诸经外证之虚者，治法都可以同太阳病未解的治法，故知桂枝汤不单为太阳专用。

（4）误下后而脉仍浮，可知表证未解，阳邪未陷，只能用桂枝汤解外，不可因脉浮而选用麻黄汤。同时，下后仍可用桂枝汤，乃见桂枝方之力量矣。

三、桂枝汤证的鉴别

1. 辨太阳表虚证和阳明里实证 太阳主表，头痛为主；阳明主里，不大便为主。阳明病偶伴头痛，乃因浊气上冲；太阳病也存在便秘症状，乃因阳气太重。六七日方可解病，若七日仍未排便，病位在里，头痛身热属阳明，用承气汤。外证不解是因里不通，里通表证自解。若大便通畅，而尚有头痛身热之症，病位在表属太阳，用桂枝汤。

2. 辨《伤寒论》第67条和第117条 前条发汗之后，脐下悸，是因发汗后体虚，水邪乘虚而犯心，用君药茯苓利水渗湿、健脾宁心，因此可避免奔豚发作。后条表寒未解并且气由小腹上冲，此乃木邪夹水气以犯心，遂用桂枝汤倍桂枝以制木邪而逐水气，故奔豚自除。前条在里而未发，后条在表而已发，由此治法不同。

3. 辨误用桂枝汤　自汗出、头痛、发热、恶风寒及鼻鸣、干呕，有一证不合桂枝者，便不得用桂枝汤，脚挛急不合桂枝证。太阳有自汗证，阳明也有自汗证，则心烦微恶寒，是阳明表证；小便数，脚挛急，是阳明里证。因此为阳明伤寒，而非太阳中风。证在表，用桂枝汤；证在里，用承气汤；证在半表半里，应当去桂枝、干姜、大枣，用芍药、甘草，以和中。芍药性苦酸微寒，用以敛阴止汗、柔肝止痛；甘草性甘平，用以缓急止痛、补益脾气。误用桂枝汤攻汗，汗出伤津液以亡阳，脚挛急者出现厥逆。咽干、烦躁、吐逆，均因胃阳外亡所致，故用甘草干姜汤以复其阳，阳复则厥愈而足温。若厥逆症状已消，脚挛急症状尚在，继续服用芍药甘草汤以滋阴。胃气不和谵语，乃因服用桂枝汤时，干姜、桂枝遗热所致，少与调胃承气汤以清热和中。自汗、心烦、恶寒，皆是阳虚证，独以脚挛急认为是阴虚；咽干、烦躁都是阳盛证，独以厥认为是亡阳。

四、用药禁忌

(1)《伤寒论》中曰："禁生冷、黏滑、肉面、五辛、酒酪、臭恶等物。"

(2) 服桂枝汤发汗程度为全身微微似汗出，而非大汗淋漓，若服后汗出病愈，中病即止。

(3) 服桂枝汤后未出汗，或因汗已尽，谷气未充，津液不足不能濡养肌肤。依前法继续服用，则谷气充盛，正胜邪却，病除矣。

(4) 若病重，当及时增加药量，服到汗出为止，因为桂枝汤调和营卫，桂枝汤可以加量以发汗。

(5) 若平时常饮酒之人，则不能用桂枝汤。凡是体内有热邪者皆当禁。

(6) 若患者脉浮紧，不出汗就不能用桂枝汤。

(《中国民间疗法》，2018 年第 26 卷第 12 期)

对《伤寒附翼》中麻黄升麻汤几点不同的见解

盖山保健院　　郑遂年

柯韵伯所著的《伤寒来苏集》和《附翼》等书都是很有功于仲景的，它的内容结构具有创造性的优点，能够另出手眼，一反过去各注家随文敷衍的做法，把《伤寒论》的汤证分门别类，使之更合于科学的方法，值得给以很高的评价。但是美中还有不足，《附翼》中的方论最不能令人满意的，无过于对于麻黄升麻汤的见解。它说："六经方中有不出于仲景者，合于仲景，则亦仲景而已矣，若此汤其大谬者也。"《伤寒论》经过王叔和的编次，中间总有地方失去本来的面目，研究的人虽然要抱着怀疑的态度来看待它，但也不能过分地主观。假如断章取义地摘录了几句，不管客观的情况如何，贸然就下判定，这样不但得不出真理，而真理反因之愈晦。

由于柯氏这一方论不是根据中医理论体系——"整体观念"和"辨证论治"的精神来分析病因并指导临床实践的，恐怕其说被人们吸收后，在一定的程度上会影响对《伤寒论》的信心，从而陷于无所适从，所以笔者不揣浅陋，特对麻黄升麻汤的方论提出几点不同的见解，以供研究。

一、麻黄升麻汤的命名取义

仲景的辨证处方不但机动灵活，而且非常严谨，是丝毫不容假借的。论中所叙述的内容都是针对什么证候，就用什么方药。或多一证，或少一证，就不叫作原来的证；或加一味，或减一味，也不称为原来的方。所以在未讨论麻黄升麻汤之前，我们应该了解它的定名意义，以及作用如何，即不难思辨过半了。

王晋三说："麻黄升麻汤，方中升、散、寒、润、收、缓、渗、泄，诸法俱备。推其所重，在阴中升阳，故以麻黄升麻名其汤。"这样的见解是很对的，但据笔者的看法，还要进一步从《内经》"太阴为开"的道理来分析。本条的见证是"咽喉不利，唾脓血"和"厥而下利"，即足以说明手足两太阴"开"的功能已经失调，故当以肺脾胃的药——麻黄、升麻为主，升其下陷的阳，且引用“病至厥阴，以阳升为欲愈”作证明，亦见汤名麻黄升麻是最恰当不过。

但是柯氏的方论，对这个最重要环节，却没有只字言及。因为汤名的意义未及清楚，单纯靠着主观的见解，凭空抽出几句，运用中医原有脉证的理论来说明，显然是牵强的。

二、麻黄升麻汤所主的脉和证

《伤寒论》中关于麻黄升麻汤所主脉证的记载是：“伤寒六七日，大下后，寸脉沉而迟，手足厥逆，下部脉不至，咽喉不利，唾脓血，泄利不止者，为难治，麻黄升麻汤主之。”

这条所述的证候群很复杂，且脉象也与一般所说的不同，所以在辨脉论证上的确有点困难。

柯氏对此曾作这样解释：“寸为阳，主上焦，沉而迟是无阳矣。沉为在里，则不当发汗，迟为脏寒，则不当清火；且下部脉不至，手足厥冷，泄利不止，是下焦之元阳已脱；又咽喉不利，吐脓血，是上焦之虚阳无依而将亡，故扰乱也。”

这种不从发病的机制上来求证，仅就一般病理和脉理加以分析，自不能解决问题。因为在厥阴病的发展过程中，寒热虚实，表里上下，很不一致，只有对它特殊的一面加以深刻探讨，然后本条的脉证才能得到了解。

本条的重点是在误下后所发生的病变，其表现出来的脉证，主要有下列三种。

1. 脉沉迟，手足厥逆，下部脉不至　本条经过误下之后，胃液重伤，是以胸中大气不能敷布周身，病邪陷入厥阴，热结寒闭，致见寸脉虚滞而沉迟，并非纯阴的脏寒可比。脾主四肢，大下后脾阳不升，才有手足厥逆的见证。土陷木郁，下焦气机闭滞不行，代偿功能发生障碍，故又有脉不至之候。这与李东垣所指“下部无脉为木郁”的现象，是同样道理，哪能就说是“元阳已脱”？

2. 咽喉不利，唾脓血　肝与胆原是相为表里的，厥阴为阴之尽，阴尽阳生，故中见少阳的相火。本条因大下后，中气为寒湿所阻，才致胆火上逆而侮肺金，现出“咽喉不利，唾脓血”的症状，并不是像柯氏所说的“上焦之虚阳尤依而将亡”所生出的“乱”子。

3. 泄利不止 误下是本证主要原因之一，且与《厥阴篇》第一条“下之利不止”之禁亦有抵触，以致风木下陷，贼侮脾土，而为泄利。脏腑原是相通，若有一处发生病变，就能够牵连其他有关系的地方。本条乃因误下而生的后果，自然是会影响于消化系统，呈现出胃肠的症象，哪能就这样肯定说“下焦之元阳已脱”？

张隐庵说：“咽喉不利，乃厥阴风气在上而上焦虚；唾脓血，乃厥阴火化在中而中焦虚；泄利不止，乃厥阴标阴在下而下焦虚。”这样根据厥阴标本中见的气化来解释本条的证候群，言人所未言，与柯氏的见解大不相同。可是这种道理艰深，人们多畏其难，而不喜研究。

三、麻黄升麻汤的证是难治，非是不治

柯氏为了强调麻黄升麻汤并不是仲景所出的方，却把本条的原文“难治”解作：“如用参附以回阳，而阳不可回，故曰难治，则仲景不立方治也明矣。”

“难治”是说治之有困难，既不是无法可治，也不是已到不治的程度，怎好说“仲景不立方治”？

尤在泾对这一段曾注道：“阴阳上下，并受其病，而虚实冷热，亦复混淆不清矣；是以欲治其阴，必伤其阳，欲补其虚，必碍其实，故曰此为难治。”这样解释还算中肯。因为古人认肝属木，以水为母，以火为子；当其发病，不是上兼心包之火而为热，即是下陷少阴之水而为寒。本条既为误下所致，邪陷厥阴，变成坏证，而见寒热混淆，上下齐病，是以难治。

四、麻黄升麻汤两物组成的看法

仲景所著的《伤寒论》是先有实践，而后才创造出理论。这种理论若与现代科学来对照，或许还有出入之处，但对通过临床的经验辨证论治所立下的汤方来说是非常正确的，绝对不会偏差。像上面所述，麻黄升麻汤还是从难治的证候群中想出这个救逆的方子，可知仲景处此窘境，一定费尽苦心，才选用十四味药物而组成。即：麻黄（去节）二两五钱，升麻、当归各一两一分，知

母、黄芩、玉竹各十八铢，石膏、白术、干姜、芍药、桂枝、茯苓、炙草、天门冬（去心）各六铢。另对煎法、服法，仲景也指出："以水一斗，先煮麻黄一二沸，去上沫，内诸药，煮取三升，去滓，分温三服，相去如炊三斗米饭顷，令尽，汗出愈。"这都足以说明仲景对本证治疗的重视，故有这样周密的记载。

柯氏对这首方剂的组成和药的配伍都表示异议，言："此用麻黄、升麻、桂枝以散之，汇集知母、天冬、黄芩、芍药、石膏等大寒之品以清之。以治阳实之法治亡阳之证，是速其阳之亡也，安可望其汗出而愈哉？用干姜一味之温，苓、术、甘、归之补，取玉竹以代人参，是犹攻金城高垒，而用老弱之师也。"这种说法是由于他对本条脉证的见解偏差产生出来的，他忽视误下是本条辨证论治的重要依据，却把体力因逆治骤变为弱的虚证，执定为亡阳，故对本证处理才有不同的主张。基于此出发的论调，自是错误的。

《医宗金鉴》从方法上认识仲景之运用心思，认为本方是极巧。言："升麻、玉竹、芩、膏、知母、天冬乃升举走上清热之品，用以避下寒，且以滋上也。麻、桂、干姜、归、芍、甘草、茯苓、白术，乃辛甘走外温散之品，用以远上热，且以和内也。分温三服令尽，汗出愈，其意在缓而正不伤，彻邪而尽除也。"

俞东扶对此见解亦与众不同，谓："是汤以知母、石膏合麻、桂、干姜，犹是越婢汤成例。其参、芩、归、芍、苍、术、天冬、玉竹，则因邪陷厥阴，寒郁热伏，又为下药重亡津液，故以辛温升散其邪，必兼凉润以制其燥。"

以上两家的看法，各有其独到之处。笔者依据"太阴为开"和"厥阴不治，求诸阳明"来论断，亦见触处皆通。麻黄、升麻为太阴、阳明经之药，对咽喉不利、唾脓血和下利等证也都有帮助，故仲景用之尚不止主升下陷之阳而已。桂枝、芍药有调和营卫的作用，加以当归分两与主药升麻同量，更能发挥其补益肝脾的功效。茯苓、白术、炙甘草温补脾虚，以除泄利，并用干姜温中，以制知母、黄芩、石膏之寒。下后胃液大伤，且有咽喉不利，唾脓血，肺脏亦见燥热，故用石膏、知母、黄芩、天冬、玉竹以清之。药味虽多，其意义很大，也与乌梅丸一样。

五、麻黄升麻汤的特殊性

为了适应疾病发展变化的情况，《伤寒论》所立救逆之法还比正治之法来得多，麻黄升麻汤就是救逆法中最突出的一方。此方适应的证比较复杂，虚实寒热也很费解，故为一般人所漠视。柯氏对之不在治疗过程和伴发症状中加以细究，即采取了否定的态度，说此方“用药至十四味，犹广罗原野，冀获一兔”，这种不正确的见解，完全缺乏根据。他不知本条所难解之处，正好运用“从药辨证”的方法来参照，而由药味之多得到证的说明。若照仲景所指示“知犯何逆，随证治之”的原则来说，则麻黄升麻汤所用的药物虽多至十四味，亦无足大惊小怪。

《医宗金鉴》说：“下寒上热，若无表证，当以黄连汤为法，今有表证，故复立麻黄升麻汤，以示随证消息之治也。”

徐灵胎说：“此乃伤寒坏证，寒热互见，上下两伤，故药亦照证施治。病证之杂，药味之多，古方所仅见，观此可悟古人用药之法。”

综上所述，仲景之麻黄升麻汤并不是平淡无奇，的确具有特殊性。概括起来，可分两种：一是立法特殊，一是用药特殊，这都是值得我们学习的。

《伤寒论》难懂的汤方还很多，并不限定于麻黄升麻汤这一方。我们研究的时候，思想上不应被各家的注解所迷惑，应该紧紧抓住重点，大胆地加以严格的批判，然后才能知道何去何从，否则很容易为一家的臆说或几家的偏见所误。赵嗣真说：“仲景之书，一字不同，治法霄壤，其可不于片言只字，以求其意欤？”这也是要人们虚心、耐心、细心地来读《伤寒论》。

有俗语云“天有不测的风云，人有难料的厥阴”，可见厥阴在《伤寒论》中算是最难读的一篇，因为厥阴为三阴之里，处在五脏中最深的地方，病若治不得法，常有晨发暮死、夕发旦死的危险，故我们对之尤当三致意才是。

此外，《伤寒论》主要的论据，是仲景用《内经》“开阖枢”的道理写成，也可以说它的灵魂就是寄托在这里。若于学习它的理论之时，离开这一点，甚至反加怀疑，而忽略与之相结合，那就有“画龙不点睛”之憾。

（《福建中医药》，1961 年第 5 期）

从柯琴之六经观辨析大柴胡汤证的归属——兼考证《伤寒论》大柴胡汤的组成

广州中医药大学　　武夏林　潘华锋　史亚飞

关于大柴胡汤证的归属，目前《伤寒论》研究的主流观点认为应属于少阳阳明合病或少阳病合并里实证，其论据是《伤寒论》原文中关于大柴胡汤证的描述中，既有少阳经证“往来寒热”“呕不止，心下急，郁郁微烦”，兼有阳明经证“心下痞硬”“下利”的症状表现，更有“热结在里，往来寒热者，与大柴胡汤”这种病机方面的直接对应。上述推断逻辑看似正确，但当我们分别考证阳明与少阳二证的原文，提炼出真正能反映二证病机实质的症状时，笔者发现大柴胡汤证与阳明腑实证在症状描述上并无相兼之处，而症状不同的背后是二者在病机上的根本差异。文中笔者将对“大柴胡汤归属阳明”这一观点的存疑之处一一详述，并从以证类方的角度出发，借助其他文献考证《伤寒论》原文所载之大柴胡汤中是否有大黄一药。

一、症状描述存疑

在腹部症状方面，《伤寒论》原文中关于阳明腑实证的描述有“心下硬”“腹满”“满痛”，而大柴胡汤证则是“心下痞硬”。“痞硬”与“满硬”这一字之差，是因为大柴胡证与阳明腑实证的病机确有差异，还是仅仅是同一症状的不同描述？我们返回《伤寒论》原文，对比发现：关于阳明腑实证的所有描述中通篇不见一个“痞”字。可见本案所载之证及大柴胡汤证是否为“少阳阳明合病”理应存疑。

《伤寒论》中有关阳明腑实证的大部分条文，在记载腹部“胀、满、硬”的同时还兼有关于二便异常的描述，或言大便燥结或言小便不利，可见承气汤证的腹部异常是与二便的不利有密切联系的。而反观大柴胡汤证，原文第一则不言二便，另一则却说“呕而下利”。虽同为下利，然此“呕而下利”还见于泻心汤证及葛根汤，病在气分，是脾胃升降失司的表现，为胆气犯胃（脾），升降失司所致。与承气汤热结旁流之“自利清水，色纯青”有天壤之别，可见二证的病机确有不同。这也从一个侧面证明了大柴胡汤证在症状上与阳明腑实证的根本差异。

二、"胃家实"的实质论证大柴胡汤证不兼阳明承气之病机

虽然在症状之描述上二证有所出入，但原文所载"伤寒十余日，热结在里，与大柴胡汤"，这"热结于里"不正是阳明证的病机？针对此疑问须再回溯《伤寒论》，阳明经提纲证的记载是"阳明之为病，胃家实也"，这是最简短的提纲证描述，也是阳明病的四字真言。不言发热恶寒，不言脉象，不言有汗无汗，不言痞、满、燥、实，但言"胃家实也"，斯意有二：一则阳明病之症状千变万化，并无总纲可循；二则"心下痞硬"不属于"胃实"范畴。所以无论怎样变化，只要抓住"胃实"这一本质，就能明辨而不谬。也正基于此，柯琴在《伤寒论注》中写到大柴胡汤证是"胃口之病，而不在胃中，解热在里，非结实在胃"。

但是辨证终归是要落到诊断上的，"胃家实"的证候到底是什么呢？柯琴在《伤寒论翼·六经正义》中说："阳明主在里之阳，故能使阳邪聚于腹耳。"再结合上下文，即是说，阳明为三阳之里，是外邪由阳经入阴经的阶段，故能使无形之阳邪——热，聚于有形之阴部——腹。且柯琴的六经地面说又将内自"心胸至胃至肠"归为"阳明地面"，如栀子豉汤证中所述无形之热邪弥漫心胸，并未与有形之热邪相结，张仲景称为"虚烦"，所以可以推断阳明病"胃实"的机制是热邪与有形之物结于胃而成"实"，这也是与临床实际相符的。了解了详细的机制才能准确地理解外在的证候，"阳明"为阖，故阳明胃实表现于症状上必带有"阖"的特点。在《伤寒论注·阳明经证上》中，柯琴写道："阳明为传化之府，当更实更虚。食入胃实而肠虚，食下肠实而胃虚。若但实不虚，斯为阳明之病根矣……阳明为阖，凡里证不和者，又以阖病为主。不大便固阖也，不小便亦阖也。不能食，食难用饱，初欲食，反不能食，皆阖也。自汗出，盗汗出，表开而里阖也。反无汗，内外皆阖也。种种阖病，或然或否，故提纲独以胃实为正。胃实不是竟指燥屎坚硬，只对下利言。下利是胃家不实矣。"可见阳明经证的症状虽有万端之变化，但始终离不开"阖"与"实"这二字。搞清楚了"胃实"的内涵和外延，反观大柴胡汤证之原文或不言二便之异

常，或反言“胃不实”之症状——下利，可见大柴胡汤证之机不属胃实，本医案所载之证也无承气之理。

三、以病机推证大柴胡汤的成方之理

上文只是证明了大柴胡汤证不是少阳阳明合病，那么大柴胡汤证的病机究竟为何？柯琴以为，在少阳半表半里证的基本病机上，大柴胡汤与小柴胡汤是一致的，都是表里双解之剂，惟大柴胡汤证偏里、偏热而已，故称其为“少阳气分里热证”。此名实为与阳明承气区分而设。在《伤寒附翼·大柴胡汤》中柯琴写道：“此方是治三焦无形之热邪，非治胃腑有形之实邪也……其心下急烦痞硬，是病在胃口，而不在胃中，结‘热’在‘里’，不是结‘实’在‘胃’……大小柴胡，俱是两解表里之剂。大柴胡主降气，小柴胡主调气。”所以大柴胡汤是在小柴胡汤和解表里的基础上去人参、甘草之温补，加枳芍以破结。最后柯琴在《伤寒附翼·大柴胡汤》一文中总结大柴胡汤是“半表半里气分之下剂”。

四、通过“以证类方”及考证源流来分析大柴胡汤有无大黄

以方类证，以证亦可类方。按照柯琴所言，大柴胡汤主通降在“里”之结“气”，而非在“胃”之结“实”，并不为阳明腑实设，那此方之中必应无通里实之大黄，且柯琴的《伤寒论注》所载之大柴胡汤原文确无大黄，这又与伤寒学派的主流观点相左。关于这个问题，柯琴先在承气汤证论述中说：“夫诸病皆因于气，秽物之不去，由于气之不顺，故攻积之剂必用行气之药以主之。亢则害，承乃制，此承气之所由。又病去而元气不伤，此承气之义也。”可见攻积行气共施是治疗承气证的原则。而既然大柴胡汤证无承气汤证之理，缘何会用承气证之方？由于世传之大柴胡汤确有大黄，故柯琴又在《伤寒附翼》中写道：“条中并不言及大便硬，而且有下利症，仲景不用大黄之意晓然。后人因有‘下之’二字，妄加大黄以伤胃气，非大谬乎？妄作伤寒书者，总不知凭脉辨症以用药，专以并合仲景方为得意……大小柴胡，俱是两解表里之剂。大柴

胡主降气，小柴胡主调气。调气无定法，故小柴胡除柴胡、甘草外，皆可进退；降气有定局，故大柴胡无加减法。后人每方俱有加减，岂知方者哉！”张仲景原文有“伤寒呕多，虽有阳明证不可攻之”之禁，“呕不止”就是“呕多”，呕多禁攻，故予大黄攻下之意有违张仲景本意。

柯琴的观点是否正确，我们尚无充分的证据去判断，但大柴胡汤中是否有大黄，确有存疑之处，而某些疑点甚至正来源于主流用来拥护大柴胡汤有大黄的论据。众所周知，《伤寒论》大柴胡汤证原文后有“无大黄恐不为大柴胡汤”的记载，既然其证已立，其理已明，又怎会一证载两方而不定，而说“无大黄恐不为大柴胡汤”？此外，世人皆谓《伤寒论》与《汤液经法》渊源弥深，如梁代陶弘景《用药法要》说：“诸名医辈张玑……咸师式此《汤液经》法。”王好古曾说：“殷伊尹用《本草》为汤液，汉仲景广《汤液》为大法，此医家之正学，虽后世之明哲有作，皆不越此。”清代陈修园也指出：“明药性者，始自神农，而伊尹配合而为汤液。张仲景《伤寒》《金匮》之方，即其遗书也。”然而在宋代的残本中，《汤液经法》所载之大柴胡汤并无大黄。所以《阴证略例·伊尹汤液论例》就说：“许学士亦云伊尹《汤液论》大柴胡汤八味，今监本无大黄，只是七味，亦为脱落之也。以是知仲景方皆《汤液》也。”也就是说，从《伤寒论》今本的八味大柴胡汤去考证《汤液经法》的七味大柴胡汤记载为“脱简”。仔细想一下，这种观点多少有些逻辑混乱，我们虽然不能以《汤液经法》残本之大柴胡汤无大黄而去推论《伤寒论》原本所载之大柴胡汤也没有大黄，但考虑到二书的前后继承关系，较之以后出的《伤寒论》修改版本去论证先出的《汤液经法》原版之对错，前一观点显然更合乎逻辑。

五、结　语

证候可以变化多端，但其理一也，具体到阳明病，这个理就是“胃家实”。只要有围绕胃实的症状，无论兼证如何都可以辨证为阳明病；而如果主证不是胃实，即使他证与具体的条文契合，也不能将病位归为阳明。大柴胡汤证并不兼胃实，所以笔者认为不能将其归入少阳阳明合病的范畴。柯琴的观点虽然不是主流，但有理有据，更重要的是它契合了六经辨证的精髓。张仲景立六经之法，不是为了把《伤寒论》的某些字句变成束缚后人的“圭臬”，而是为了让医者面对错综复杂变化多端的证候时，能够有章可循，抓住根本。学古当自疑古始，以超越古人终，六经之法不可易，但六经的实质却有待后人去伪存真。所以，无论在《伤寒论》的原文中究竟大柴胡汤有无大黄，我们都应当凭借以证类方的原理对其合理性进行质疑。

（《中华中医药杂志》，2011年第26卷第10期）

浅谈柯韵伯对乌梅丸的发挥及临床应用

广州中医药大学第一附属医院　　蔡文就

乌梅丸首见于《伤寒论》厥阴病篇，附原文第338条之下，主治蛔厥，兼治久利。乌梅丸治疗蛔厥确有良效，因而后世奉为治蛔之祖方，并据此将乌梅丸作为治蛔的专方，如成无己、尤在泾之注疏，以及后世大多数方书论述，皆未出此，以致新版《方剂学》教材竟将其列为驱虫小剂，因而几被习中医者遗忘。柯韵伯著《伤寒来苏集》一书，发仲景之精微，破诸家之偏见，其对厥阴病乌梅丸的发挥独具慧眼，对指导临床实践极具价值。

一、乌梅丸为厥阴病之主方

张仲景著《伤寒论》，其病分六经而各具提纲，各立本证，各有主方。如太阳病提纲为："太阳之为病，脉浮，头项强痛而恶寒。"太阳病本证为风寒表证，太阳病主方为麻黄汤和桂枝汤。厥阴病提纲为："厥阴之为病，消渴，气上撞心，心中疼热，饥而不欲食，食则吐蛔。下之，利不止。"然厥阴病本证及厥阴病主方历代医家大都未明确指出。如尤在泾《伤寒贯珠集》太阳、阳明、少阳三阳篇均列正治法，太阴、少阴、厥阴三阴篇则列诸法。其论厥阴病乌梅丸列于厥阴温法之下，只言治蛔厥。尤氏云："蛔厥者，蛔动而厥……蛔性喜温，脏寒则蛔不安而上膈。蛔喜得食,脏虚则蛔复上而求食,甚则呕吐,涎液从口中出。按古云:蛔得苦则动,得甘则安。又曰:蛔闻酸则静,得辛热则止,故以乌梅之酸,黄连、黄柏之苦,生姜、细辛、当归、附子、桂枝之辛,以安蛔温脏而止其厥逆。加人参者,以蛔动中虚,故以之安中而止吐,且以御冷热诸药之悍耳。"又如中医学五版教材《伤寒论讲义》,太阳、阳明、少阳、太阴、少阴五篇都有本证和主方,唯《厥阴篇》未列本证及主方。而柯韵伯在《伤寒来苏集》中注疏厥阴病提纲时则说:"太阴厥阴,皆以里证为提纲,厥阴为阴中之阳也。按两阴交尽,名曰厥阴,阴尽而阳生,故又名之绝阳。"并明确指出,厥阴提纲证应用"乌梅丸主之,可以除蛔,亦可以止利"。《伤寒论》第338条:"伤寒脉微而厥,至七八日肤冷,其人躁无暂安时,此为脏厥,非蛔厥也。蛔厥者,其人当吐蛔,今病者静而复时烦者,此为脏寒,蛔上入其膈,故烦,须臾复止,得食而呕,又烦者,蛔闻食臭出,其人常自吐蛔。蛔厥者,乌梅丸主之,又主久利。"柯氏注云:"此与气上撞心,心中疼热,饥而不欲食,食则吐蛔者,互文以见意也,夫蛔者,虫也,因所食生冷之物,与胃中湿热之气,相结而成。今风木为患,相火上攻,故不下行谷道而上出咽喉,故用药亦寒热相须也。此是胸中烦而吐蛔,不是胃中寒而吐蛔,故可用连、柏。要知黄连、黄柏是寒因热用,不特苦以安蛔。看厥阴诸症,与本方相符,下之利不止,与又主久利句合,则乌梅丸为厥阴主方,非只为蛔厥之剂矣。"柯氏在《伤寒来苏集·伤寒附翼》厥阴方总论中进一步指出:"太阴以理中丸为主,厥阴以乌梅丸为主。""仲景此方,本为厥阴诸证之法,叔和编于吐蛔之下,令人不知有厥阴之主方,观其用药,与诸症符合,岂只吐蛔一症耶?""厥利发热诸症,诸条不列方治,当知治法不出此方矣。"

厥阴为两阴交尽,一阳初生之经,正当阴阳交接之际,从六气论,则厥阴之上,风气治之。厥阴肝为风木之脏,主藏血而内寄相火,性喜条达,功擅疏泄。肝生于水而生火,一脏而兼水火两性。风气通于肝,肝主风。所以厥阴生理为由阴出阳,和风以生,其应于肝,则阴阳相贯,阳输阴布,风和木达,水火调匀。厥阴病则阴阳出入之机不相顺接,阴阳输布随之混乱,阴阳动荡,贼风妄动,风动木摇。阴阳相争,阴进阳退则寒生,阳进阴退则热长,水火二气因母子关系而同时受扰,为寒为热。可见厥阴病理为肝风内动,阴阳相兼,寒热错杂,而提纲所述之症正是厥阴病理所致的主要症状。乌梅丸为厥阴病主方，主治厥阴肝风内动、寒热错杂之本证。

二、乌梅丸的配伍意义

言乌梅丸为治蛔驱虫剂者，其论乌梅丸的配伍如六版《方剂学学习指导》说："蛔得酸则安，得辛则伏，得苦则下。方中重用味酸之乌梅，安蛔止痛，为君药。椒目、细辛味辛性温，温脏寒而伏蛔，为臣药。黄连、黄柏味苦性寒，下蛔而清热；附子、桂枝、干姜味辛性热，既可助其温脏祛寒，且辛可制蛔；当归、人参补养气血，扶助正气，均为佐药。蜂蜜为丸，甘缓和中，为使药之用。"盖不知乌梅丸为厥阴病主方之故。

柯韵伯在论乌梅丸时指出："六经惟厥阴最为难治，其本阴而标热，其体风木，其用相火，以其具合晦朔之理。阴之初尽，即阳之初出，所以一阳为纪，一阴为独，则厥阴病热，是少阳相火使然也。火旺则水亏，故消渴；气有余便是火，故气上撞心；心中疼热，木甚则克土，故饥不欲食，是为风化；饥则胃中空虚，蛔闻食臭出，故吐蛔。此厥阴之火证，非厥阴之伤寒也。"《内经》曰："必伏其所主，而先其所因。或收或散，或逆或从，随所利而行之，调其中气，使之和平，是厥阴之治法也。仲景之方，多以辛甘、甘凉为君，独此方用酸收之品者，以厥阴主肝而属木。""木生酸，酸入肝，以酸泻之，以酸收之。君乌梅之大酸，是伏其所主也。佐黄连泻心而除痞，黄柏滋肾以除渴，先其所因也。肾者肝之母，椒、附以温肾，则火有所归，而肝得养，是固其本也。肝欲散，细辛、干姜以散之；肝藏血，桂枝、当归引血归经也。寒热并用，五味兼收，则气味不和，故佐以人参调其中气。以苦酒浸乌梅，同气相求，蒸之米下，资其谷气。加蜜为丸，少与而渐加之，缓以治其本。"

乌梅丸一方，集酸苦辛甘、大寒大热之药，以杂治杂。方以乌梅三百枚为君，更以苦酒浸渍一宿，重加其酸，以酸收敛肝息风。因酸属木味，其先入肝；酸属阴味，其性收敛，正与风属阳邪而疏散动摇相对。臣以附子、干姜、椒目、桂枝、细辛之辛热以助其阳，温以祛寒；黄连、黄柏之苦寒以坚其阴，清以泻热。佐以人参、当归之甘味温益脾胃，调和气血，培土升木。使以蜂蜜甘缓和中，调和诸药。全方酸收息风，辛热助阳，酸苦坚阴，寒热温凉，温清补益，攻补兼施，诸药配伍，并行不悖，燮理厥阴阴阳寒热虚实，使之归复于平和。盖治风之法，外风宜祛，内风宜息，寒风温散，热风清泄，实风制掣，虚风填固。厥阴阴阳寒热虚实错杂，攻则太过，补则有余；温散则助热上逆，清泄则助寒下陷。唯有酸收敛肝，护体制用；辛热苦寒，温清并行；收中有散，虚实兼顾，既无攻补之过，又无寒热升降之偏。可见酸敛息风法代表方剂乌梅丸非其他杂治之方或息风之剂所能取代。

三、乌梅丸的临床应用

柯韵伯说："小柴胡为少阳主方，乌梅为厥阴主方。二方虽不同，而寒温互用、攻补兼施之法相合者，以脏腑相连，经络相贯，风木合气，同司相火故也。其中皆用人参，补中益气以固本逐邪，而他味俱不相袭者，因阴阳异位。阳宜升发，故主以柴胡；阴宜收敛，故主以乌梅。阳主热，故重用寒凉；阴主寒，故重用辛热。"由此可知，乌梅丸非治蛔厥之专方，更非驱虫之小剂。乌梅丸在《伤寒论》中与小柴胡汤、理中汤等有同等重要的地位，乃一经之主方。厥阴以肝风内动、寒热错杂为本证，以提纲所述"消渴，气上撞心，心中疼热，饥而不欲食，食则吐蛔，下之，利不止"为主症，乌梅丸是治疗厥阴病的主方。正如陈修园所言"肝病治法，悉备于乌梅丸之中也"，其"味备酸甘焦苦，性兼调补助益，统厥阴体用而并治之"。至于乌梅丸能治蛔厥，兼治久利，柯氏认为"蛔从风化，得酸则静，得辛则伏，得苦则下""久利则虚，调其寒热，扶其正气，酸以收之，其利自止"。因此，临床运用乌梅丸既不能受蛔厥、久利证候之束缚，更应摆脱驱蛔、止利治法的禁锢，谨守肝风内动、寒热错杂的病机，掌握乌梅丸证的症状表现，方能广泛运用，真正发挥乌梅丸厥阴主方、理肝要剂的重要作用。

临床运用乌梅丸除提纲所述主症外，其他如内脏经脉相传而致厥阴经脉证之眩晕、头痛、发痉、麻痹、胁痛；因木土生克相传之脘腹痞胀、腹痛、呕吐、呃逆、吞酸、便血；因手足同经相传之昏厥、烦躁、癫痫、失眠、郁证、狂证；因下焦肝肾同属冲任之痛经、崩漏、月经不调、疝瘕、奔豚、白带、不孕等症，皆可与主症互参，辨证运用。无论何种疾病，只要诊断其证属厥阴阴阳寒热错杂，肝风内动，出现提纲的主症，皆可用乌梅丸，取其异病同治的效果。然因其症状表现复杂，临床应随症加减。若风象甚者，重用酸收，或加白芍、木瓜；热重者，重用黄连、黄柏，酌减辛热，或加黄芩、芦荟，或用连梅汤；寒重者，重用干姜、附子，稍减苦寒，或加吴茱萸、肉桂，或用椒梅汤；虚重者，重用人参、当归，或用人参乌梅丸；阳气虚弱，重用参附，减酸苦之品；阴血亏虚，重用当归、乌梅，除辛燥之品。病偏上者，重配黄连、桂枝；病偏中者，重配黄连、干姜；病偏下者，重配附子、黄柏。如中焦脾胃症状突出者，可用加减乌梅丸，或安胃丸。若兼太阳表寒，仍佐桂枝、细辛，合当归四逆汤之意；兼少阳气郁，可加柴胡、枳壳，合小柴胡汤之意；兼阳明腑热，可加大黄、枳实，合小承气汤之意；兼阳明寒饮，可加吴茱萸、生姜，合吴茱萸汤之意；兼少阴虚寒，重用附子，再加甘草，合四逆汤之意；兼少阴虚热，重用黄连，再加阿胶，合黄连阿胶汤之意；兼太阴寒湿，重用干姜，再加白术，合理中汤之意；兼厥阴气逆，可加柴胡、白芍、枳实，合四逆散之意。可见乌梅丸酸苦辛甘齐备，寒热并行，立法严谨，配伍合理，加减化裁灵活。临证若能谨守病机，领会酸收息风的妙用，则可变通其法，广而用之。

（《新中医》，2004 年第 36 卷第 3 期）

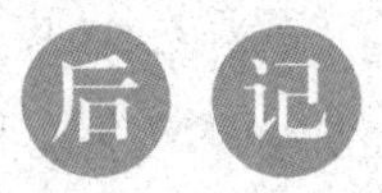

后记

医学流派是伴随着众多的名医群体和创新的医学思想而形成的。吴中多名医，吴医多著述，吴门医派作为吴地文化中的一枝奇葩，中医药文化优势明显，历史遗存丰富，文化积淀厚实，在中国医学史上有着重要的地位。据不完全统计，吴门医派有史料记载的医家近 2 000 位，滕伯祥、薛辛、王珪、葛乾孙、倪维德、王履、薛己、缪希雍、吴有性、张璐、喻昌、李中梓、叶桂、薛雪、周扬俊、徐大椿、尤怡、王洪绪、曹存心、李学川、陆九芝、曹沧洲等是其中杰出的代表，这些医家群体给我们留下了 1 900 多部古医籍。

当代许多学者聚焦于吴门医派研究，阐述吴门医家的医学思想内核，钩沉其辨证理论与特点，归纳其疾病诊治规律与用药经验，用以指导临床实践，出版了大量相关研究文献。我们意识到汇编“吴门医派代表医家研究文集”，既是吴门医派传承发展的需要，也是服务于建设健康中国的一个举措。于是我们首先选择了薛己、吴有性、张璐、喻昌、叶桂五位吴门医派代表性医家，编撰出版“吴门医派代表医家研究文集”上集，以飨读者。此集出版后引得多方关注，诚有功于吴中医学之传承、创新与发展。本集为“吴门医派代表医家研究文集”下集，选择了柯琴、李中梓、缪希雍、徐大椿、薛雪、尤怡六位吴门医派代表医家，汇集当代学者对他们的研究成果，结集出版。

本书辑录了当代学者公开出版的关于吴门医派代表医家柯琴的研究文献，内容包括生平著述辑要、医学思想研究、临床证治探讨、疾病诊治应用四个章节，共 67 篇研究文献。“生平著述辑要”部分主要概述柯琴的生平轨迹、行医经历及评述其代表性著作；“医学思想研究”部分主要阐述柯琴伤寒学说的医学思想；“临床证治探讨”部分主要论述柯琴临床辨证论治的证治特点；“疾病诊治应用”则主要收录柯琴对临床具体疾病的诊治经验和当代学者的发挥，以及探析柯氏方药的应用规律等，以冀全面反映当代学者对柯琴学术思想的研究全貌。

书中所录文献时间跨度既长，包罗范围又广，原作者学术水平各异，做出判断的角度不同，所参考图书的版本不一，故书中的某些史实及观点不尽相同，甚至互有矛盾之处。我们在编辑时，除对个别明显有误之处作了更正外，一般仍保持文献的原貌，未予一一注明修正，仅在每篇文末注明所载录出版物，亦删去了原文献所列参考文献。对于中医常用词汇如病证、病症等，也仅在同一篇文献中加以统一，而未在全书中加以统一，敬请原作者见谅和读者注意鉴识。书中所载犀角、虎骨等中药材，根据国发〔1993〕39 号、卫药发〔1993〕59 号文，属于禁用之列，均以代用品代替，书中所述相关内容仅作为文献参考。尤其需要加以说明的是，文献作者众多，引用时尽量列举了作者单位，有些文献作者单位难以查证(特别是早期的文献)，只能缺如。所引用文献得到了大多数原作者的同意，有些联系不上的作者可在图书出版后与我们联系，以便我们表达对您的谢意。

在本书的编辑过程中，我们得到了苏州市中医药管理局领导的大力支持与帮助，张泓鑫、陈燕燕、杨丽华、薛冰等研究生同学也参与了本书的收集、文字转换、校稿等工作，谨此表示谢意。本书的出版得到了苏州市吴门医派传承与发展专项和 2019 年健康市民“531”行动倍增计划专项——慢阻肺区域指导中心经费的资助，深表谢意。

编撰本书也是我们一次很好的学习过程，限于编者的学识与水平，收录文献定有遗珠之憾，书中错误亦在所难免，敬请读者批评指正。

编　者

2022 年 6 月